临床病理
大体形态图谱

ATLAS OF GROSS
SURGICAL PATHOLOGY

主　审　〔美〕吴群力（Chin-Lee Wu）

主　编　王功伟

副主编　张晓波　王　波　孟宏学　刘　静

北京科学技术出版社

图书在版编目（CIP）数据

临床病理大体形态图谱 / 王功伟主编 . — 北京：
北京科学技术出版社，2021.7
ISBN 978-7-5714-1401-6

Ⅰ . ①临… Ⅱ . ①王… Ⅲ . ①病理学—诊断学—图谱
Ⅳ . ① R446.8-64

中国版本图书馆 CIP 数据核字 (2021) 第 026123 号

责任编辑：马丽平　张真真
责任校对：贾　荣
责任印制：吕　越
出 版 人：曾庆宇
出版发行：北京科学技术出版社
社　　址：北京西直门南大街 16 号
邮政编码：100035
电　　话：0086-10-66135495（总编室）　0086-10-66113227（发行部）
网　　址：www.bkydw.cn
印　　刷：北京捷迅佳彩印刷有限公司
开　　本：710 mm×1000 mm　1/16
字　　数：400 千字
印　　张：29.5
版　　次：2021 年 7 月第 1 版
印　　次：2021 年 7 月第 1 次印刷
ISBN 978-7-5714-1401-6

定　　价：298.00 元

编委会名单

主　审　〔美〕吴群力（Chin-Lee Wu）　美国哈佛大学医学院附属麻省总医院

主　编　王功伟　北京大学人民医院

副主编　张晓波　北京大学人民医院

　　　　王　波　海南省人民医院（海南医学院附属海南医院）

　　　　孟宏学　哈尔滨医科大学附属肿瘤医院

　　　　刘　静　青岛大学附属烟台毓璜顶医院

编　委（以姓氏汉语拼音为序）

　　　　代云红　黑龙江省七台河市人民医院

　　　　巩　雷　吉林省吉林市中心医院

　　　　贾永峰　内蒙古医科大学附属医院

　　　　姜　黄　河南省郑州人民医院（河南中医药大学人民医院）

　　　　李宝慧　内蒙古自治区通辽市医院

　　　　李玉红　山东省聊城市人民医院

　　　　刘　静　青岛大学附属烟台毓璜顶医院

　　　　刘　霞　内蒙古医科大学附属医院

　　　　刘潇阳　北京大学人民医院

　　　　刘宇飞　湖北省宜昌市中心人民医院

　　　　鲁梦婕　西南医科大学附属医院

　　　　马英腾　北京大学人民医院

　　　　冒丹丹　北京大学人民医院

　　　　孟宏学　哈尔滨医科大学附属肿瘤医院

　　　　孟亚飞　内蒙古自治区呼伦贝尔市人民医院

　　　　曲琳琳　北京大学人民医院

　　　　石立华　吉林省德惠市人民医院

　　　　史江波　山西医科大学第一医院

　　　　隋晓英　黑龙江省青冈县人民医院

　　　　汪书娣　吉林省榆树市人民医院

王　波　海南省人民医院（海南医学院附属海南医院）

王翠翠　新疆医科大学附属肿瘤医院

王功伟　北京大学人民医院

王木森　山东省东阿县人民医院

王英炜　哈尔滨医科大学附属第一医院

〔美〕吴群力（Chin-Lee Wu）　美国哈佛大学医学院附属麻省总医院

〔美〕吴书林（Shulin Wu）　美国哈佛大学医学院附属麻省总医院

武　艳　吉林省肿瘤医院

肖秀丽　西南医科大学附属医院

谢俊玲　北京市海淀区妇幼保健院

许传杰　吉林大学第二医院

杨　丽　北京大学人民医院

张　娟　陕西省肿瘤医院

张　彤　北京大学国际医院

张　越　内蒙古自治区科右前旗人民医院

张红凯　首都医科大学附属北京中医医院

张继红　北华大学附属医院

张淑坤　山东大学附属威海市立医院

张晓波　北京大学人民医院

张晓玲　河北省沧州市中心医院

张原媛　北京大学人民医院

郑　娇　北京中医医院顺义医院

周小表　湖南省邵阳市中心医院

秘　书

张原媛　北京大学人民医院

前 言

病理为医学之本，大体是病理之源。著名病理学家阿克曼（Ackerman）教授曾说，"自始至终要强调大体病理学的重要性"。大体形态可以显示病变大小、形状及性质等特征，在诊断中起到重要的辅助作用，是临床病理学不可分割的一部分。大体病理不是万能的，但没有大体病理是万万不能的。国内一直缺乏重点介绍大体病理的专业书籍，我们编写《临床病理大体形态图谱》一书，就是为弥补这一不足。

本书几乎涵盖人体所有器官，分16章对疾病的大体形态进行了全面的阐述。书中内容以常见肿瘤性病变为主，也包括少见和罕见的肿瘤，同时，选择少部分非肿瘤性病变以及正常器官图片，与肿瘤性病变进行对比。本书病例典型、图片精美、内容丰富，在病例选择上，从临床资料到图片，力求展示病变的典型特征；在文字内容上，每章概述起到提纲挈领的作用，图片注释包括主诉、诊断、治疗方案、预后及分子遗传学信息，使读者对疾病有全面的了解。

目前，免疫组织化学方兴未艾，分子病理学蓬勃发展，而大体病理学日渐式微。国内对大体病理学的重视程度普遍不够，特别是基层和规培病理医师缺乏这方面系统训练。我们真诚希望病理同道吸收新知识的同时，也能驻足于大体形态，关注这个"病理之源"！

感谢美国哈佛大学医学院附属麻省总医院的吴群力（Chin-Lee Wu）教授拨冗担任本书主审！感谢沈丹华、高洪文、孙耘田和张祥宏教授先后给予我们的鼎力支持和无私帮助！感谢在本书编撰和出版过程中所有为之付出努力的各位老师、朋友和家人们！

本书如有疏漏和错误之处，请各位读者批评指正！

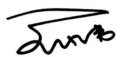

目　录

第 1 章　皮肤病变

冒丹丹　贾永峰　刘　霞　刘　静

本章目录

概　述

皮肤带状疱疹沿神经呈节段分布。疣包括寻常疣、扁平疣及尖锐湿疣等。**寻常疣**隆起于皮肤，表面粗糙坚硬；**扁平疣**是扁平状丘疹，颜色接近正常皮肤。**疣状皮肤结核**表现为疣状斑块；面部红棕色斑块是**寻常狼疮**的特征；**泛发性粟粒性皮肤结核**病变范围广泛。**瘤型麻风**的典型表现是"狮面"。皮癣可累及多个部位，表现为红斑、丘疹、水疱及脓疱，累及指（趾）甲可导致变色及变形。**疥疮**是一种淡红色丘疹，"指缝隧道"是其特征性表现。硬下疳、梅毒疹和梅毒瘤分别是一期、二期和三期梅毒的主要表现。**荨麻疹**表现为风团，可伴有血管性水肿。**湿疹**通常呈多形性对称性分布。**扁平苔藓**表现为紫红色扁平丘疹，界限清楚。**寻常性银屑病**可见"蜡滴现象"。**皮肤性红斑狼疮**可以分为急性、亚急性和慢性 3 类，后者包括盘状和深在性病变等多种亚型。**天疱疮**是一种典型的大疱型皮肤病，包括寻常型、增殖型、落叶型和红斑型 4 类。**鱼鳞病**的特征是"鱼鳞"样脱皮，伴有不同程度粗糙和干燥。

皮肤脂溢性角化病的典型表现为"黑、油、亮"。**日光角化病**以红斑为基底，表面伴有角化。**鲍恩病**是边界清楚的红褐色斑块。**角化棘皮瘤**呈半球形，病变中心表现为"火山口样"。**鳞状细胞癌**包括隆起型、溃疡型及深部浸润型 3 种大体类型。**基底细胞癌**具有珍珠样特征性表现，伴毛细血管扩张。**普通后天性黑色素细胞痣**根据位置可以分为皮内痣、交界痣和混合痣。**恶性黑色素瘤**主要包括恶性雀斑痣样黑色素瘤、表浅扩散性黑色素瘤、结节性黑色素瘤和肢端雀斑痣样黑色素瘤 4 种类型。**毛母质瘤**切面呈"牙膏样"表现。**汗腺瘤**总是表现为孤立性结节。**汗管瘤**表现为半球形淡黄色丘疹。**小汗腺汗孔瘤**为丘疹、结节或斑块状，因血管丰富而呈粉红色。**乳头状汗管囊腺瘤**的典型表现是疣状丘疹。**瘢痕疙瘩**表现为"红、硬、亮"，固定后呈灰白色。**隆突性皮肤纤维肉瘤**临床上分为斑块期和肿瘤期，具有"多、白、硬"的特点。**化脓性肉芽肿**是暗红色结节或斑块。**蕈样真菌病**可分为斑片期、斑块期和肿瘤期 3 个阶段。

病毒性皮肤病

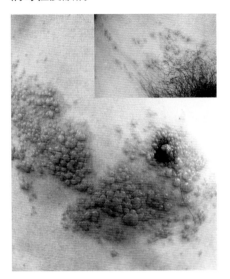

图 1-1　带状疱疹（herpes zoster）。肋部及胸部带状红斑，其上覆有大量水疱，大小不等，疱壁紧张。右上图为下腹部病变。该病变通常是单侧，特征是局限于单条感觉神经分布，以肋间神经最常见

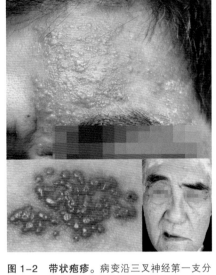

图 1-2　带状疱疹。病变沿三叉神经第一支分布，左侧额部弥漫性红斑，上有水疱，部分破溃，表面覆黄痂。右下图为面瘫表现。该病变可累及眼、耳，或呈全身性播散；病变可从水疱发展到脓疱，表面硬壳形成，最后硬化

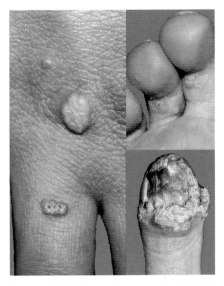

图 1-3　寻常疣（verruca vulgaris）。手背部多发米粒至黄豆大小扁平丘疹，表面粗糙，伴有角化，质地较硬，可见乳头状瘤样增生；如果顶部脱落，可见粉红色的肉芽组织。右下图为甲下疣。右上图为趾疣。该病变常见于面部和手部

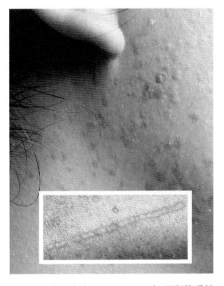

图 1-4　扁平疣（verruca plana）。面部弥漫性皮损，大量暗红色扁平丘疹，稍微隆起于皮肤，米粒至黄豆大小，部分表面覆黄白色鳞屑。下图是同形反应，多发性粟粒大小，肤色，扁平丘疹排列成行，周围可见散在分布的类似皮疹

细菌性皮肤病

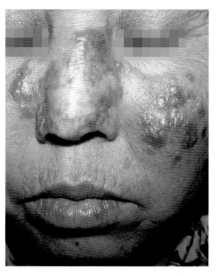

图 1-5　寻常狼疮（lupus vulgaris）。鼻背部及双颊多发性暗红色结节，粟粒至黄豆大小，融合成不对称斑片状，可见毛细血管扩张及色素脱失斑。该病变是成年人皮肤结核的常见类型，典型表现是头面部红斑

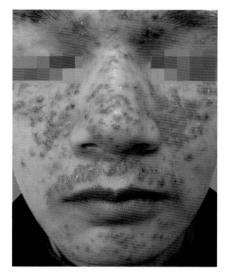

图 1-6　泛发性粟粒性皮肤结核（generalized miliary tuberculosis cutis）。面部多发对称性丘疹、丘脓疱疹及结节，粟粒至绿豆大小，暗红色，少数破溃，覆以痂皮。该病变常见于儿童和年轻人，可伴全身性粟粒样丘疹

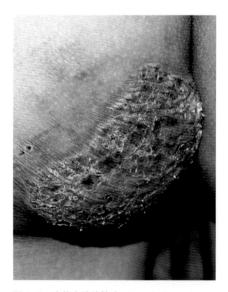

图 1-7　疣状皮肤结核（tuberculosis verrucosa cutis）。左臀部皮损，直径 6.0 cm，暗红色斑块状，边界清楚，表面糜烂，覆黄褐色痂，外周可见褐色晕。该病变典型表现是面部红棕色苹果酱样斑片或斑块

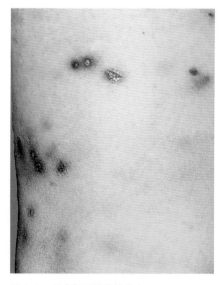

图 1-8　丘疹坏死性结核疹（papulonecrotic tuberculid）。大腿部多发性暗红色丘疹，米粒大小，中央可见坏死及结痂。该病变找不到结核杆菌，可见于儿童或成年人，组织学表现为不典型肉芽肿形成

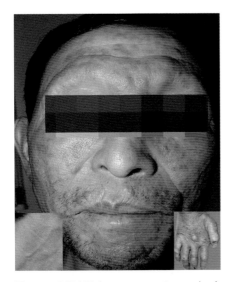

图 1-9 瘤型麻风（lepromatous leprosy）。本例表现为典型的"狮面"，红色斑块沿眉弓分布，表面光滑，无脱屑表现，伴眉毛脱落。左下图耳大神经粗红。右下图肢端残疾。也可出现其他表现，如鼻中隔穿孔、结膜炎及肝脾肿大等

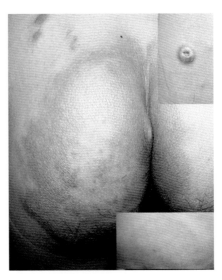

图 1-10 界线类偏结核样型麻风（borderline tuberculoid leprosy）。臀部斑片，直径 20.0 cm，边界清楚，表面干燥粗糙，中央部分颜色消退，导致颜色深浅不一。右下图为结核样型麻风。右上图为组织样型麻风

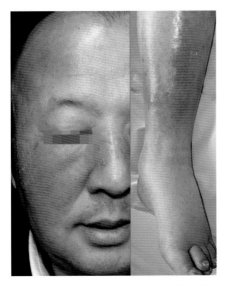

图 1-11 丹毒（erysipelas）。左图：面部大片红疹，颜色鲜红，稍隆起于皮肤，压之褪色。右图：小腿病变，表现为非凹陷性水肿，皮肤紧张发亮。丹毒是乙型溶血性链球菌引起的皮肤及其网状淋巴管的急性炎症，发病部位常为下肢和面部

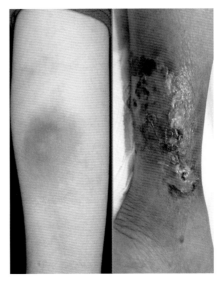

图 1-12 蜂窝织炎（cellulitis）。左图：前臂皮肤红肿，界限不清楚，伴有自发痛及压痛。右图：小腿病变，出现皮肤破溃表现。该病变属于化脓性炎症；最初表现为皮肤发红变硬，随后中心变软，溃疡形成，最后瘢痕愈合

真菌性皮肤病 / 寄生虫性皮肤病

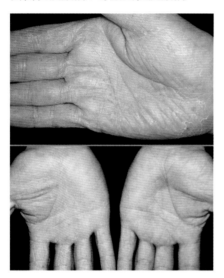

图 1-13　手癣（tinea manus），水疱型。手掌内散在分布小水疱，针尖大小，位置较深，紧张发亮，部分伴领圈样脱屑。下图为角化型病变。该病变往往累及一侧，通常继发于双侧足癣，表现为"两足一手综合征"的特征性

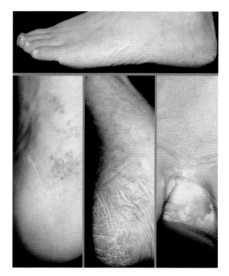

图 1-14　足癣（tinea pedis），角化型。表现为足外侧缘皮肤弥漫性干燥及粗糙，角质层增厚，伴脱屑，皮纹明显（上图及下中图）。左下图为水疱型，右下图为溃疡型。该病变常发生在足趾、足缘和足跟，症状相对较轻，以冬季更为明显

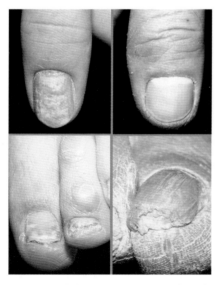

图 1-15　甲癣（tinea unguium），全甲损毁型。甲癣俗称"灰指甲"，指（趾）甲正常结构破坏，甲下残留角化性黄色堆积物，部分甲板脱落（右下图）。全甲损毁型是最严重的甲癣亚型。左上图为白色表浅型，右上图为近端甲下型，左下图为远侧缘甲下型

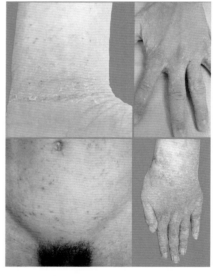

图 1-16　疥疮（scabies）。手腕及上臂屈侧多发散在性分布的红色丘疹，针尖大小，伴脱屑表现。右上图为"指缝隧道"，是疥疮的特征性表现。左下图为腹壁病变。右下图为挪威疥疮，手部皮肤覆盖淡黄色粉末状痂屑，属重症疥疮

性传播皮肤疾病

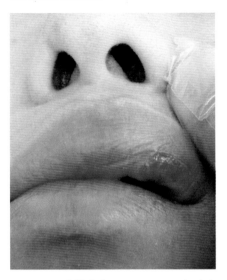

图 1-17　**一期梅毒（primary syphilis）**。左上唇椭圆形溃疡，黄豆大小，基底干净，未见分泌物，触诊软骨样硬度，边界清楚。一期梅毒典型表现是外生殖器硬下疳，可伴淋巴结肿大

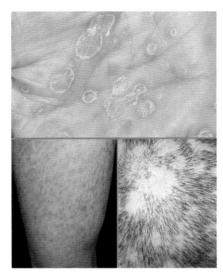

图 1-18　**二期梅毒（secondary syphilis）**。上图为丘疹性梅毒疹，手掌及手腕屈侧多发性斑疹及斑丘疹，绿豆大小，表面领圈样脱屑。左下图为斑疹性梅毒疹，是二期梅毒的最常见表现。右下图为梅毒性脱发，有虫蛀样表现

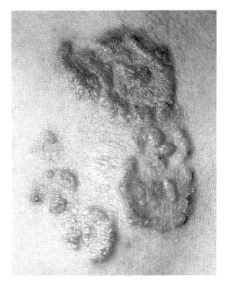

图 1-19　**三期梅毒（tertiary syphilis）**。躯干部多发性环形或半环形斑块，硬币大小，暗红色，周边隆起，中央散在丘疹及斑块。本例是典型的马蹄形梅毒瘤；其他损害包括骨、心血管及脑组织表现

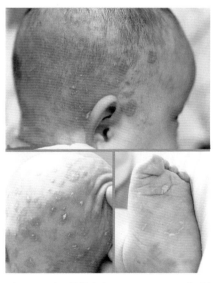

图 1-20　**先天性梅毒（congenital syphilis）**。新生儿头部皮肤铜红色丘疹，部分区域融合成片，表面可见疱痂。左下图为头部脓疱疹，右下图为足底脱皮。该病变是梅毒螺旋体通过母亲传播给新生儿的；皮肤损害缺乏特征性表现

过敏性与自身免疫性皮肤病

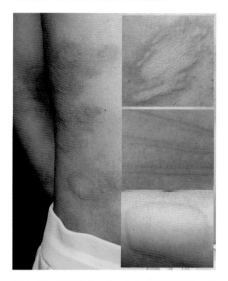

图 1-21　荨麻疹（urticaria）。左图为腰部、胸部及前臂出现的风团，鲜红色或肤色，部分区域融合成片，该表现可迅速消失。右上图为橘皮样风团，右中图为皮肤划痕症，右下图为寒冷性荨麻疹。荨麻疹的主要表现是风团和血管性水肿

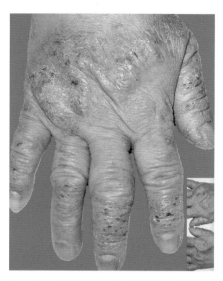

图 1-22　湿疹（eczema）。手部湿疹，手背部红色肥厚性丘疹，中央明显，逐渐散开，界限不清，表面覆盖鳞屑，有散在出血点。右下图为对称性病变，是湿疹的显著特征

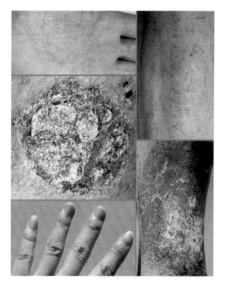

图 1-23　湿疹。左上图为角化型湿疹，皮肤干燥、脱屑及皲裂。左中图为钱币状湿疹，红色圆形斑块。左下图为汗疱疹，皮肤上有瘙痒的水疱。右上图为乏脂（裂纹）性湿疹。右下图为淤滞性皮炎

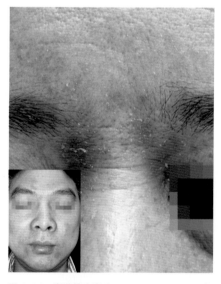

图 1-24　脂溢性皮炎（seborrheic dermatitis）。眉间及额部毛囊周围炎性丘疹，边界欠清，上有油腻性鳞屑或痂皮。左下图为面部病变。该病变又称脂溢性湿疹，常见于头面部、胸背部和会阴部等皮脂腺丰富的区域，典型表现是红斑性皮疹

红斑丘疹鳞屑皮肤病

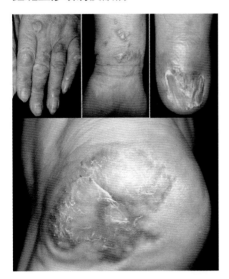

图 1-25　扁平苔藓（lichen planus）。足底部扁平丘疹，暗紫红色，多角形，边界清楚，表面覆白色鳞屑，有蜡样光泽，质地坚硬。左上图为手背病变，中上图为腕部病变，右上图为指甲病变。该病变以手臂和小腿屈侧常见，典型表现为平顶斑片或斑块

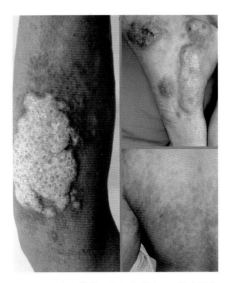

图 1-26　扁平苔藓。左图为前臂肥厚性扁平苔藓，表现为疣状肥厚型斑块，红褐色，表面覆盖白色鳞屑。右上图为脚踝部病变，伴溃疡形成。右下图为背部色素性扁平苔藓，灰蓝色色素沉着斑，弥漫性分布

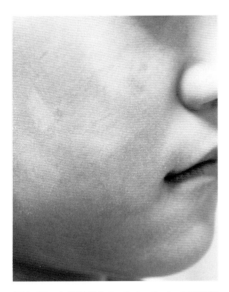

图 1-27　白色糠疹（pityriasis alba）。右面颊部多发性色素减退斑，指尖至硬币大小，呈灰白色，上覆干性细薄糠状鳞屑。病变初期表现为红斑，边缘可隆起，消退后颜色苍白；有时鳞屑不明显

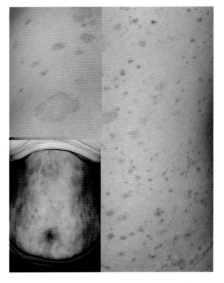

图 1-28　玫瑰糠疹（pityriasis rosea）。左上图躯干上方可见直径 4.0 cm 的 "母斑"，周围多发粟粒至绿豆大小椭圆形红斑，皮疹长轴与皮纹一致，表面领圈样脱屑，病变呈树样。右图为大量玫瑰糠疹。左下图为色素性玫瑰糠疹

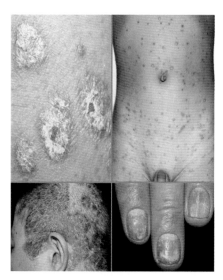

图 1-29　寻常性银屑病（psoriasis vulgaris）。
左上图为斑块型银屑病，背部多发性红色斑块，
硬币大小，边界清楚，部分覆厚层银白色鳞屑，
表现为典型的"蜡滴现象"。左下图为头部病变。
右上图为点滴型银屑病。右下图为指甲型银屑病

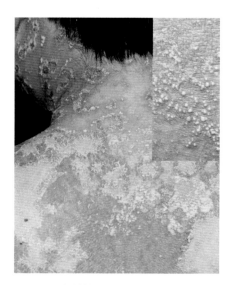

图 1-30　脓疱性银屑病（psoriasis pustulose）。
颈背部大片红斑，其上出现针尖至粟粒大小的白
色无菌性小脓疱，相互融合可以形成"脓湖"。
右上图为小脓疱局部放大。本例为全身性病变，
局灶性病变主要累及手掌和足底

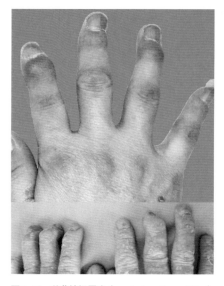

图 1-31　关节性银屑病（psoriasis arthropathica）。
右手指关节肿胀，轻度变形，皮肤损害不明显。
下图双手关节畸形，皮肤表现为不规则形斑块，
表面银白色鳞屑，可见点状出血。该病变又称银
屑病关节炎，主要累及小关节

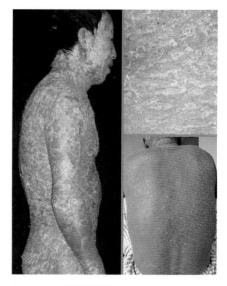

**图 1-32　红皮病性银屑病（psoriasis erythroder-
mia）。**左图病变分布广泛，整个躯干、四肢表现为
弥漫性红斑，伴多量大片脱屑。右下图以皮肤潮
红为主，伴少量脱屑。右上图病变之间存在相对
正常皮肤，称为皮岛，是该病变特征之一

皮肤结缔组织疾病

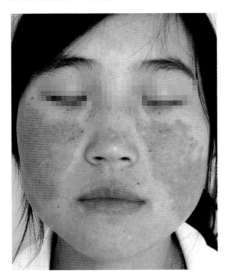

图 1-33　**急性皮肤性红斑狼疮（acute cutaneous lupus erythematosus）**。双颊部水肿性红斑，具有对称性，形似蝴蝶，称为蝶形红斑，是该病变的特异性皮损。其他急性表现包括斑疹、丘疹、紫癜、瘀斑及大疱等

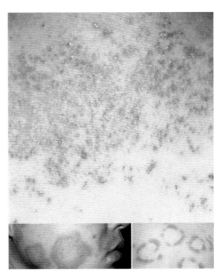

图 1-34　**亚急性皮肤性红斑狼疮（subacute cutaneous lupus erythematosus）**。上图为丘疹鳞屑型表现，红色斑丘疹或斑片。左下图及右下图为环状红斑型，中心消退表现，外缘颜色较深

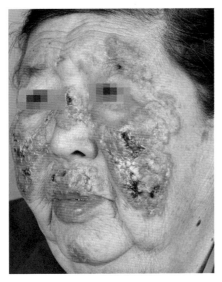

图 1-35　**慢性皮肤性红斑狼疮（chronic cutane-ous lupus erythematosus）**。本例为盘状红斑狼疮，面部红色斑块，中央色素减退，界限清楚。皮损好发于双颊、鼻梁、头皮及外耳道等部位

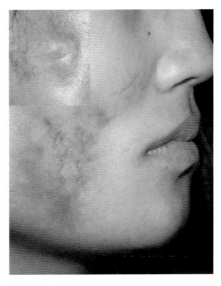

图 1-36　**慢性皮肤性红斑狼疮**。本例是深在性红斑狼疮，右面部暗紫红色斑块，颜色分布不均，萎缩表现。左上图皮肤凹陷。该病变特点是深部炎症性结节或斑块

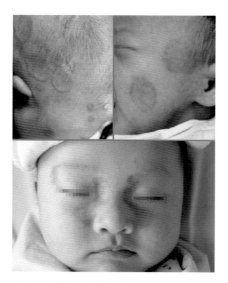

图 1-37　新生儿红斑狼疮（neonatal lupus erythematosus）。下图为面部蝶形红斑，在鼻两侧呈对称性分布。左上图为头皮部斑丘疹，中心区域萎缩表现。右上图为面部圆形红斑。该病变皮疹多见于头面部，其次是躯干和四肢

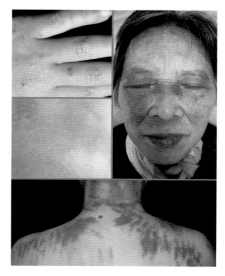

图 1-38　皮肌炎（dermatomyositis）。右上图眼睑紫红色斑，以上眼睑为中心，累及前额和面颊；这种皮疹也可累及肩部，称为披肩征（下图）。左上图为 Gottron 征，掌指关节扁平丘疹。左中图为皮肤异色症

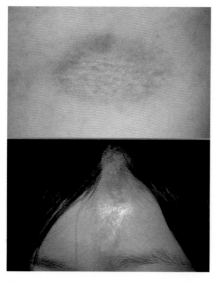

图 1-39　硬皮病（scleroderma）。局灶性硬皮病仅表现为皮肤硬化，包括硬斑病、带状硬皮病（下图）和点滴状硬皮病 3 种。硬斑病皮损为圆形、椭圆形或不规则形，皮肤变硬，表面发亮，周围可见紫红色晕环（上图）

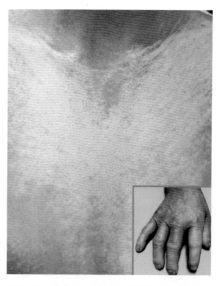

图 1-40　硬皮病。系统性硬皮病伴有内脏损害，包括弥漫型和局限型。该病变往往起于面部和四肢远端（右下图），严重者累及全身皮肤。水肿期皮肤苍白，硬化期皮肤可质如木板，萎缩期皮肤薄如羊皮纸

大疱类皮肤病

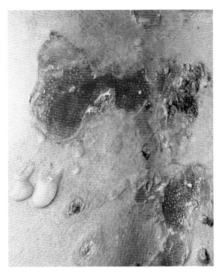

图 1-41 寻常型天疱疮（pemphigus vulgaris）。背部多发不规则鲜红色糜烂性病变，部分表面有黑色结痂，周围散在疱壁松弛的大疱，疱液清亮。该病变是天疱疮中最常见的类型，水疱可以发生在全身任何部位

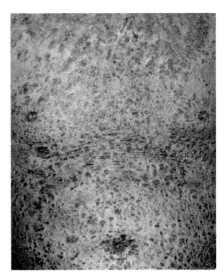

图 1-42 落叶型天疱疮（pemphigus foliaceus）。躯干弥漫性红斑基础上的散在糜烂，上覆褐色片状痂屑，痂皮中心附着，边缘游离，痂下湿润。该病变通常起于头面部或躯干部，可逐渐蔓延至全身；通常不累及黏膜

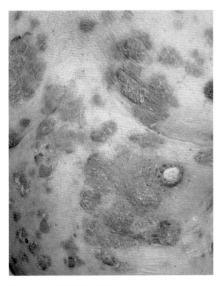

图 1-43 红斑型天疱疮（pemphigus erythematosus）。胸部及腹部皮肤大量红色斑块，伴有糜烂，可见结痂及脱屑。该病变是落叶型天疱疮的良性型；皮损主要发生于头皮、面部及胸背上部，下肢和黏膜很少累及

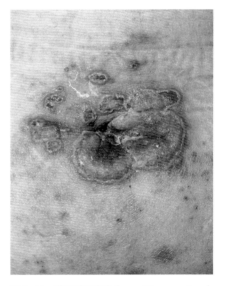

图 1-44 增殖型天疱疮（pemphigus vegetans）。脐窝及脐周多发性红色斑块，隆起于皮肤表面，可见鲜红色糜烂。该病变好发于皮脂腺丰富区域；最初表现为水疱，随后破裂形成糜烂，继而出现乳头状瘤样增殖

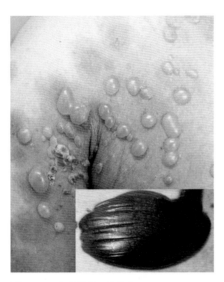

图 1-45   大疱性类天疱疮（**bullous pemphig-oid**），泛发性大疱型。躯干及上肢弥漫水肿性红斑，上有半球形水疱及大疱，多发性，大小不一，疱壁紧张，部分破溃及糜烂。多见于四肢屈侧及胸腹部；这种大疱愈合后伴有色素沉积（右下图）

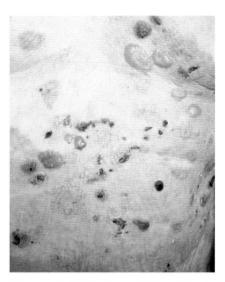

图 1-46   大疱性类天疱疮，多形性。前胸及腹部病变广泛，皮肤潮红肿胀，其内可见多量红斑、丘疹和水疱。该病变患者年龄通常在 50 岁以下，躯干和四肢伸侧尤为明显

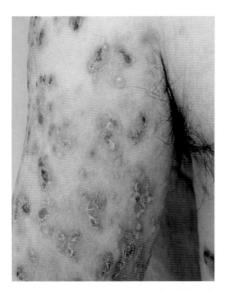

图 1-47   大疱性类天疱疮，小疱型。右侧上臂可见大量斑丘疹，暗红色，表面可见大量小水疱，破裂后糜烂结痂，伴色素沉积，类似疱疹样皮炎表现；部分区域可见愈合表现

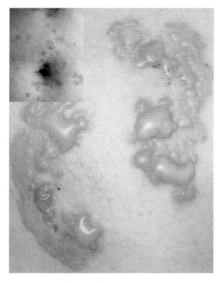

图 1-48   疱疹样皮炎（**dermatitis herpetifor-mis**）。初起为点状红斑或小丘疹（左上图），后迅速发展为粟粒、豌豆或更大的水疱，水疱紧张、壁厚不易破裂。本病好发于肩胛、臂、骶及四肢伸侧，成群或环形排列，可呈地图状

遗传性皮肤病 / 营养与代谢障碍性皮肤病

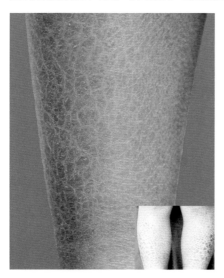

图 1-49 寻常性鱼鳞病（ichthyosis vulgaris）。 小腿胫前弥漫性褐色菱形或多角形鳞屑，中央固着，周边翘起，如鱼鳞状。下图为双小腿病变。本病典型病变部位是小腿；其他表现也包括毛囊角化性丘疹和手脚纹理加深等

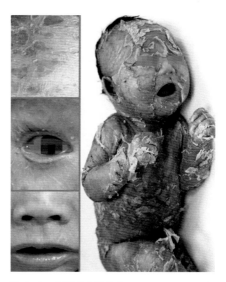

图 1-50 板层状鱼鳞病（lamellar ichthyosis）。 左上图患儿躯干皮肤干燥，弥漫性红斑，伴多发片状灰棕色鳞屑，中央固着，边缘游离，呈板层状。左中图患儿眼睑外翻。左下图患儿唇外翻。右图婴儿出生后全身被火棉胶样膜包裹

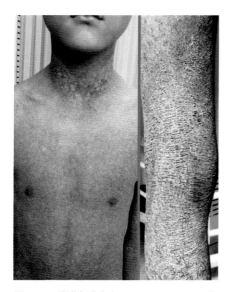

图 1-51 性联鱼鳞病（sex-linked ichthyosis）。 病变可累及全身皮肤，腹部（左图）及下肢（右图）皮肤较严重，表现为大而厚的暗黑色鳞屑；严重病例在寒冷干燥季节犹如身披黑色铠甲。该病变伴随终生，随年龄增长可能减轻

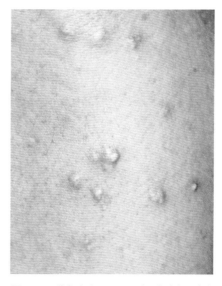

图 1-52 黄色瘤（xanthoma）。 皮肤表面多发性丘疹，大小相对均匀，略隆起于皮肤，表面淡黄色。该病变是以皮肤损害为突出表现的脂质沉积性疾病，常伴脂质代谢紊乱和心血管系统等损害，可原发也可继发于其他系统性疾病

皮肤上皮性肿瘤

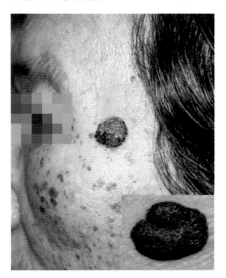

图1-53　**脂溢性角化病**（seborrheic keratosis）。左颞部肿物，边界清楚，乳头样，黑褐色，表面有光泽，具有"黑、油、亮"特征。右下图为"粘贴样"外观。该病变是人体最常见的表皮肿瘤，主要见于老年人日光暴露部位

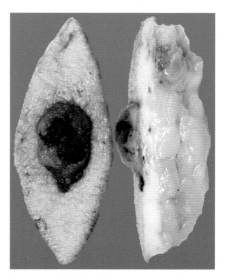

图1-54　**脂溢性角化病**。男，51岁。发现腹壁病变1年余。皮肤中央可见一灰褐色隆起型肿物，直径1.3 cm，切面灰黑色。该病变因色素沉积，表面和切面均类似色素痣

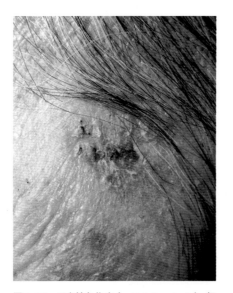

图1-55　**日光性角化病**（actinic keratosis）。额部病变，硬币大小，红斑状，边界欠清，部分上覆白色鳞屑及黑痂。该病变见于皮肤白皙的中老年人日光暴露的部位；也可以表现为丘疹结节、萎缩性斑片及伴皮角形成等

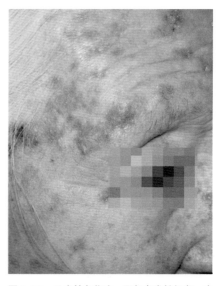

图1-56　**日光性角化病**。面部多发性红斑，大小不等，边界不规则，部分上覆黄色黏着鳞屑。该病变通常多发，广泛或局灶，属于癌前病变；色素型病变类似恶性雀斑；累及唇红者称为日光性唇炎

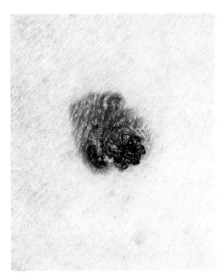

图 1-57 鲍恩病（Bowen disease）。女，79 岁，右下腹部皮疹 3 年。病变直径 1.0 cm，红褐色斑块，边界清楚，表面有少许鳞屑及结痂。该病变发生在非日光暴露部位；男性主要发生在头皮和耳，女性主要发生在腿和面颊

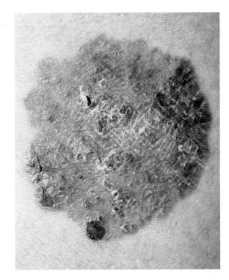

图 1-58 鲍恩病。躯干类圆形暗红褐色斑块，不规则隆起或结节状生长，边界清楚，伴有溃疡形成，上覆黑色结痂，不易剥离。该病变属于鳞状细胞原位癌，通常病变范围较小。本例大体表现典型

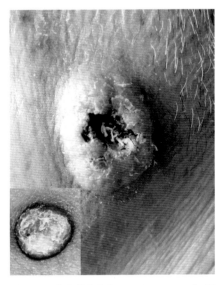

图 1-59 角化棘皮瘤（keratoacanthoma）。颞部硬币大小红色肿物，边界清楚，中央坏死凹陷，其间见灰白色坏死角质物，表现为典型的"火山口"特征（左下图肿物表面可见角化物）。部分学者认为该病变是高分化鳞状细胞癌的一个亚型

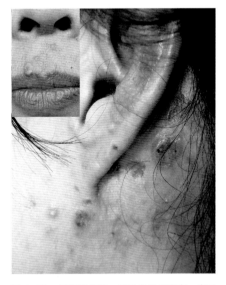

图 1-60 角化棘皮瘤。耳后多发性病变，半圆形丘疹样，接近正常肤色，中央区域灰白色，"火山口"特征不明显。本例是多发性角化棘皮瘤。左上图为上唇病变。该病变通常持续数月后消退

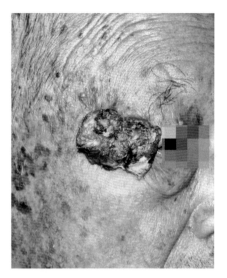

图 1-61　**鳞状细胞癌**〔squamous cell carcinoma〕。右颞部隆起型肿物，鹌鹑蛋大小，表面溃疡及坏死，上覆黄痂，高低不平。该肿瘤主要发生在老年人头颈部；紫外线暴露是最重要的诱因，本例病变周围可见日光角化病

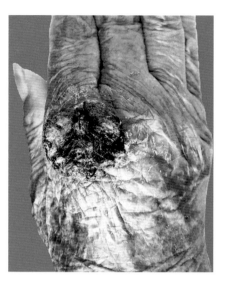

图 1-62　**鳞状细胞癌**。女，91 岁，右手背皮疹伴疼痛 6 年。隆起型肿物，直径 2.0 cm，暗红色斑块，表面破溃及结痂。手部鳞状细胞癌以手背多见

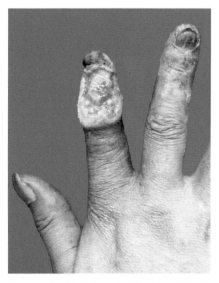

图 1-63　**鳞状细胞癌**。示指背部溃疡型肿物，基底部污秽，高低不平，边缘盘状隆起，表面灰黄灰红色，肿瘤侵犯指甲。本例中指是放射性皮炎表现；从放射暴露到发展至癌时间长短不等

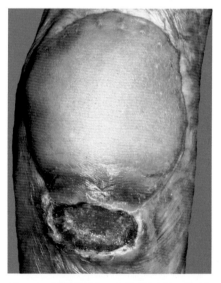

图 1-64　**鳞状细胞癌**。右肘移植皮瓣，周围是大片瘢痕组织；肘部下方可见溃疡型肿物，硬币大小，基底部污秽，周边隆起。本例继发于瘢痕组织，常见诱因为烧伤和烫伤等

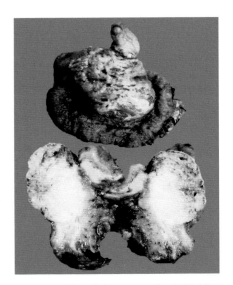

图 1-65　**鳞状细胞癌**。男，80 岁，面部肿物 8 年。隆起型肿物，直径 3.5 cm，表面粗糙，无覆盖皮肤，切面灰白色，质地较硬，侵犯脂肪组织。隆起型肿物是一种常见的生长方式

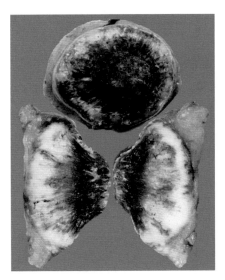

图 1-66　**鳞状细胞癌**。男，84 岁，右面颊肿物半年。隆起型肿物，直径 2.0 cm，切面灰白至灰黑色。本例肿瘤呈推挤方式生长，肿瘤与周围脂肪界限清晰。镜下为角化棘皮瘤亚型

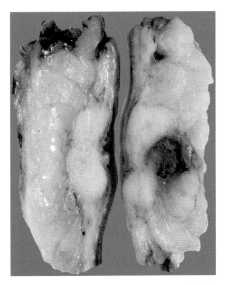

图 1-67　**鳞状细胞癌**。女，67 岁，发现左侧腹壁肿物 1 年。深部浸润型肿物，直径 2.0 cm，表浅溃疡形成，切面灰白色，质地中等，伴出血及坏死，肿瘤边界相对清楚

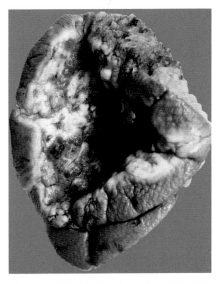

图 1-68　**鳞状细胞癌**。男，48 岁。臀部皮肤溃疡合并感染 2 年。溃疡型肿物，直径 8.5 cm，中央有污秽痂皮形成。本例是皮肤溃疡继发性鳞状细胞癌，大部分为溃疡，局灶发生癌变

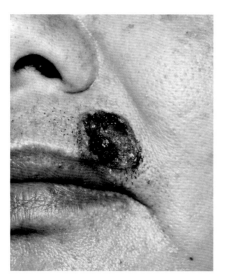

图 1-69　基底细胞癌（basal cell carcinoma），结节型。上唇斑块状病变，蚕豆大小，伴溃疡形成，基底暗红色，边缘卷起，呈滚边状。该亚型常见于头部，多有溃疡

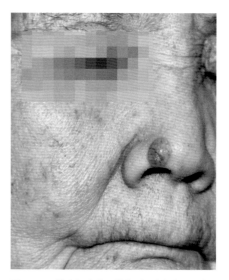

图 1-70　基底细胞癌，结节型。右侧鼻翼肿物，椭圆形，珍珠样特征，因表皮菲薄而呈半透明状，扩张的毛细血管清晰可见，质地较硬。本例是皮肤基底细胞癌典型病例

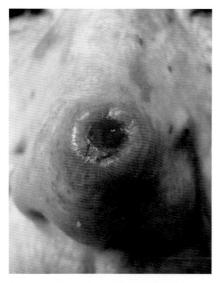

图 1-71　基底细胞癌，结节型。鼻部病变，黄豆大小红色斑块，中心凹陷，伴溃疡形成，有红色分泌物，肿瘤边缘隆起。本例酷似"火山口"表现，应该与角化棘皮瘤进行鉴别

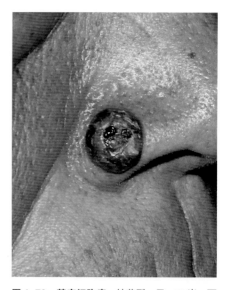

图 1-72　基底细胞癌，结节型。男，79 岁，面部皮肤肿物 10 年，进行性增大 2 年。右侧鼻翼肿物，直径 0.8 cm，半球形，表面灰红至灰褐色，伴溃疡形成，有局灶出血表现

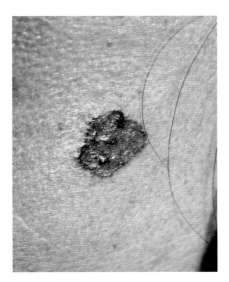

图 1-73　**基底细胞癌**，表浅型。面颊可见一褐色斑片，蚕豆大小，颜色不均匀，表面可见色素沉积，边缘清晰。该肿瘤常多发，斑片状，可伴有糜烂，早期表现为红色斑块覆以黑色小丘疹

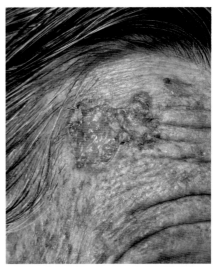

图 1-74　**基底细胞癌**，表浅型。右侧前额见两处硬币大小红斑融合成片，中心是红色糜烂面，基底潮红，边缘可见少量色素沉积。通常该亚型比其他基底细胞癌累及范围更大

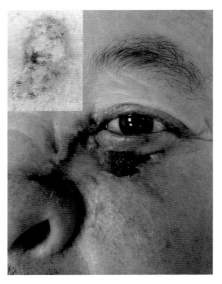

图 1-75　**基底细胞癌**，硬化型。左面部肿物，范围较广，边界不清，呈瘢痕样，灰红色，质地较硬。左上图为面部肿物，蚕豆大小，黄白色，表面轻度萎缩，边缘稍隆起

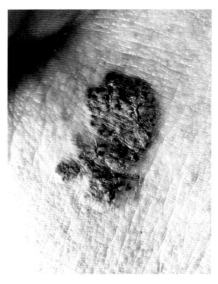

图 1-76　**基底细胞癌**，色素型。耳后黑色斑块，形状不规则，边缘稍隆起，黑色素呈网状分布。本例的显著特点是有黑色素沉积，该特点见于多个亚型，无特异性

皮肤黑色素细胞肿瘤

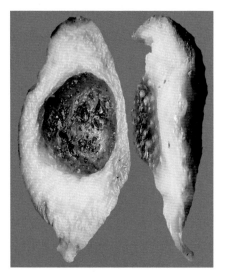

图 1-77　普通后天性黑色素细胞痣（common acquired melanocytic naevus）。 女，50 岁，皮肤肿物 30 年。隆起型肿物，直径 1.0 cm，表面及切面均为灰黑色，边界清楚。该病变是最常见的良性黑色素细胞病变；本例是典型的皮内痣

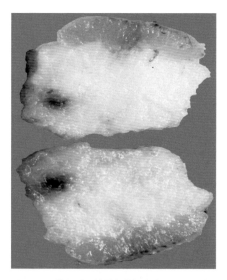

图 1-78　普通后天性黑色素细胞痣。 男，29 岁，皮肤肿物 8 年。隆起型肿物，直径 0.6 cm，切面灰白色，半透明状。部分病例逐渐变软，体积变小，颜色变浅，甚至完全消失

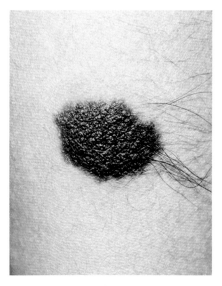

图 1-79　先天性黑色素细胞痣（congenital melanocytic naevus），表浅型。 上肢可见黑色斑丘疹，鹌鹑蛋大小，椭圆形，边界清楚，色泽均匀，表面有数根黑色毛发。该亚型发展为恶性黑色素瘤的概率极低

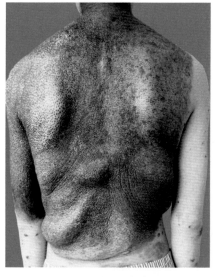

图 1-80　先天性黑色素细胞痣，巨大型。 头颈、背部及左上肢弥漫性黑色斑块，边界清楚，表面可见黑色毛发，边界清楚，周围散在色素痣。本例也称兽皮痣；该亚型有恶变可能

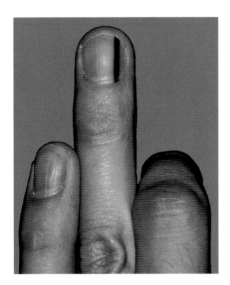

图 1-81 肢端痣（acral naevus）。右手环指指甲局部可见黑色区域，形状规则，呈线性，也称为甲母痣。肢端痣是根据解剖部位命名的；该病变主要发生在手足，足底比手掌更常见

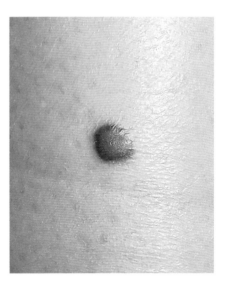

图 1-82 普通蓝痣（blue naevus）。下肢蓝灰色丘疹，直径 1.0 cm，表面光滑，圆顶，具有对称性，边界清楚。该病变女性多见，发病部位广泛；病变为均匀的蓝色、蓝灰色或蓝黑色丘疹

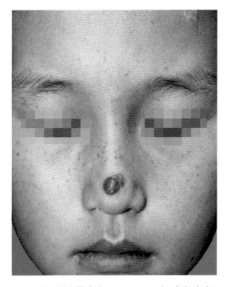

图 1-83 斯皮茨痣（Spitz naevus）。鼻部病变，直径 1.0 cm，红褐色丘疹，表面光滑，边缘可见米粒大小红色扁平丘疹。该病变发生在儿童、少年和青年人，常见于面部和四肢（尤其是大腿），大体表现类似于血管瘤

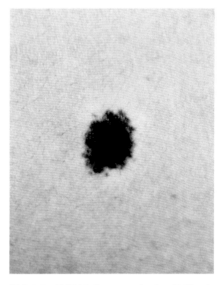

图 1-84 晕痣（halo naevus）。女，18 岁，右腰背部皮疹 10 余年。病变直径 2.0 cm，中心黑褐色区是色素痣，周围色素脱失或减退，皮肤呈白斑样，形成特征性的"光晕"。该病变见于少年和青年人，边界清楚，具有对称性

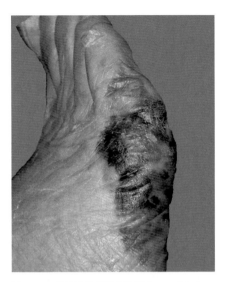

图 1-85 表浅扩散性黑色素瘤（superficial spreading melanoma）。右足缘斑片状肿物，直径 4.0 cm，外周为浅褐色，中央为黑色。该病变是最常见的黑色素瘤类型；病变隆起非常轻微，色素深浅不一，较大肿瘤可以形成丘疹

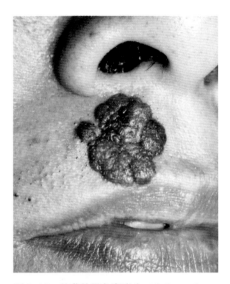

图 1-86 结节性黑色素瘤（nodular melanoma）。右唇上部病变，硬币大小，隆起于皮肤表面呈斑块状，红棕色，边界清楚。该肿瘤可见于全身任何部位，以躯干部、头颈部和小腿下部最常见

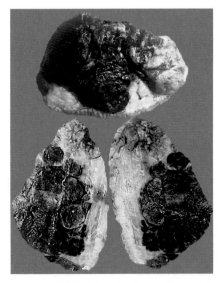

图 1-87 结节性黑色素瘤。女，59 岁，下肢疼痛 5 个月。结节性肿物，直径 6.0 cm，切面黑色，质地中等，边界较清。除了结节之外，大体上也可以表现为丘疹、斑块、结节状和息肉样

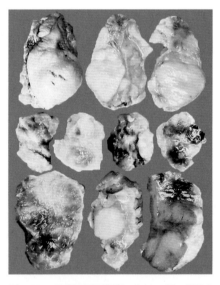

图 1-88 结节性黑色素瘤。女，68 岁，前臂皮肤肿物。隆起型肿物，直径 6.0 cm，切面以灰白色为主，局部呈黑色，质地细腻，侵犯脂肪组织。该肿瘤切面呈灰白色是由脱色素改变所造成的；本例肿瘤曾多次复发

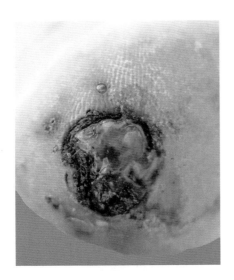

图 1-89　肢端雀斑痣样黑色素（acrallentiginous melanoma）。足底肿物，斑片状，表面灰黑色，伴溃疡形成，边界不清，周围可见卫星灶。该肿瘤常见于足底、手掌及甲下，足底比手掌多发

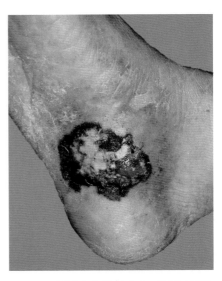

图 1-90　肢端雀斑痣样黑色素瘤。足底和足缘肿物，斑块状，不对称，表面色素分布不均匀，反映出肿瘤生长的不平衡性。本例另一个特点是有溃疡形成。该肿瘤比其他黑色素瘤溃疡更多见

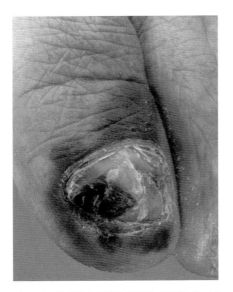

图 1-91　肢端雀斑痣样黑色素瘤。跚趾肿物，甲板增厚、变形及破坏，表面呈棕色，周围皮肤可见不规则斑片状色素沉积。在甲下黑色素瘤中，多数肿瘤发生在拇指和跚趾

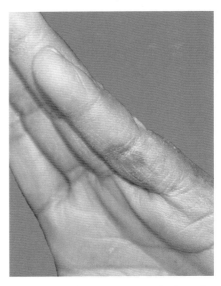

图 1-92　恶性雀斑（lentigo maliga）。女，56 岁，左手皮疹 2 年。小指褐色斑片，直径 1.0 cm，色素分布不均匀，表面无鳞屑，边界不清。该肿瘤主要见于老年人面部，为形状不规则的浅棕色斑片，颜色深浅不一，边界不规则

皮肤附属器病变

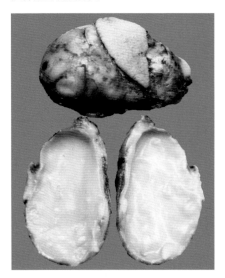

图 1-93　**表皮样囊肿（epidermoid cyst）**。男，67 岁，头皮肿物。单房囊性肿物，直径 4.5 cm，内含大量豆渣样物质，灰白色。该病变是最常见的皮肤囊肿之一；可以发生在全身任何部位，以面部和躯干部最常见

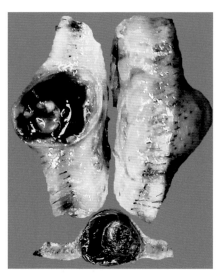

图 1-94　**毛根鞘囊肿（trichilemmal cyst）**。男，80 岁，枕部肿物 5 年。肿物隆起于皮肤表面，直径 2.1 cm，囊内可见褐色液体。下图为囊性肿物，切面灰黄色。该病变好发于头皮，大部分病例存在豆渣样内容物，与表皮样囊肿无法鉴别

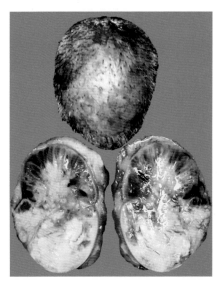

图 1-95　**增生性外毛根鞘瘤（proliferating tricholemmal tumor）**。男，73 岁，头部肿物 50 年。球形肿物，直径 4.7 cm，囊实性，切面灰黄色，可见角化物，边界清楚。该肿瘤常见于老年女性头皮；肿物比普通毛发囊肿体积大

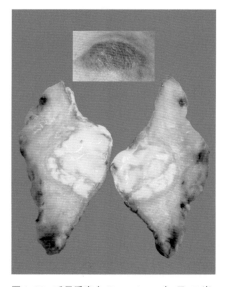

图 1-96　**毛母质瘤（pilomatrixoma）**。男，63 岁，背部肿物 2 年。椭圆形肿物，直径 1.2 cm，切面灰白色，可见牙膏样物质。上图为肿瘤表面表现。该病变好发于头颈部和上肢，为孤立、不对称、生长缓慢的囊性或实性肿物

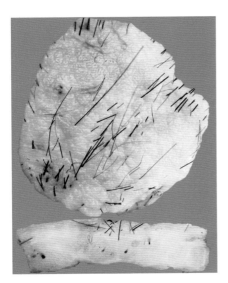

图 1-97　**皮脂腺痣（sebaceous nevus）**。女，5 岁，头皮肿物 5 年。病变为皮肤组织，直径 1.2 cm，表面略粗糙，缺少毛发，切面灰白色。该病变最常见于头皮；婴儿和儿童表现为边界清楚的无毛性斑块，皮肤轻度隆起

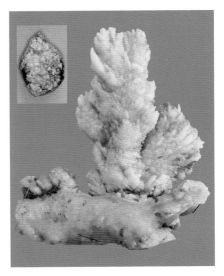

图 1-98　**皮脂腺痣**。男，41 岁，头皮隆起型肿物，直径 2.5 cm，乳头状瘤样生长，部分区域缺少毛发。该病变青春期后逐渐变为结节性斑块，以后呈疣状（左上图）或乳头瘤样生长，质地变得更加坚硬

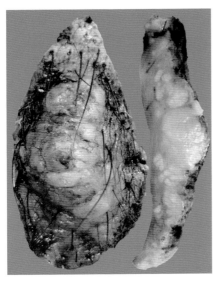

图 1-99　**皮脂腺增生（sebaceous hyperplasia）**。男，39 岁，发现面部肿物 5 年。隆起型肿物，直径 0.7 cm，切面多结节状，淡黄色，质地较软。该病变主要位于前额和面部，单发或多发黄色斑块，典型者为肚脐样

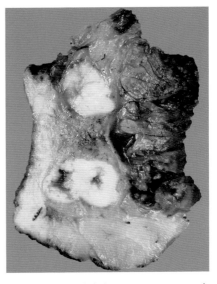

图 1-100　**皮脂腺癌（sebaceous carcinoma）**。男，51 岁，右上肢皮脂腺肿物切除术后 1 个月。皮下组织中可见结节状肿物 2 枚，直径 1.5~1.6 cm，切面灰白色，质地中等。该肿瘤好发于眼睑、头颈部和四肢，黄色结节是典型表现

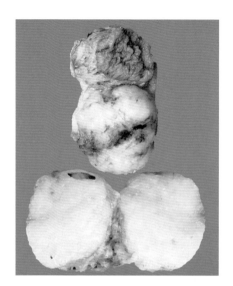

图 1-101　汗腺瘤（hidradenoma）。女，30 岁，发现颈部结节 1 年。结节状肿物，直径 1.5 cm，切面灰白色，质地较韧，伴有囊性变，边界清楚。该肿瘤多见于成年人，头皮、躯干和肢体近端相对常见，偶尔继发于皮脂腺痣

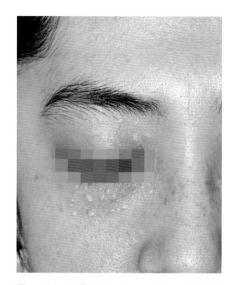

图 1-102　汗管瘤（syringoma）。下眼睑多发性粟粒大小丘疹，质硬，半球形，淡褐色，略高出皮肤表面。该病变以女性为主，眼睑（特别是下眼睑）和额部是最常见部位；也可以通过"火山喷发"的方式累及躯干和四肢

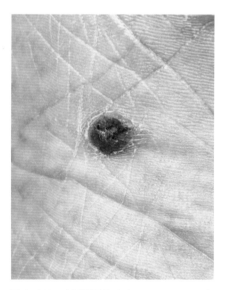

图 1-103　小汗腺汗孔瘤（eccrine poroma）。男，40 岁，右足底皮疹 5 年，缓慢增大，伴破溃，曾自行愈合。红色扁平丘疹，压之褪色。该肿瘤局限于手掌或足底，通常血管丰富，容易出血

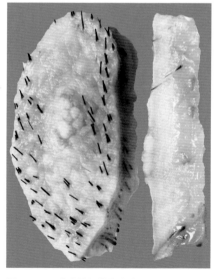

图 1-104　乳头状汗管囊腺瘤（syringocystadenoma papilliferum）。女，38 岁，发现皮肤肿物半年。肿物隆起于皮肤表面，乳头状，切面灰白色，质地中等。多数肿瘤位于头颈部，典型者有一个或多个疣状丘疹，可排列成线状或为孤立灰红色斑块

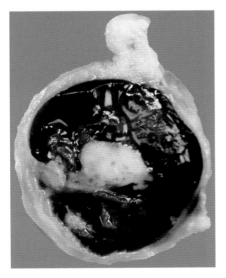

图 1-105 **混合瘤（mixed tumor）**。男，86 岁，左耳后皮肤肿物 2 年。球形肿物，直径 2.7 cm，切面灰白色，伴出血及囊性变。该病变以男性多见，多位于成人头颈部，为生长缓慢的孤立性结节

图 1-106 **汗孔癌（porocarcinoma）**。男，33 岁，后枕部肿物 2 年。结节状肿物，直径 3.5 cm，切面淡黄色，蜂窝状，质地中等，界限清楚。该肿瘤主要见于老年人，小腿、臀部和足部最常见，其次是躯干和头部

皮肤软组织肿瘤

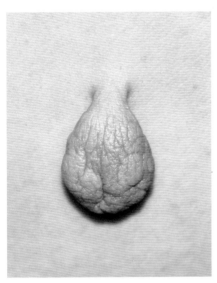

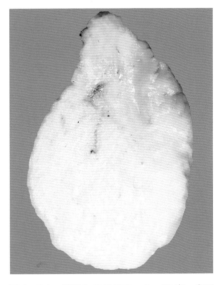

图 1-107 **纤维上皮性息肉（fibroepithelial polyp）**。男，44 岁，腋下肿物生长缓慢 10 年。息肉样肿物，直径 0.8 cm，质地柔软。该病变多见于中老年女性，好发于颈部、腋窝和腹股沟等部位

图 1-108 **纤维上皮性息肉**。女，80 岁，发现皮肤肿物 6 年。息肉样肿物，直径 5.4 cm，切面灰白色，质地较韧。单发性病变见于躯干下部，呈口袋状，带有细蒂；多发性病变见于颈部和腋窝，呈柔软丝状突起

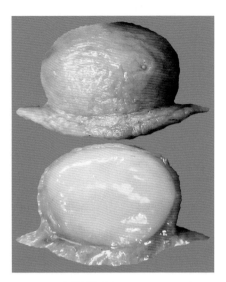

图 1-109　**皮肤纤维瘤**（**dermatofibroma**）。男，65 岁。结节状肿物，直径 1.5 cm，切面淡黄色，质地较硬；肿物位于真皮，边界清楚。部分肿瘤出现于局部损伤之后，其本质是炎症还是肿瘤，尚有争议

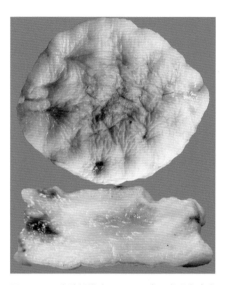

图 1-110　**皮肤纤维瘤**。男，44 岁，发现皮肤肿物 1 年。肿物直径为 1.5 cm，皮肤表面呈"酒窝征"，切面灰白色，质地较硬，边界不清，侵犯周围脂肪组织

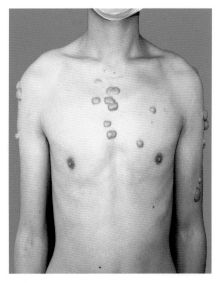

图 1-111　**瘢痕疙瘩**（**keloid**）。男，20 岁。前胸及上臂病变，多发性红色斑块，隆起于皮肤表面，质地较硬，表面发亮。本例具有典型的"红、硬、亮"特征，随着病变增大可以出现蟹足样生长；原发性病变也见于 Rubinstein-Taybi 综合征

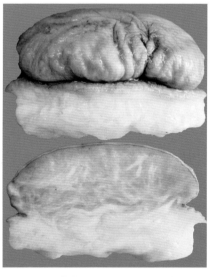

图 1-112　**瘢痕疙瘩**。男，40 岁，腹部术后 1 年。隆起型肿物，直径 4.5 cm，切面灰白色，质地较韧，边界不清。继发性病变存在创伤史，通常发生在创伤 1 年之内，手术切除复发率较高

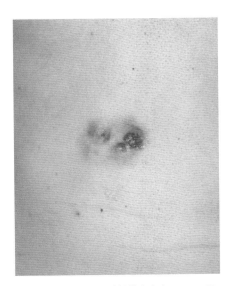

图 1-113 **隆突性皮肤纤维肉瘤（dermatofib-rosarcoma protuberans）**。腹部皮肤病变，部分皮肤呈黄褐色，隆起不明显；部分呈鲜红色，隆起于皮肤，呈小结节状；皮下可触及质硬结节。本例肿物已从斑片期过渡到肿瘤期

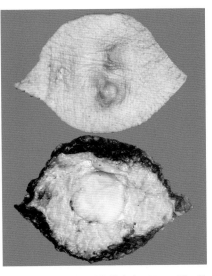

图 1-114 **隆突性皮肤纤维肉瘤**。男，41 岁，发现腹壁肿物 5 年，逐渐增大。肿物结节状，直径 3.0 cm，切面灰白色，质地较韧。大体主要表现为结节状质硬肿块，早期边界清楚

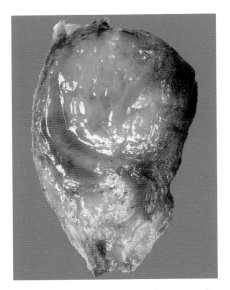

图 1-115 **隆突性皮肤纤维肉瘤**。男，11 岁，发现左侧腹壁肿物 1 年。肿物结节状，切面灰红色，质地较软，半透明状。本例肿瘤边界不清，因水肿及黏液变性等原因导致半透明改变

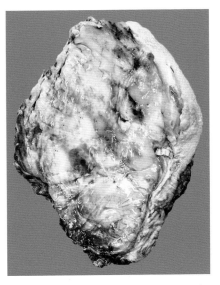

图 1-116 **隆突性皮肤纤维肉瘤**。男，46 岁，肩部肿物术后 1 年复发。肿物形态不规则，直径 15.0 cm，切面灰白色，伴水肿及黏液变性，界限不清

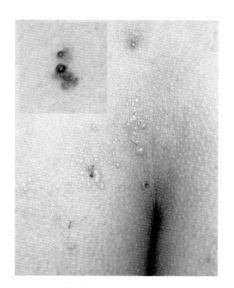

图 1-117 淋巴管瘤（lymphangioma）。臀部病变，多发性水疱，排列呈簇状，部分区域汇集成片，多数水疱透明，少数灰红色。左上图为黑褐色表现。深部病变切面为海绵状

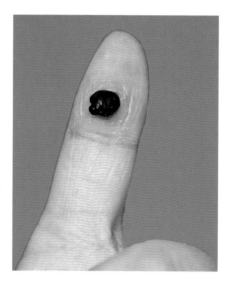

图 1-118 化脓性肉芽肿（granuloma pyogenicum）。手指乳头状肿物，直径 0.8 cm，暗红色，表面光滑，质地较软。该病变好发于儿童和青少年，牙龈、鼻、口唇、手指和面部等部位多见

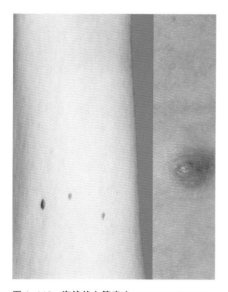

图 1-119 海绵状血管瘤（cavernous haemangioma）。左图前臂多发性肿物，隆起于皮肤表面，鲜红色，边界清楚。右图为不典型病例。该病变可能不是真正的肿瘤，而是血管畸形，涵盖了从孤立性泡状到弥漫性表现的多种病变

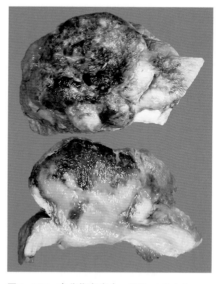

图 1-120 未分化肉瘤（undifferentiated sarcoma）。男，80岁，大腿后方肿物 1 年。多结节状肿物，直径 4.0 cm，切面灰白至灰红色。该肿瘤侵犯皮下、筋膜或肌肉组织，而且坏死明显

皮肤淋巴造血系统肿瘤

图 1-121　**蕈样真菌病（mycosis fungoides）**，斑片期。左腹部多发性红斑，边界欠清，脱屑不明显，缺乏可触及的皮肤浸润。本病早期病变不明显，如本例表现为皮肤颜色变化，同时伴有脱屑，未发生明显萎缩

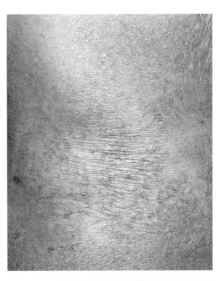

图 1-122　**蕈样真菌病**，斑片期。躯干弥漫分布红斑及色素减退斑，毛细血管扩张，出现皮肤萎缩表现，表面脱屑明显。上述表现在非日光暴露部位尤其明显

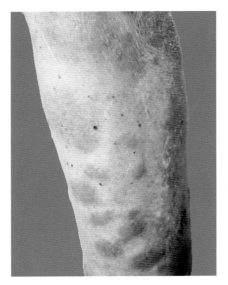

图 1-123　**蕈样真菌病**，斑块期。上肢多发大小不一暗红色斑块，边界较清，表面光滑，斑块之间可见正常皮肤。随着病变进展，厚度不等的斑片进展形成斑块；部分病例斑块可起源于正常皮肤

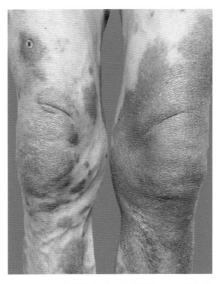

图 1-124　**蕈样真菌病**，斑块期。双下肢多发大小不一暗红色斑块，边界较清，部分坏死及结痂。本例左腿表现较右腿更广泛，出现大片融合表现；发生在头面部会出现"狮面"外观

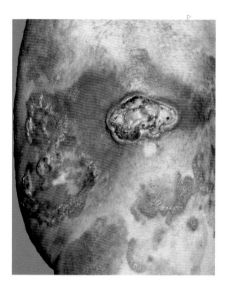

图 1-125 蕈样真菌病，肿瘤期。右臀部及大腿部多发暗红色斑块，部分表面破溃，形成深在性溃疡，基底覆盖灰黄色坏死物，边缘隆起。肿瘤继续生长，形成膨胀性外生的结节，通常伴有溃疡

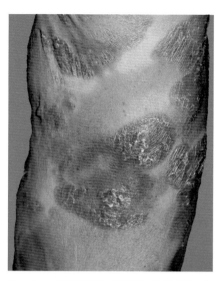

图 1-126 蕈样真菌病，肿瘤期。躯干及臀部多发暗红色斑块及红色斑片，表面被覆鳞屑。本例同时存在斑片期和斑块期病变；一旦进入肿瘤期，患者通常在数年内死亡

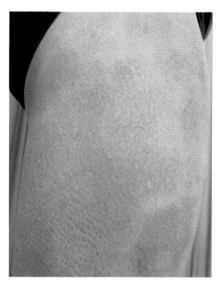

图 1-127 蕈样真菌病，鱼鳞病型。大腿及小腿皮肤干燥，伴有糠秕样脱屑。该类型属于红斑期病变，可以是蕈样真菌病的首发和早期表现；该皮损可继发于多种系统性病变，鉴别诊断有一定难度

图 1-128 蕈样真菌病，红皮病型。背部弥漫性暗红斑，表面多发片状分布的灰褐色细碎鳞屑。临床表现与塞扎里（Sézary）综合征极其形似，少数病例可以转化为后者；该病变预后较差，类似肿瘤期病变

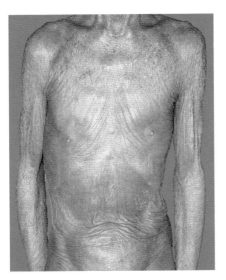

图 1-129 塞扎里综合征（Sézary syndrome）。老年男性患者，病变全身性分布，皮肤表现为弥漫性暗红斑，表面可见脱屑。该肿瘤可能是蕈样真菌病的特殊亚型；患者以成年男性居多；临床三联征是瘙痒、红皮病和淋巴结肿大

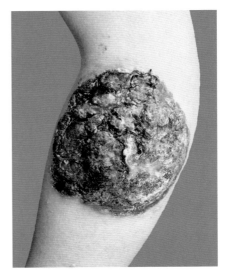

图 1-130 结外 NK/T 细胞淋巴瘤，鼻型（extranodal NK/T cell lymphoma, nasal type）。上肢斑块状肿物，直径 8.0 cm，圆形，暗红色，表面污秽，坏死明显。该肿瘤成年男性常见，常见累及部位是躯干和肢端

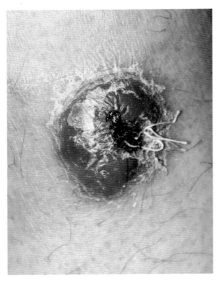

图 1-131 结外 NK/T 细胞淋巴瘤，鼻型。下肢结节状肿物，硬币大小，类圆形暗红色斑块，中央坏死及结痂，边界清楚。该病变由结节和斑块组成，通常是紫红色

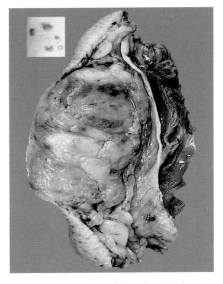

图 1-132 弥漫大 B 细胞淋巴瘤，腿型（diffuse large B-cell lymphoma, leg-type）。男，58 岁，小腿肿物进行性增大 1 年。结节型肿物，直径 5.0 cm，切面灰红色，质地较软，边界清楚。该病变常见于老年女性，皮肤外播散相当常见

第2章　头颈部病变

肖秀丽　鲁梦婕　〔美〕吴书林（Shulin Wu）〔美〕吴群力（Chin-Lee Wu）

本章目录

概　述

眼球外伤可以导致眼球结构和功能改变。**眼球痨**是多种原因造成的眼球严重萎缩。眼球最常见的两种恶性肿瘤是**视网膜母细胞瘤**和**恶性黑色素瘤**，大体特征概括为"黑白分明"，前者切面通常为白色，后者切面通常为黑色。两者发病年龄不同，前者主要见于老年人，后者主要见于儿童，即"一老一小"。

耳垂是**瘢痕疙瘩**常见部位之一，离体前具有"红、油、亮"的表现，固定后通常呈灰白色。有时，耳道**鳞状细胞癌**类似耳道炎或耵聍，预后较耳郭差，应该引起足够重视。

鼻息肉不是真正的肿瘤性病变。**平滑肌瘤**广基底或息肉样，表面光滑，边界清楚，切面淡黄色。**血管瘤**通常呈扁平状或息肉样，颜色暗红。**鼻咽血管纤维瘤**通常累及多个部位，大体呈息肉样，切面可表现为海绵状。

喉鳞状细胞癌根据发生部位不同，可分为声门型、声门上型、声门下型和跨声门型。声门型见于真声带，沿着声带发展，容易侵犯前联合。声门上型主要发生在会厌、室带和杓会厌襞等部位，容易侵犯会厌前间隙。声门下型原发于声带平面以下，环状软骨下缘以上。跨声门型原发于喉室，跨越声门上区及声门区。

口腔鳞状细胞癌不同部位大体表现稍有差异：唇肿瘤表现为硬结或溃疡；舌肿瘤是伴有小结节的红色区域，或者浸润很深的溃疡；牙龈肿瘤通常是增生性溃疡性病变。颌骨**成釉细胞瘤**呈实质或囊性，也可两种成分同时存在，囊腔内含褐色液体。

在唾液腺肿瘤中，腮腺是最常见的发病部位。**多形性腺瘤**"令人纠结"：圆形或卵圆形，但总是具有分叶状趋势；通常带有包膜，但可以薄厚不一，甚至伴有侵犯表现；切面颜色以灰白色为主，但有些肿瘤呈淡黄色。Warthin**瘤**是囊实性肿物，包膜完整，切开肿瘤时总有"一汪水儿"流出。**基底细胞腺瘤**包膜完整，切面实性，质地均匀，灰白色或灰红色。**肌上皮瘤**边界清楚，切面实性，褐色或黄褐色，有光泽。**腺泡细胞癌**大体表现是圆形或分叶状，切面实性，质地较脆，灰白至红褐色。**黏液表皮样癌**边界相对清楚，伴有黏液样表现。**腺样囊性癌**总是呈浸润性生长，切面实性，灰红色。

颈动脉体**副神经节瘤**边界清楚，切面多彩状，少数颜色均匀一致。

眼

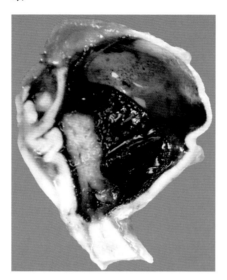

图2-1 **眼球外伤（ocular trauma）**。男，55岁，眼球被铁器击伤后视物不清3周。眼球直径2.8 cm，切面正常结构破坏，视网膜剥脱，可见多量陈旧性出血。眼球外伤原因非常复杂，多数病例都可治愈，严重者可导致失明

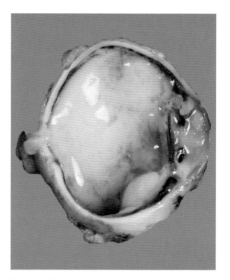

图2-2 **化脓性眼内炎（suppurative endophthalmitis）**。女，95岁，送检右眼球，玻璃体混浊，呈脓性外观。致病菌主要包括细菌和真菌，以细菌更为常见；玻璃体炎症和前房炎症为主要变化

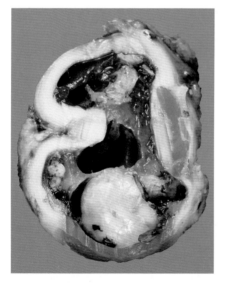

图2-3 **眼球痨（phthisis bulbi）**。女，55岁，右眼球萎缩，前房角关闭，睫状体纤维化，视网膜剥脱和视神经萎缩。眼球痨可由多种创伤、感染或慢性眼病造成，特征是眼球的严重不规则萎缩

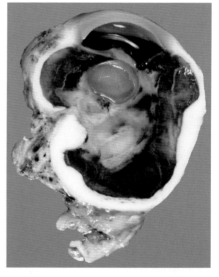

图2-4 **眼球痨**。女性，48岁，左眼球萎缩，睫状体及视网膜剥脱，巩膜纤维组织不规则增生。后极球壁广泛钙化，视网膜下腔隙充满致密混浊物，通常伴完全的漏斗状视网膜脱离

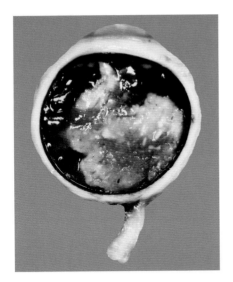

图 2-5 眼球视网膜母细胞瘤（retinoblasto-ma）。男，2 岁，发现左眼斜视 1 年。眼球内肿物弥漫性分布，直径 1.7 cm，切面灰白色，质地较软，肿瘤未穿透眼球壁。本病 3 岁以内儿童多发，成年人罕见

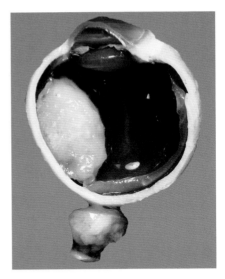

图 2-6 眼球视网膜母细胞瘤。男，1 岁，眼球视物偏斜 1 年。隆起型肿物，直径 1.7 cm，切面灰白色，质地较软。术后进行化疗。该肿瘤是婴幼儿最常见的眼内恶性肿瘤，具有家族遗传倾向

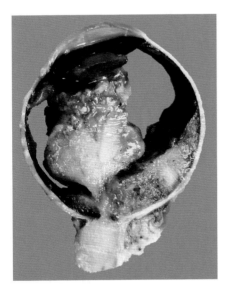

图 2-7 眼球视网膜母细胞瘤。男，2 岁，家长发现其左眼视物偏斜半年。息肉样肿物，直径 1.6 cm，切面灰白至灰黄色，侵犯视神经及眼球壁外组织。本例属于内生型，即肿瘤穿透玻璃膜，在玻璃体内播散

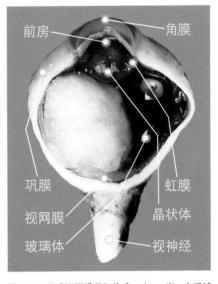

图 2-8 眼球视网膜母细胞瘤。女，1 岁，右眼球肿物，直径 1.2 cm，切面灰白色。本例属于外生型，肿瘤在视网膜和脉络膜之间，且向脉络膜生长，即没有玻璃体内播散

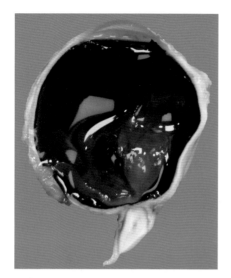

图 2-9　**眼球恶性黑色素瘤（malignant melan-oma）**。男，44 岁，眼球视物模糊 6 个月。盘状肿物，直径 1.2 cm，切面灰黑色，质地较软。术后进行放疗。该肿瘤发生在脉络膜比睫状体和虹膜更常见

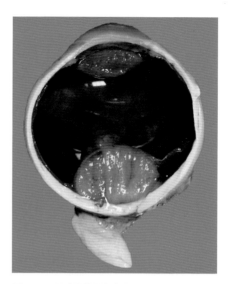

图 2-10　**眼球恶性黑色素瘤**。男，89 岁，左眼球后壁脉络膜肿物，直径 1.0 cm；肿物位于视神经附近，切面灰黄色。该肿瘤可以发生在脉络膜的任何部位，但常见于后壁脉络膜

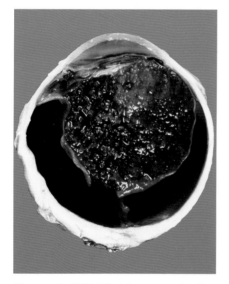

图 2-11　**眼球恶性黑色素瘤**。男，55 岁，右眼睫状体圆形肿物，直径 1.6 cm，切面黑褐色。该部位肿瘤大小不一，通常边界清楚；可致晶状体半脱位；少数肿瘤弥漫性生长

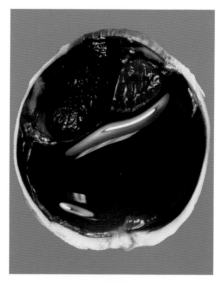

图 2-12　**眼球恶性黑色素瘤**。男，58 岁，肿物从虹膜根部和睫状体向后扩展到脉络膜，将晶状体推向一侧并导致瞳孔变形。局限性虹膜肿瘤形成边界清楚的肿块，弥漫性肿瘤沿虹膜表面生长

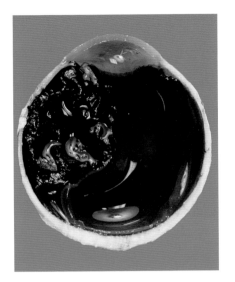

图 2-13 **眼球恶性黑色素瘤**。男，86 岁，右眼脉络膜和睫状体肿物，直径 1.4 cm，切面黑褐色，边界清楚。本例肿瘤局限在巩膜与玻璃膜之间，通常这种方式生长较缓慢

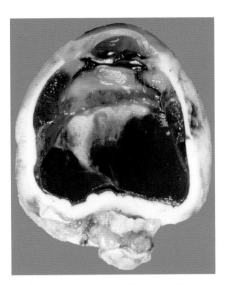

图 2-14 **眼球恶性黑色素瘤**。女，47 岁，左眼前脉络膜肿物，切面灰白至灰褐色。本例肿瘤组织穿透玻璃膜，基底部增宽，短期内肿瘤体积迅速增大，形状也变得不规则

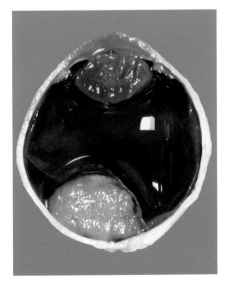

图 2-15 **眼球恶性黑色素瘤**。男，70 岁，左眼后脉络膜结节状肿物，直径 1.0 cm，切面黄色，伴有视网膜剥脱。该肿瘤典型切面颜色呈灰褐色或褐色，部分病例黑色素缺失，呈灰黄色

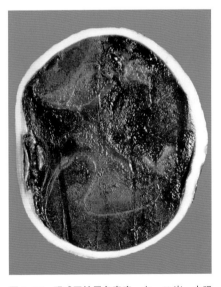

图 2-16 **眼球恶性黑色素瘤**。女，68 岁，右眼脉络膜肿物。眼球结构完全破坏，被肿瘤占据，但肿瘤未穿透眼球壁；肿物切面黑褐色，伴大量坏死和出血。部分病例继发性表现较重，肿瘤结构难以辨认

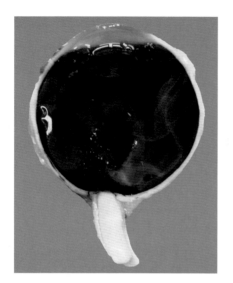

图 2-17　**眼球恶性黑色素瘤**。女，39 岁，左眼视力下降 3 年。肿物沿着视网膜分布，直径 1.1 cm，切面灰黑色，质地较软，伴有视网膜剥脱，未见视神经侵犯。视神经侵犯是评价该肿瘤预后的重要指标

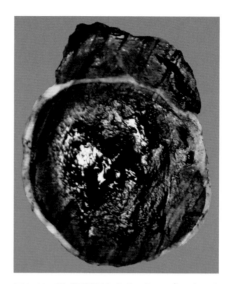

图 2-18　**眼球恶性黑色素瘤**。女，58 岁，右眼球恶性黑色素瘤术后 5 年。肿瘤直径 2.5 cm，占据整个眼球，切面灰黑色；肿瘤穿透眼球壁进入眼眶，侵犯周围软组织

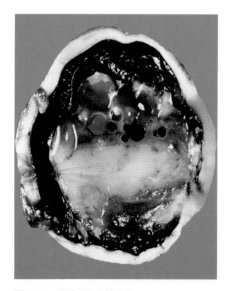

图 2-19　**眼球毛细血管瘤（capillary haemangioma）**。女，35 岁，左眼肿物。眼球视网膜灰白至灰褐色肿块，切面上可见小囊腔，肿物占据整个眼球。该病变主要发生在眼底颞侧视网膜，最终会导致视网膜剥脱，视力完全丧失

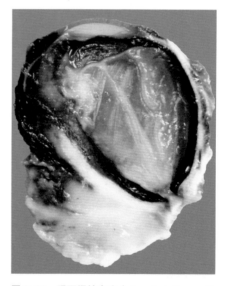

图 2-20　**眼眶慢性炎症（chronic inflammation）**。男，32 岁，眼球红肿疼痛 5 个月。眼球壁内外可见灰白色区域，直径 1.2 cm，病变累及眼球。慢性炎症病因较多，感染性因素包括结核、梅毒和霉菌等

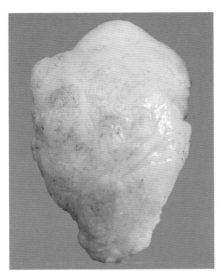

图 2-21　**眼眶骨瘤（osteoma）**。男，29 岁，左眼眶疼痛半年。结节状肿物，直径 1.8 cm，表面光滑，灰白色，质地坚硬。多发于鼻窦软骨和膜状骨交界的骨缝处，肿瘤生长侵入眼眶；青少年时期骨瘤生长较快

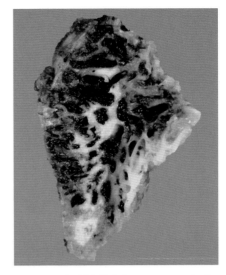

图 2-22　**眼眶骨血管瘤（haemangioma）**。男，42 岁，肿瘤直径 3.0 cm，切面蜂窝状，灰红色，可见灰白色间隔，质地较硬。眼眶中血管瘤主要见于眼球周围软组织，但骨原发性血管瘤相对少见

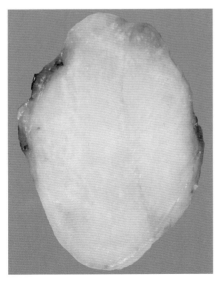

图 2-23　**泪腺多形性腺瘤（pleomorphic adenoma）**。女，29 岁，左眼肿胀半年，伴疲劳。结节状肿物，直径 2.0 cm，切面灰白色，质地较韧。该病变是泪腺中最常见的上皮性肿瘤；患者以成年人为主，肿物通常单发

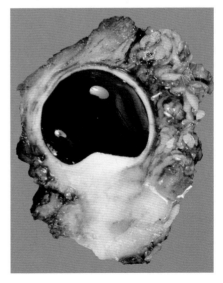

图 2-24　**眼睑鳞状细胞癌（squamous cell carcinoma）**。男，46 岁，右下眼睑肿物。肿瘤切面灰白色，累及大部分下眼睑，侵犯角膜、巩膜、虹膜和睫状体。该肿瘤多见于老年男性，是眼睑最常见的恶性肿瘤

耳

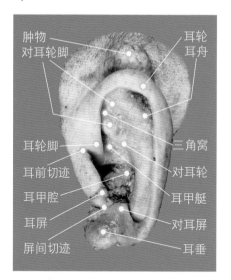

肿物
对耳轮脚
耳轮脚
耳前切迹
耳甲腔
耳屏
屏间切迹
耳轮
耳舟
三角窝
对耳轮
耳甲艇
对耳屏
耳垂

图 2-25　**耳鳞状细胞癌（squamous cell carcinoma）**。男，73 岁，左耳郭息肉样肿物，直径 2.5 cm；肿物隆起于皮肤，表面光滑。耳道内见灰褐色胆脂瘤，是伴发表现。该肿瘤常见于老年人，耳郭比耳道更常见

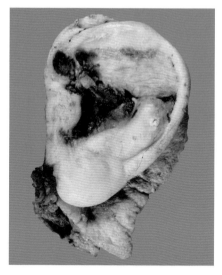

图 2-26　**耳鳞状细胞癌**。男，71 岁，左耳道肿物，直径 5.0 cm，伴出血、坏死及溃疡形成，肿瘤侵犯耳后腮腺组织。耳道肿瘤常侵犯周围骨质，可以破坏鼓膜累及中耳

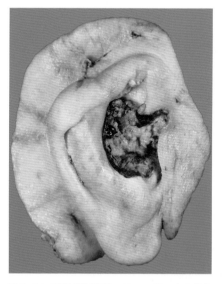

图 2-27　**耳鳞状细胞癌**。男，91 岁，右耳道皮肤肿物，直径 5.5 cm，伴坏死、出血及溃疡形成。该肿瘤预后取决于肿瘤分期，耳道肿瘤预后较耳郭更差，尤其是肿瘤侵犯颞骨的病例

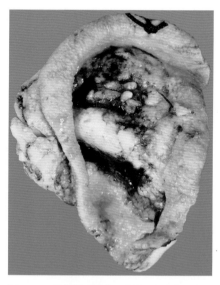

图 2-28　**耳鳞状细胞癌**。本例肿物占据整个外耳道，侵犯耳郭，表面灰白色，伴出血表现。肿瘤侵犯面神经出现面瘫，侵犯三叉神经出现疼痛，侵犯前面的关节出现咀嚼障碍

鼻

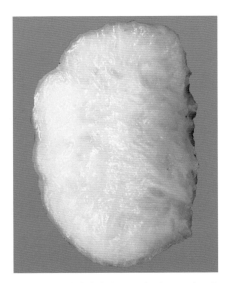

图 2-29　**耳瘢痕疙瘩（keloid）**。女，29 岁，患者 8 年前发现右耳穿刺戴耳钉处皮肤隆起，肿物逐渐增大。肿物直径 3.5 cm，表面皮肤完整，切面灰白色，质地较韧。该部位瘢痕疙瘩几乎都与打耳洞有关

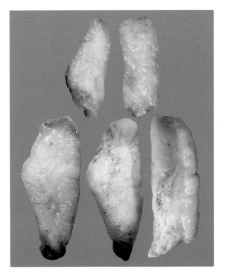

图 2-30　**鼻甲异位（ectopic nasal turbinate）**。女，61 岁，发现鼻腔肿物 10 天。病变位于右侧鼻腔后部，根部位于上鼻甲后缘，大体标本送检见梭形组织，表面光滑，切面灰白色，质地较硬，伴骨质成分

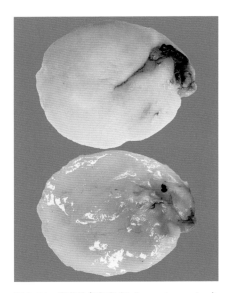

图 2-31　**炎症性鼻息肉（inflammatory polyp）**。男，13 岁，双侧鼻塞 3 年。息肉样组织，直径 3.8 cm，表面光滑，切面淡黄色，半透明，质地较软。该病变并非肿瘤性病变，与炎症、过敏和黏液过稠症有关，切除后常复发

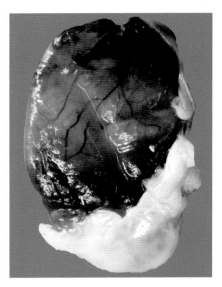

图 2-32　**后鼻孔息肉（choanal polyp）**。男，35 岁，息肉样肿物，直径 2.5 cm，带蒂，表面光滑，可见血管纹理，伴有出血表现。该病变发生在鼻旁窦，根据部位可分为上颌窦、蝶窦和筛窦息肉

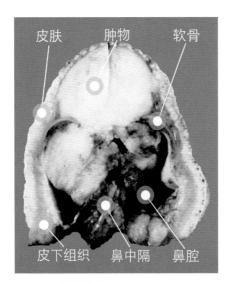

图 2-33　**鼻鳞状细胞癌**（squamous cell carcinoma）。男，81岁，鼻孔不规则肿块，直径 5.5 cm，切面灰白色，侵犯前中隔和双侧鼻软骨。该肿瘤常见于老年人，男性多于女性，以上颌窦最常见，其次是鼻腔和筛窦

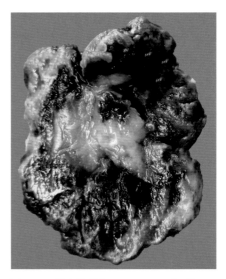

图 2-34　**鼻血管瘤**（haemangioma）。男，57岁，右鼻出血伴鼻塞 1 个月。总鼻道内新生物，直径 5.0 cm，根部位于中鼻甲，灰褐色不整形组织，质地较软，部分灰白色。该肿瘤常见于鼻中隔，其次是鼻甲和鼻窦

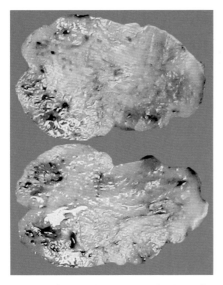

图 2-35　**鼻平滑肌瘤**（leiomyoma）。女，53岁，鼻出血 1 年，鼻肿物半个月。息肉样肿物，直径 2.5 cm，椭圆形肿物，切面灰黄色。好发年龄为 50~60 岁，女性多见，男性发病年龄更低；鼻甲是最常见发病部位

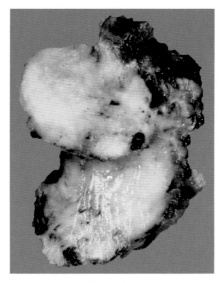

图 2-36　**鼻咽血管纤维瘤**（nasopharyngeal angiofibroma）。男，15岁，左侧鼻塞半年，鼻出血 2 天。总鼻道肿物，直径 6.5 cm，表面光滑，切面灰白色，质地较硬。该肿瘤常见于年轻男性，好发于鼻后外侧壁和鼻咽部

喉

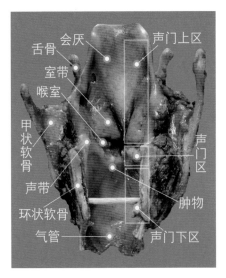

图 2-37 喉鳞状细胞癌（squamous cell carcinoma）。声门型肿物，累及双侧声带，伴溃疡形成，侵犯前联合，未侵犯室带、后联合及梨状窝。喉癌最常见部位是声门区和声门上区，声门下区和喉室相对少见

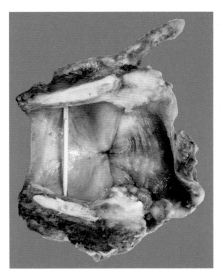

图 2-38 喉鳞状细胞癌。男，62 岁，咽干 1 年，声嘶 4 个月。声门型肿物，直径 2.0 cm，切面灰白色，质地较硬，边界不清，侵犯后联合。声门型肿瘤起源真声带，在声门的前 1/3 最常见

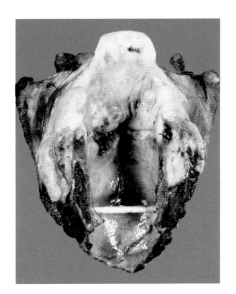

图 2-39 喉鳞状细胞癌。男，67 岁，声门型肿物，直径 1.8 cm。表面见溃疡及坏死，侵犯双侧声带和前联合，未累及后联合及双侧梨状窝。声门区肿物早期局限性，持续时间较长，晚期出现侵犯表现

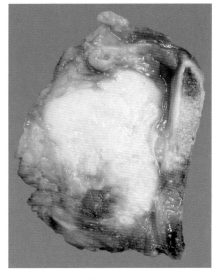

图 2-40 喉鳞状细胞癌。男，63 岁，持续性声嘶 2 个月。声门型肿物，直径 3.5 cm，切面灰白色，质地中等，侵犯会厌前间隙，未侵犯甲状软骨和环状软骨

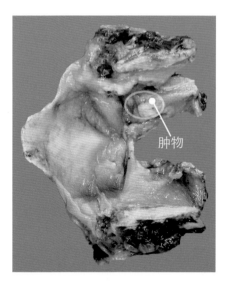

图 2-41 **喉鳞状细胞癌**。男，50 岁，声嘶 8 个月。声门下型肿物，直径 2.0 cm，表面灰白色，侵犯声门。术后放疗。该部位肿瘤可以蔓延到甲状腺、下咽部、食管和气管等部位

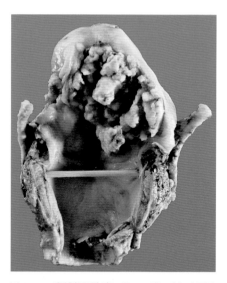

图 2-42 **喉鳞状细胞癌**。男，63 岁，声门上型肿物，直径 5.5 cm，呈菜花样，切面灰白色，质地较硬，边界不清，侵及右会厌襞、会厌和会厌谷，未累及杓状软骨和声带

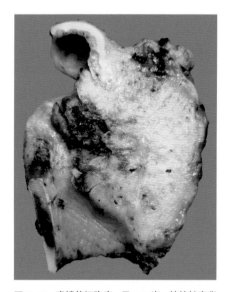

图 2-43 **喉鳞状细胞癌**。男，70 岁，持续性声嘶 4 个月。跨声门型肿物，切面灰白色，实性，质地较韧，侵犯软骨组织及周围软组织。声门区肿物除了向上下侵犯之外，也可穿透甲状软骨，侵犯颈部软组织

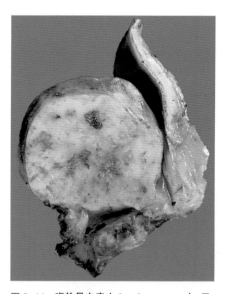

图 2-44 **喉软骨肉瘤（chondrosarcoma）**。男，58 岁，此为部分喉切除术标本，肿瘤呈球形生长，直径 4.9 cm，切面灰白色，部分半透明，边界不清。本例为肿物复发病例。该肿瘤是喉最常见的恶性间叶源性肿瘤

口腔

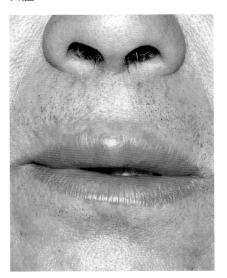

图 2-45　**肉芽肿性唇炎**（cheilitis granulomat-osa）。上唇肿胀，右侧较左侧明显，唇黏膜颜色正常。该病变主要见于中青年人，以上唇为主；严重者可导致全唇及周围皮肤肿胀，形成巨唇

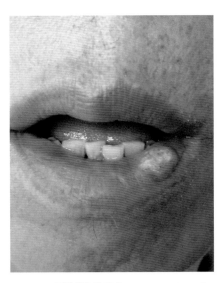

图 2-46　**唇鳞状细胞癌**（squamous cell carcin-oma）。下唇肿物，黄豆大小，灰白色块状，隆起于皮肤表面，伴有糜烂，覆黄白色分泌物。唇部是鳞状细胞癌常见部位，且多数病例发生在下唇

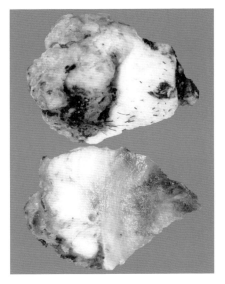

图 2-47　**唇鳞状细胞癌**。男，56 岁，发现左上唇肿物 10 个月。隆起型肿物，直径 2.5 cm，切面灰白色，质地中等。下唇病变通常始于唇红，而上唇病变起源于皮肤，向黏膜播散

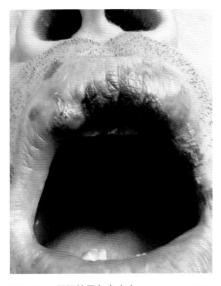

图 2-48　**唇恶性黑色素瘤**（malignant melan-oma）。上唇多发大小不等蓝黑色丘疹及结节，部分融合成片，表面未见坏死及结痂。本例目前属于肢端雀斑样类型，旧称黏膜性黑色素瘤

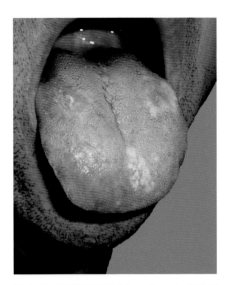

图 2-49　**舌扁平苔藓（lichen planus）**。舌尖病变，增厚性斑片样，表面可见白色颗粒，中心区域鲜红色，是糜烂表现。本病常见于 40 岁以上女性，多发生于舌前 2/3 区，病损表现多样，往往具有明显对称性

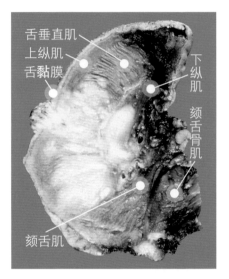

图 2-50　**舌鳞状细胞癌（squamous cell carcinoma）**。女，52 岁，半舌切除术标本，肿瘤外观呈菜花样，直径 4.6 cm，切面灰白色，质硬，边界不清，广泛浸润舌固有肌。该肿瘤常位于舌前 2/3，舌侧面和腹面最多见

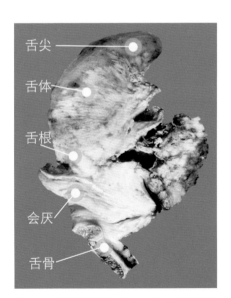

图 2-51　**舌鳞状细胞癌**。男，55 岁，舌及全喉切除术标本，肿瘤直径 9.3 cm，切面灰白色，实性，质硬，边界不清，累及舌根及会厌。该肿瘤最终可侵犯口底及舌根，导致舌固定

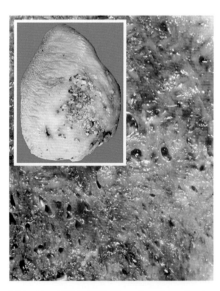

图 2-52　**舌淋巴管瘤（lymphangioma）**。女，33 岁，肿瘤直径 3.0 cm，切面灰白至灰红色，质软，海绵状，边界欠清。该肿瘤以舌最多见，切面多囊性或海绵状，含有清亮或奶酪状液体

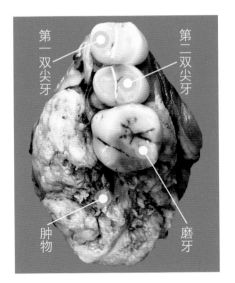

第一双尖牙

第二双尖牙

肿物

磨牙

图 2-53　**牙龈鳞状细胞癌（squamous cell carcinoma）**。男性，68 岁，左侧牙龈肿痛 1 月余，牙龈有粗糙感。牙龈肿物，直径 4.0 cm，表面粗糙，灰白色，包绕牙齿。鳞状细胞癌是牙龈癌最常见的组织学类型

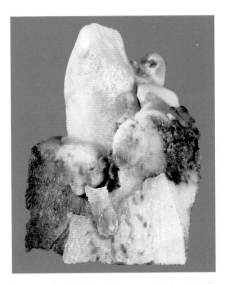

图 2-54　**牙龈鳞状细胞癌**。男，84 岁，下牙龈肿物，直径 0.8 cm，切面灰白色，边界不清，该肿瘤侵犯牙槽骨。当肿瘤侵犯牙槽骨时，容易导致牙齿松动，甚至脱落

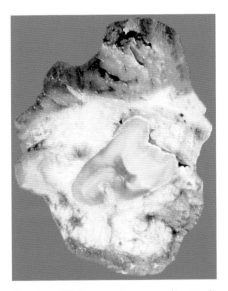

图 2-55　**牙龈鳞状细胞癌**。男，53 岁，下牙龈肿物，直径 5.7 cm，切面灰白色，质地较硬，中心可见牙齿，广泛侵犯周围软组织及下颌骨。下牙龈发病远比上牙龈多见

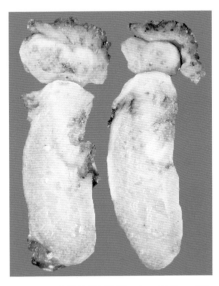

图 2-56　**牙龈鳞状细胞癌**。女，65 岁，口底、部分下颌骨和舌复合切除术，肿瘤直径 3.6 cm，切面灰白色，质硬，边界不清，侵及牙周、相邻的唇和下颌黏膜

颌骨

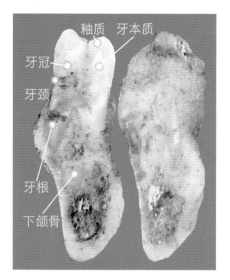

图 2-57　颌骨成釉细胞瘤（ameloblastoma）。女，54 岁，下颌骨肿物，直径 1.9 cm，切面囊实性，囊性区内含黏液，实性区灰白色，边界不清，肿瘤紧邻手术切缘

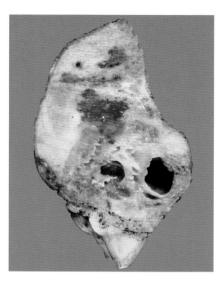

图 2-58　颌骨成釉细胞瘤。男，55 岁，左前下颌骨囊实性肿物，直径 3.0 cm，囊性区内含黏液，实性区灰白色，边界不清。该肿瘤具有侵袭性生物学行为，复发率高，转移率低

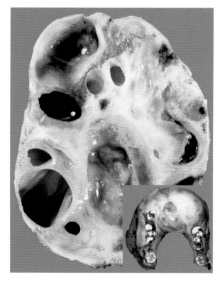

图 2-59　颌骨成釉细胞瘤。男，21 岁，下颌骨肿物，直径 11.0 cm，切面多囊实性，囊性区内含黏液，实性区灰白色，质地较软，广泛累及并取代下颌骨，侵犯周围软组织及黏膜

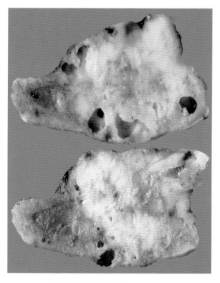

图 2-60　颌骨成釉细胞癌（ameloblastic carcinoma）。女，27 岁，左下颌骨肿物，直径 3.7 cm，表面可见溃疡，切面囊实性，囊性区内含黏液，实性区灰白色，边界不清，广泛累及下颌骨

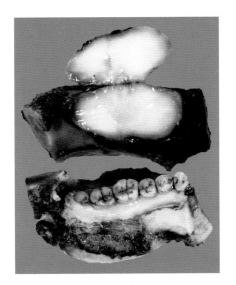

图 2-61 颌骨牙源性黏液瘤（odontogenic myxoma）。男，45 岁，牙齿肿物，直径 3.5 cm，切面灰白色，质地较软，半透明状，边界不清。常见于下颌骨磨牙区；肿瘤质地与胶原数量有关，质地柔软或较硬

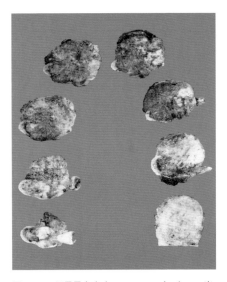

图 2-62 颌骨骨肉瘤（osteosarcoma）。女，70 岁，下颌骨切除术标本，肿瘤直径 6.0 cm，切面灰白色，伴坏死及出血。骨肉瘤是颌骨最常见的原发性恶性肿瘤，下颌骨多于上颌骨；前者比后者预后好

扁桃体

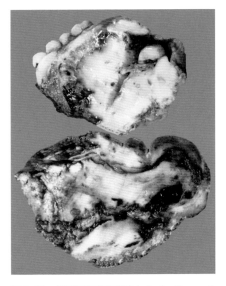

图 2-63 颌骨巨细胞肉芽肿（giant cell granuloma）。男，62 岁，右上牙疼痛 1 月余，伴面部肿胀。上颌骨肿物，直径 8.0 cm，切面囊实性，质地较软，细腻。该病变以儿童和年轻人为主，女性多见，下颌骨发病多于上颌骨

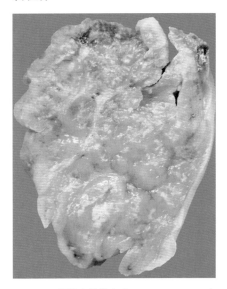

图 2-64 慢性扁桃体炎（chronic tonsillitis）。男，6 岁，张口呼吸伴睡眠打鼾 1 年。扁桃体直径 3.0 cm，切面灰黄色，质地中等。该病变常见于儿童和年轻人，通常是急性扁桃体炎反复发作的结果

唾液腺

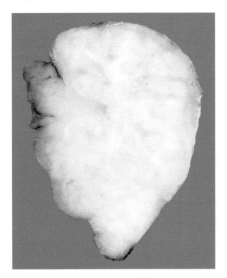

图 2-65　慢性唾液腺炎（chronic sialoadenitis）。男，67 岁，发现左侧颈部肿物 5 个月。病变结节状，直径 4.0 cm，切面灰白色，局部淡黄色。主要大体表现是唾液腺纤维化，可伴结石形成

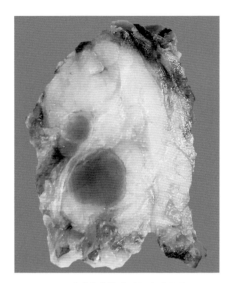

图 2-66　唾液腺结节性嗜酸细胞增生（nodular oncocytic hyperplasia）。男，72 岁，1 周前发现右侧腮腺区肿物。送检组织切面上可见多个小结节，灰红色，质地中等，边界清楚。该病变见于老年人，主要位于腮腺，单侧发病

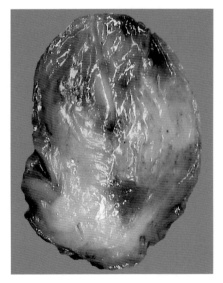

图 2-67　唾液腺涎脂肪瘤（sialolipoma）。女，69 岁，发现颈部肿物 10 年。颌下腺椭圆形肿物，直径 5.7 cm，切面淡黄色，质地较软。该肿瘤是指包含唾液腺组织的脂肪瘤，大体表现为边界清楚的结节性肿物

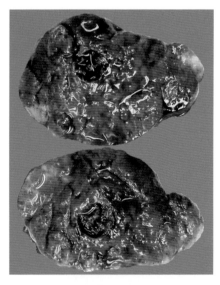

图 2-68　唾液腺嗜酸性细胞瘤（oncocytoma）。男，65 岁，发现腮腺肿物 1 年。肿物直径 5.0 cm，切面灰红色，伴囊性变。新鲜标本。该肿瘤常见于 50~80 岁人群，以腮腺最多见；大体上肿瘤分叶状，包膜完整，切面褐色具有特征性

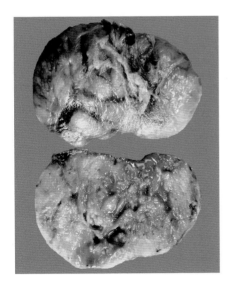

图 2-69 **唾液腺 Warthin 瘤（Warthin tumo- ur）**。男，62 岁，发现腮腺肿物 3 年。肿物囊实性，直径 5.0 cm，包膜完整，切面灰黄色，内含混浊液体。该肿瘤是唾液腺第二常见的肿瘤；几乎全部发生在腮腺和腮腺淋巴结

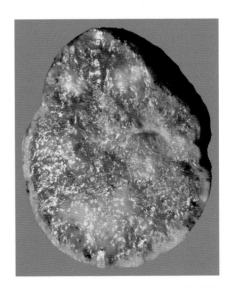

图 2-70 **唾液腺 Warthin 瘤**。男，56 岁，发现腮腺肿物 4 个月。肿物结节状，直径 3.5 cm，包膜完整，切面灰黄色。该肿瘤以老年人为主，儿童病例极少见；男性多于女性

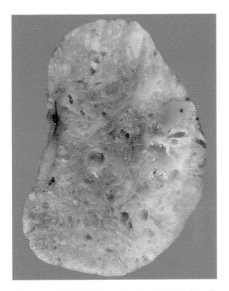

图 2-71 **唾液腺 Warthin 瘤**。男，71 岁，发现腮腺肿物 7 天。右侧腮腺结节状肿物，直径 3.8 cm，切面灰白色，可见微小囊性结构。囊性结构是该肿瘤重要的大体特征，囊腔可大可小

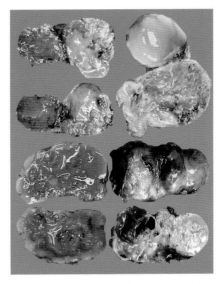

图 2-72 **唾液腺 Warthin 瘤**。男，53 岁，发现腮腺肿物 7 年。肿物直径 5.0 cm，切开可见灰黄色液体。左下图切面可见透明液体。也可以表现为囊性变（右图）。囊内含有液体，清亮或混浊，乳白色或褐色

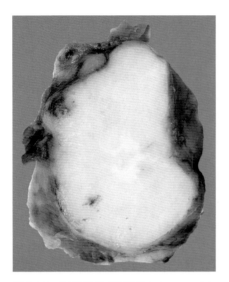

图 2-73　**唾液腺多形性腺瘤**（pleomorphic adenoma）。男，35 岁，发现右腮腺区肿物 1 年。肿物结节状，直径 3.8 cm，包膜完整，切面灰白色，质地较脆。该病变是唾液腺最常见的肿瘤；多数发生于腮腺下极最常见

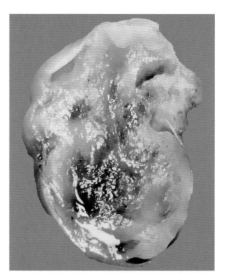

图 2-74　**唾液腺多形性腺瘤**。女，53 岁，发现腮腺肿物 1 周。肿物结节状，直径 2.5 cm，切面淡黄色，质地中等。如果缺乏继发性表现，该肿瘤切面通常为灰白色和淡黄色

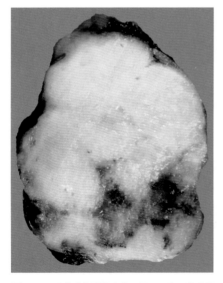

图 2-75　**唾液腺多形性腺瘤**。男，23 岁，发现颈部肿物 5 个月。颌下腺结节状肿物，直径 2.3 cm，切面灰白色，质地中等，伴出血。部分肿瘤切面闪光，类似黏液或软骨的表现

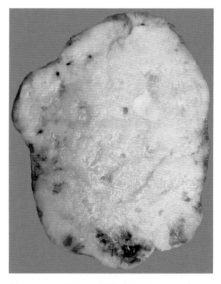

图 2-76　**唾液腺多形性腺瘤**。男，32 岁，发现左侧颈部肿物 20 天。颌下腺结节状肿物，直径 6.0 cm，切面灰白色，局灶淡黄色，可见小囊腔。肿瘤可伴有出血及囊性变，缺乏坏死表现

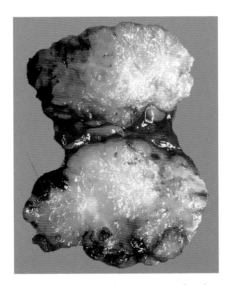

图 2-77　**唾液腺多形性腺瘤**。女，34 岁，发现左侧耳下后区肿物 3 年。肿物形态不规则，直径 3.5 cm，切面灰白色，半透明状。如本例黏液丰富的肿瘤，往往缺乏包膜或包膜不完整

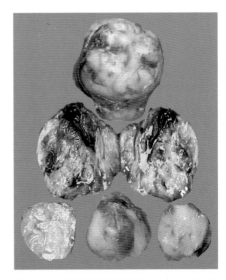

图 2-78　**唾液腺多形性腺瘤**。女，83 岁，发现腮腺肿物 20 年。多发性结节状肿物，直径 3.0~5.0 cm，切面灰白色，质地较软，伴出血及囊性变。复发性病变通常表现为多灶性，原发性肿瘤相对少见

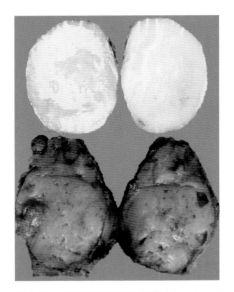

图 2-79　**唾液腺基底细胞腺瘤（basal cell adeno-ma）**。女，51 岁，发现腮腺肿物 20 天。肿物球形，直径 2.5 cm，包膜完整，切面灰白色，质地中等。上图是该肿瘤典型大体表现，下图是新鲜标本，囊性变较为少见

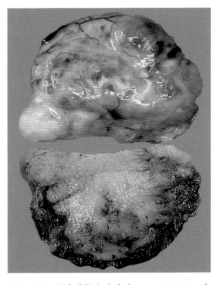

图 2-80　**唾液腺肌上皮瘤（myoepithelioma）**。男，59 岁，咽干 8 个月，咽部异物感 6 个月。肿瘤直径 5.0 cm，切面灰白色，伴出血，包膜完整。该肿瘤主要见于老年人，边界清楚

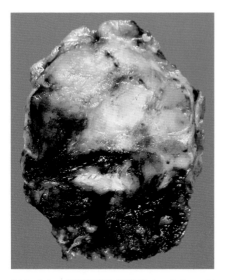

图 2-81　**唾液腺腺泡细胞癌（acinic cell carcino-ma）**。男，63 岁，发现右侧耳下后区肿物半年。肿物分叶状，直径 3.5 cm，切面灰白至灰褐色，质地较脆。该肿瘤患者年龄分布广泛，女性多于男性，多数肿瘤发生在腮腺

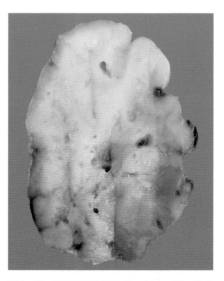

图 2-82　**唾液腺腺泡细胞癌**。女，20 岁，发现腮腺肿物 4 年。结节状肿物，直径 3.2 cm，切面灰白色，质地中等。多数肿瘤是边界清楚的实性结节，通常具有分叶状外观

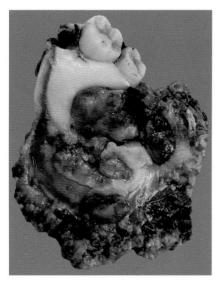

图 2-83　**唾液腺腺泡细胞癌**。女，47 岁，颌下腺分叶状肿物，直径 3.5 cm，切面灰白至灰红色，质地较软，侵犯周围骨组织。本例为新鲜标本。少数肿瘤边界不清，呈浸润性生长

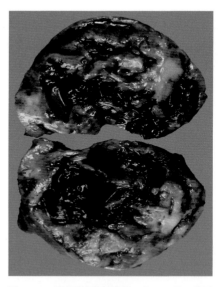

图 2-84　**唾液腺腺泡细胞癌**。女，66 岁，发现左侧腮腺肿物 3 年。结节状肿物，直径 4.0 cm，切面灰黄至灰红色，质地较软，伴出血及囊性变。此例为新鲜标本。本例显示该肿瘤的继发性表现

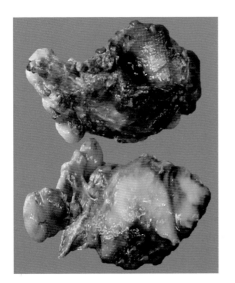

图 2-85　**唾液腺淋巴上皮癌（lymphoepithelial carcinoma）**。女，44 岁，发现左侧腮腺肿物 6 个月。不整形肿物，直径 4.5 cm，切面灰白色，质地细腻。该肿瘤大体特征是实性，鱼肉样，往往具有侵袭性

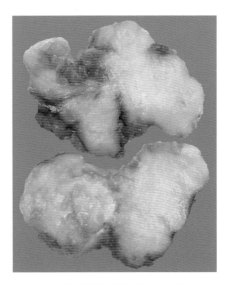

图 2-86　**唾液腺腺样囊性癌（adenoid cystic car-cinoma）**。患者发现右侧耳下区肿物半年，从豆粒大小逐渐增大至核桃大小，伴疼痛。肿物形态不规则，直径 2.5 cm，切面灰黄至灰红色，肿瘤边界不清

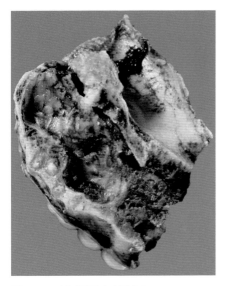

图 2-87　**唾液腺黏液表皮样癌（mucoepidermoid carcinoma）**。男，41 岁，右上颌部肿瘤，椭圆形，直径 1.9 cm，切面灰白色，呈半透明胶冻状，边界不清，侵犯上颌骨及软组织，肿瘤紧邻切缘

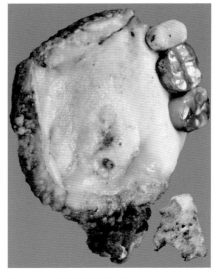

图 2-88　**唾液腺囊腺癌（cystadenocarcinoma）**。女，89 岁，左上颌骨切除术标本，肿瘤直径 2.9 cm，切面可见多个小囊腔，囊内壁不光滑，肿瘤实性区灰白色，与周围组织分界不清。本例肿瘤切缘阳性

颈动脉体

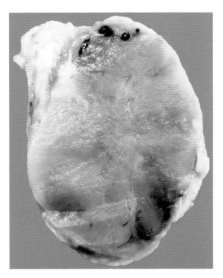

图 2-89　颈动脉体副神经节瘤（paraganglioma）。男，40 岁，双侧颈动脉体肿物伴缓慢增大 5年。结节状肿物，直径 3.0 cm，切面灰黄色，质地中等。该肿瘤也称颈动脉体瘤，女性发病明显多于男性

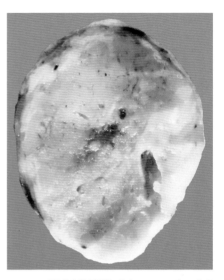

图 2-90　颈动脉体副神经节瘤。男，40 岁，发现颈动脉占位 2 周。结节状肿物，直径 2.7 cm，切面颜色一致，淡黄色，质地中等，包膜完整。本病常见于颈总动脉分叉处，双侧发生概率相同

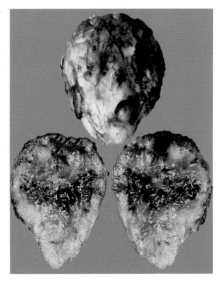

图 2-91　颈动脉体副神经节瘤。女，47 岁，颈部肿物 20 年。结节状肿物，直径 5.0 cm，包膜完整，切面灰黄色，伴出血，质地略韧。该肿瘤通常为圆形或卵圆形，具有分叶状表现

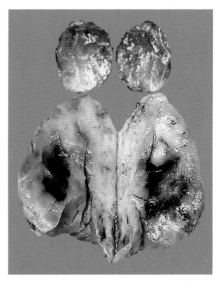

图 2-92　颈动脉体副神经节瘤。女，59 岁，发现左侧颈部肿物 3 年。肿物结节状，直径 4.0 cm，切面红色，质地较软。本例伴出血表现。多数病例具有良性行为，少数具有恶性行为

第 3 章　肺及胸膜病变

曲琳琳　孟宏学　刘宇飞　王功伟

本章目录

概　述

　　支气管肺隔离症包括叶内型和叶外型两种。阻塞型**支气管扩张症**具有明确的病因，非阻塞型病变是炎症反复发作的结果。**结核**是肺中最常见的肉芽肿性病变，其他如**隐球菌病**等相对少见。

　　肺癌包括中心型和周围型两种：前者位于肺门附近，主要见于鳞状细胞癌、类癌及小细胞癌等；后者位于段支气管以下，主要见于腺癌及大细胞神经内分泌癌等。**浸润性腺癌**的典型表现是胸膜下肿物，可伴胸膜皱缩，也可以穿透胸膜直达胸壁；少数肿瘤沿胸膜生长，类似于弥漫性间皮瘤。体积较小的贴壁型肿瘤可能比较隐匿；黏液癌呈半透明状或果冻样。**鳞状细胞癌**早期具有两种侵袭方式：即沿着支气管腔扩散称为爬行式；垂直于支气管扩散称为穿透式；继而形成中心型肿物，切面灰白色，实性，质硬，继发性表现多见。**类癌**与**非典型类癌**切面通常呈灰黄色，坏死少见，边界清楚。**小细胞癌**切面通常呈灰白色，常伴坏死。**大细胞神经内分泌癌**往往体积更大。

　　硬化性肺细胞瘤最重要的大体特征是边界清楚，肿物为圆形或椭圆形，切面颜色不一。

　　错构瘤以周围型肿物最多见；少数是中心型和弥漫型，呈爆米花样外观，边界清楚。

　　继发性肿瘤是最常见的肺肿瘤，常表现为双侧多发，以下叶最常见。恶性黑色素瘤、卵巢癌、生殖细胞肿瘤粟粒样分布；肉瘤和淋巴瘤具有鱼肉样外观；鳞状细胞癌表面灰白色，干燥，伴有坏死区；腺癌通常坚实，灰褐色，伴出血和坏死；分泌黏液的腺癌切面闪光，呈半透明样；肾透明细胞癌切面黄色，血管肉瘤呈暗红色，恶性黑色素瘤呈黑褐色。

　　胸膜恶性间皮瘤包括局灶型和弥漫型；后者通常呈多发性表现；切面灰白色，可伴有囊性变。**孤立性纤维性肿瘤**多源于脏层胸膜，单发，切面灰白色或淡黄色，编织状，可带细蒂，边界清楚。

正常肺 / 肺非肿瘤性病变

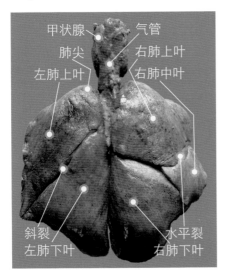

图 3-1　正常肺（normal lung）。男，30岁，心源性猝死。左肺重 499.0 g，大小为 19.0 cm×14.0 cm×6.0 cm；右肺重 529.0 g，大小为 20.0 cm×14.0 cm×7.0 cm。肺叶完整，肺膜光滑，边缘略圆钝，切面均质，鲜红色，质地较软

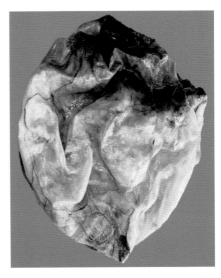

图 3-2　肺大疱（pulmonary bulla）。男，56 岁，活动后喘憋气短 1 年。囊壁样组织，直径 16.0 cm，表面光滑，囊壁菲薄，厚度 0.1~0.2 cm。肺气肿导致的肺大疱直径超过 1.0 cm，手术切除是该病变主要治疗方法

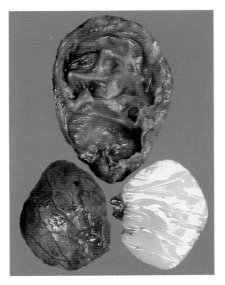

图 3-3　支气管肺隔离症（bronchopulmonary sequestration），叶外型。女，27 岁，间断性咳嗽及咳痰 20 年。囊性病变，直径 5.0 cm。下图囊内充满黏液。该亚型主要发生在左侧，表现为肺外结节，可伴其他畸形

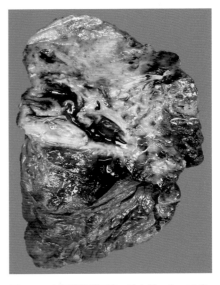

图 3-4　支气管肺隔离症，叶内型。女，36 岁，间断性咳嗽 25 年，大量咯血 2 天。囊实性病变，以实性为主，囊内可见出血表现。该亚型可呈单囊、多囊或实性；主要发生在肺下叶

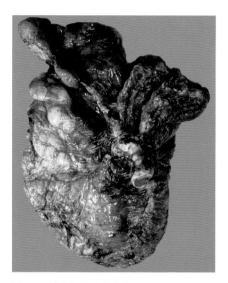

图 3-5 **肺支气管扩张症（bronchiectasis）**，非阻塞型。女，35 岁，反复咳嗽、咳脓痰 10 余年，加重伴咳血 6 个月。肺组织表面可见囊泡状扩张。该型以年轻人为主；左肺多于右肺；肺炎是发病基础；支气管囊性或圆柱状扩张

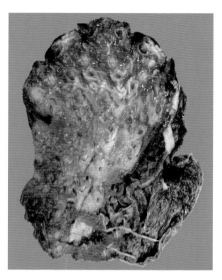

图 3-6 **肺支气管扩张症**，非阻塞型。女，55 岁，间断性咳嗽 15 年。肺组织切面上可见大小不等的支气管，管腔扩张，管壁增厚，圆柱状表现。阻塞型病变是由肿瘤、异物、炎症、黏液分泌及外部压迫等原因导致

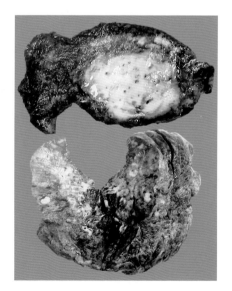

图 3-7 **肺结核（tuberculosis）**。女，59 岁，咳嗽 4 个月。肺组织切面上有多个结节，最大结节直径 5.0 cm，干酪样坏死表现。位于图下方的标本结节大小均匀。部分病例形成结核瘤，大体表现为孤立结节，切面灰黄色，伴钙化或空洞

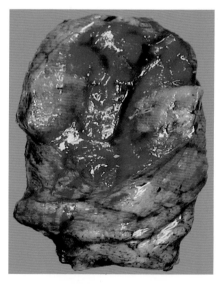

图 3-8 **肺隐球菌病（cryptococcosis）**。男，40 岁，间断性右胸部隐痛半年。病变直径 1.4 cm，切面灰黄色，边界不清。术后行抗真菌治疗。本例病变紧邻胸膜，胸部 CT 检查提示不除外肺癌

肺上皮性肿瘤

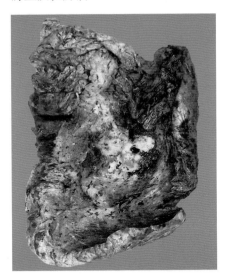

图 3-9　**肺浸润性腺癌（invasive adenocarcinoma）**，腺泡型。女，75 岁，发现肺部占位性病变 1 个月。周围型肿物，直径 3.5 cm，切面灰白色。本例肿瘤边界不清，肿瘤与周围正常肺存在过渡表现

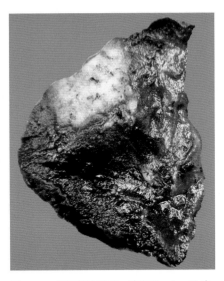

图 3-10　**肺浸润性腺癌**，腺泡型。女，50 岁。周围型肿物，直径 2.4 cm，切面灰白色，质地较脆，边界不清，肿物侵犯胸膜。是否发生胸膜侵犯决定肿瘤的分期，推荐使用弹力染色进行判断

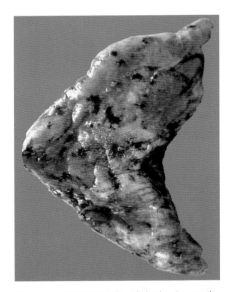

图 3-11　**肺浸润性腺癌**，腺泡型。女，56 岁，周围型肿物，直径 2.0 cm，切面灰白灰红色，质地略硬，边界不清。本例因胸膜受到牵拉而出现皱缩现象

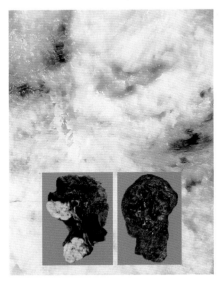

图 3-12　**肺浸润性腺癌**，腺泡型。男，57 岁，发现肺占位性病变半个月。周围型肿物，直径 3.5 cm，切面灰白色，局灶灰黑色，是炭末沉积表现。左下图切面灰黄色，右下图切面灰红色

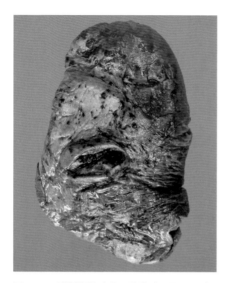

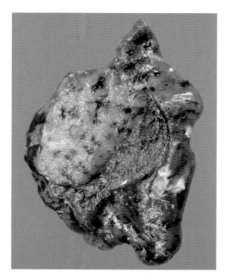

图 3-13　**肺浸润性腺癌**，贴壁型。男，71 岁，发现左肺上叶占位性病变 1 个月。不规则形肿物，直径 2.0 cm，切面灰白至灰褐色，质地中等，未侵犯胸膜组织。某些贴壁型肿瘤体积较小，检查标本时容易忽略

图 3-14　**肺浸润性腺癌**，贴壁型。男，69 岁，发现右肺上叶占位性病变 3 年。周围型肿物，直径 1.8m，切面灰白灰黑色，质地略韧，边界不清。在贴壁型肿瘤中，质地略韧是重要的线索

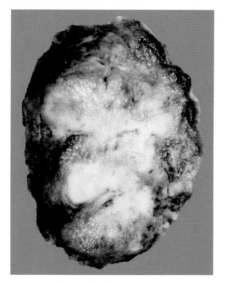

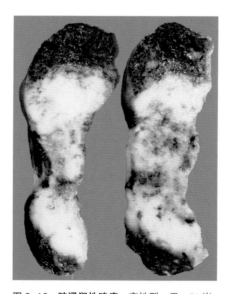

图 3-15　**肺浸润性腺癌**，实性型。男，58 岁，咳嗽 2 个月，发现肺占位性病变 20 天。周围型肿物，直径 3.5 cm，切面灰白灰黄色，伴炭末沉积，病变边界不清，侵犯胸膜

图 3-16　**肺浸润性腺癌**，实性型。男，71 岁，发现肺占位性病变 2 个月。周围型肿物，直径 6.0 cm，切面灰白色，伴炭末沉积，肉眼判断侵犯胸膜。该亚型通常体积较大，往往伴有侵犯表现

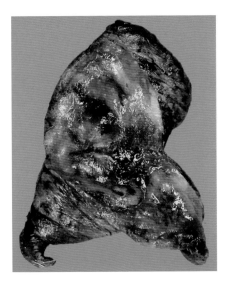

图 3-17　**肺浸润性腺癌**，黏液型。男，60 岁，肺癌术后 2 年复发。周围型肿物，直径 2.0 cm，切面灰红色，边界不清。尽管本例是新鲜标本，但切面上仍然具有半透明和闪光表现

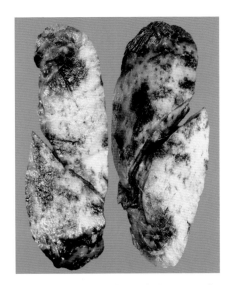

图 3-18　**肺浸润性腺癌**，黏液型。男，60 岁，左肺部占位病变 2 年，疼痛伴发热 3 个月。周围型巨大肿物，直径 16.0 cm，切面除了典型特征之外，大部分区域灰白色，肿瘤边界不清

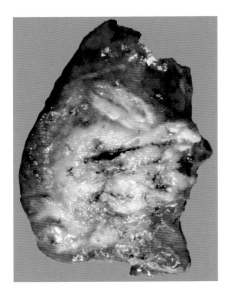

图 3-19　**肺浸润性腺癌**，乳头型。男，80 岁，周围型肿物，直径 2.5 cm，切面灰白色，质地略硬，边界不清。新鲜标本。该亚型病理诊断强调血管轴心，应该与贴壁生长方式的横切进行鉴别

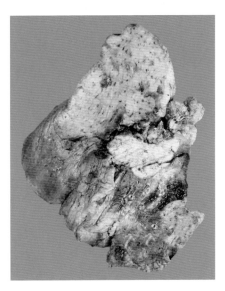

图 3-20　**肺浸润性腺癌**，微乳头型。女，56 岁，咳嗽 1 个月，发现左肺占位病变 1 个月。中心型肿物，直径 5.5 cm，切面灰白色。该亚型诊断的前提条件是缺乏血管轴心，该肿瘤预后不良

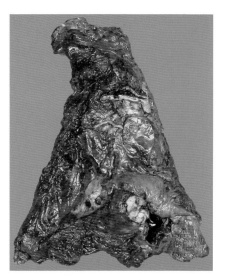

图 3-21　**肺浸润性腺癌**，胎儿型。女，65 岁，发热 27 天，发现肺占位性病变 5 天。肺膜下肿物，直径 2.5 cm，切面灰白至灰红色，边界清楚。该亚型通常单发，可伴有出血及囊性变

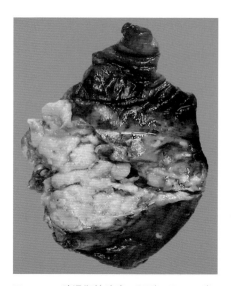

图 3-22　**肺浸润性腺癌**，肠型。男，63 岁，发现肺占位病变 2 个月。周围型肿物，直径 6.2 cm，切面灰黄色，组织糟碎，侵犯胸膜。该亚型最重要的鉴别诊断是胃肠道的转移癌

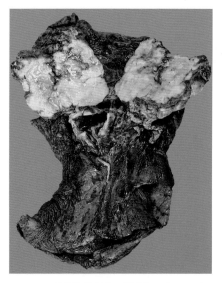

图 3-23　**肺浸润性腺癌**，混合型。男，61 岁，咳嗽 3 个月，发现肺部肿物半个月。肿物直径 8.0 cm，切面灰白色，有局灶出血表现，未侵及主支气管。本例肿物侵犯胸膜及心包

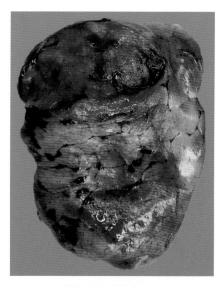

图 3-24　**肺微小浸润性腺癌（microinvasive adenocarcinoma）**。男，55 岁，发现左肺上叶结节 1 年。肺组织切面上可见灰红色质地略韧区域，病变直径 0.4 cm。新鲜标本。微小浸润病灶直径小于 0.5 cm

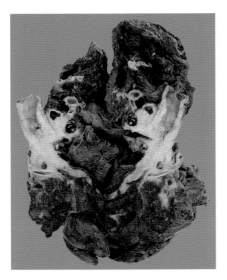

图 3-25　**肺鳞状细胞癌（squamous cell carcinoma）**，角化型。女，78 岁。中心型肿物，直径 3.0 cm，肿物主体位于支气管内，切面灰白色至灰黄色，质地较韧，边界不清。本例肿瘤发生于支气管内，穿透管壁侵犯周围组织

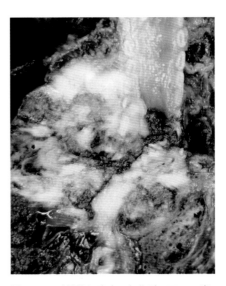

图 3-26　**肺鳞状细胞癌**，角化型。男，59 岁。中心型肿物，直径 5.0 cm，肿物占据肺门，支气管结构不清楚，切面灰白色。约半数患者有支气管阻塞症状，本例肿物完全阻塞支气管

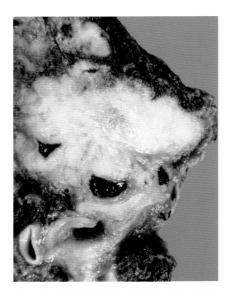

图 3-27　**肺鳞状细胞癌**，角化型。男，59 岁，发现右肺下叶结节 1 年。中心型肿物，直径 4.4 cm，切面灰白色，同时伴有支气管部分阻塞，肿瘤侵犯周围肺组织

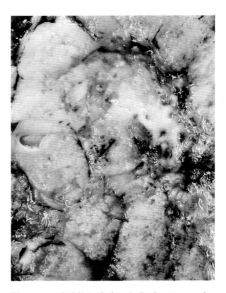

图 3-28　**肺鳞状细胞癌**，角化型。男，65 岁，发现痰中带血 4 周。中心型肿物，直径 6.8 cm，切面灰白、灰黄及灰褐色，组织糟碎，伴坏死表现。本例为肿瘤局灶放大表现

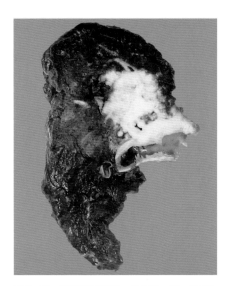

图 3-29　**肺鳞状细胞癌**，角化型。男，59 岁，发现左肺下叶结节 1 年。中心型肿物，直径 4.4 cm，切面灰白色，边界不清。本例肿物主要发生在段支气管，这是鳞状细胞癌的典型发病部位

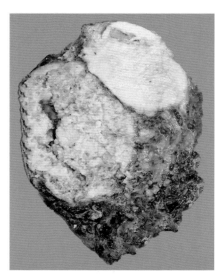

图 3-30　**肺鳞状细胞癌**，角化型。男，61 岁，胸痛 2 个月，发现右上肺占位性病变 2 周。周围型肿物，直径 12.0 cm，切面灰白色，组织糟碎。周围型肿物体积较中心型肿物大

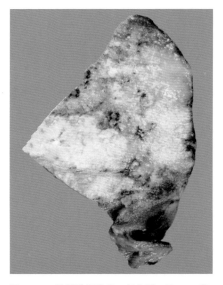

图 3-31　**肺鳞状细胞癌**，角化型。男，75 岁，间断性咳血 1 个月。周围型肿物，直径 17.0 cm，切面灰黄色，边界不清。本例出现明确的胸膜侵犯，类似腺癌的大体表现

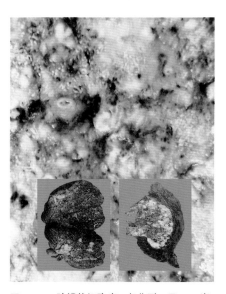

图 3-32　**肺鳞状细胞癌**，角化型。男，51 岁，咳嗽、咳痰 2 个月。中心型肿物，直径 4.0 cm，切面灰白色。左下图示肿瘤爬行式侵犯表现，右下图为肿瘤伴坏死表现

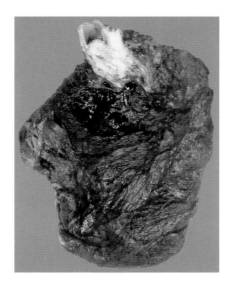

图 3-33　**肺鳞状细胞癌**，非角化型 。男，58 岁，体检发现右肺下叶占位性病变 2 个月。中心型肿物，直径 5.0 cm，病变主体位于支气管内，完全阻塞支气管，切面灰白色，侵犯周围肺组织

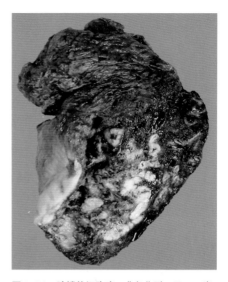

图 3-34　**肺鳞状细胞癌**，非角化型。男，72 岁，咳嗽及咳痰 1 个月。中心型肿物，直径 5.3 cm。本例为肺门肿物横断面，给人以多灶状外观，实际上是病变沿着支气管播散性生长

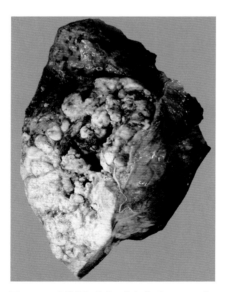

图 3-35　**肺鳞状细胞癌**，非角化型。男，52 岁，周围型肿物，直径 14.0 cm，多结节状，切面灰黄色，伴空洞形成。鳞细胞癌容易出现出血及空洞等表现，而钙化十分少见

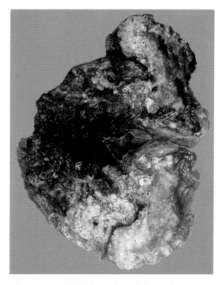

图 3-36　**肺鳞状细胞癌**，非角化型。男，70 岁，发现肺部肿块 1 个月。周围型肿物，直径 3.5 cm，形状不规则，切面灰黄色，质地中等，边界不清。未侵犯胸膜

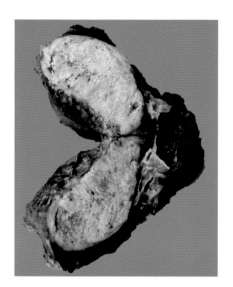

图 3-37　**肺多形性癌（pleomorphic carcinoma）**。男，48 岁，周围型肿物，直径 9.0 cm，椭圆形，切面灰黄色，伴坏死表现，部分组织糟碎，侵犯胸膜。该肿瘤通常体积较大；本例坏死特征很明显

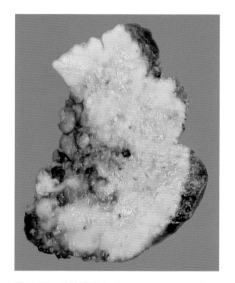

图 3-38　**肺腺鳞癌（adenosquamous carcinoma）**。女，50 岁，间断性咳嗽 2 个月。周围型肿物，直径 5.5 cm，切面灰白色，质地糟脆，肿瘤侵犯胸膜。腺鳞癌大体表现为中心型，也可以是周围型

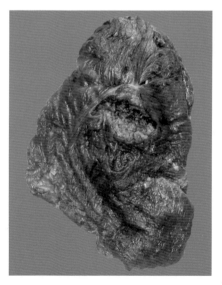

图 3-39　**肺腺鳞癌**。男，65 岁，发现肺部阴影 2 年。周围型肿物，直径 3.8 cm，切面灰红色，质地较软，伴出血表现，肿瘤边界不清，但未侵犯胸膜组织。本例为新鲜标本

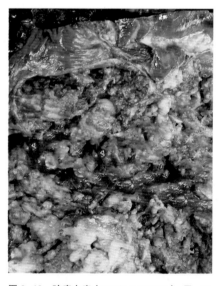

图 3-40　**肺癌肉瘤（carcinosarcoma）**。男，71 岁，间断性咳嗽 5 个月，发现肺占位性病变 1 个月。不整形肿物，直径 10.2 cm，切面灰白至灰红色，质地糟碎，伴有囊性变。本例继发性表现明显

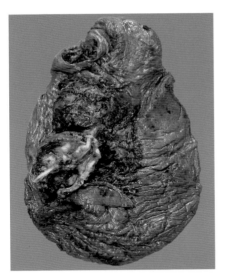

图 3-41 **肺类癌（carcinoid）**。男，36 岁，发现支气管占位性病变 1 年。中央型肿物，充满支气管，直径 2.5 cm，侵犯支气管周围肺组织，呈膨胀性生长，切面灰黄色。气管或主支气管等大气道是类癌的典型发病部位

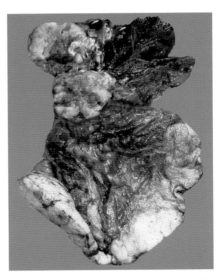

图 3-42 **肺类癌**。女，64 岁，发现右肺中叶占位性病变 13 天。周围型肿物，直径 1.8 cm，结节状，切面灰黄色，边界相对清楚。尽管肿瘤体积较小，但显微镜下仍可见胸膜侵犯的表现

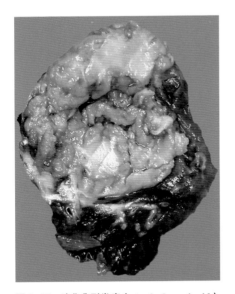

图 3-43 **肺非典型类癌（atypical carcinoid）**。女，34 岁，间断性咯血 1 个月。中心型肿物，直径 5.0 cm，切面灰黄色，质地较软。本例肿物起源于支气管，以膨胀性方式生长，最终穿透管壁侵犯周围组织

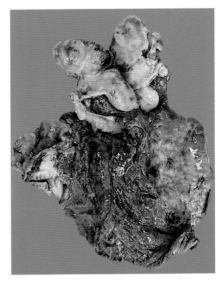

图 3-44 **肺非典型类癌**。男，47 岁，咳嗽 1 个月。中心型肿物，直径 6.0 cm，切面灰黄色，质地较软，边界清楚。术后化疗。该肿瘤比类癌体积更大；本例切面颜色较为典型

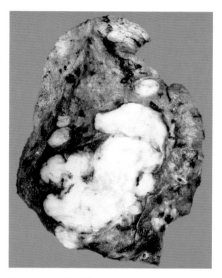

图 3-45　**肺小细胞癌（small cell carcinoma）**。男，67 岁，咳嗽、咳痰半个月。中心型肿物，多灶状分布，切面灰白色，质地较脆，肿瘤侵犯胸膜。本例肿瘤沿着支气管播散，周围可见卫星病灶

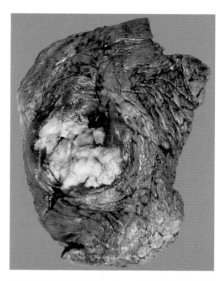

图 3-46　**肺小细胞癌**。女，73 岁，体检发现左肺占位性病变 20 天。中心型肿物，直径 4.7 cm，切面灰白色。本例肿物接近肺膜，并未发生胸膜侵犯，但仍然出现了淋巴结转移

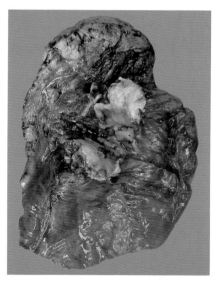

图 3-47　**肺小细胞癌**。男，56 岁，体检发现肺占位性病变 2 周。中央型肿物，直径 2.6 cm，支气管内息肉样生长，切面灰黄灰褐色。多数肿瘤发生在肺门附近，界限清楚，常伴有继发表现

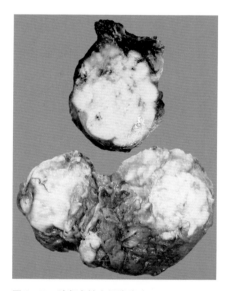

图 3-48　**肺复合性小细胞癌（combined small cell carcinoma）**。男，56 岁，体检发现肺部占位性病变 1 个月。结节状肿物，直径 5.5 cm，切面灰白色。该肿瘤大体表现与小细胞癌相似

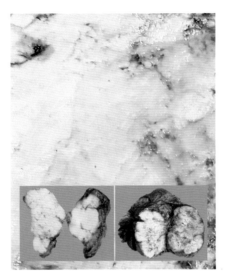

图 3-49　肺大细胞神经内分泌癌（large cell neuroendocrine carcinoma）。男，66 岁，发现右肺占位性病变 2 个月。周围型巨大肿物，直径 14.0 cm，切面灰黄色，左下图切面灰白色；右下图切面伴出血及坏死表现

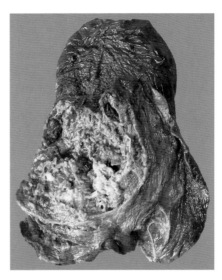

图 3-50　肺大细胞神经内分泌癌。男，70 岁，体检发现肺占位性病变 15 天。周围型肿物，直径 5.5 cm，切面灰红至灰褐色，质地糟碎，伴囊性变

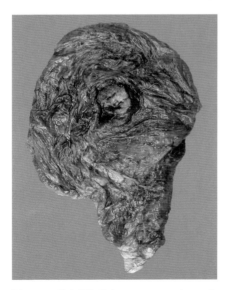

图 3-51　肺大细胞癌（large cell carcinoma）。男，65 岁，体检发现左肺占位性病变 1 年。周围型结节状肿物，直径 2.1 cm，切面灰红色，界限清楚，未侵犯胸膜组织。该肿瘤通常体积较大，常伴有继发性表现

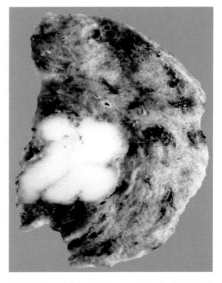

图 3-52　肺大细胞癌。男，77 岁，发现左肺上叶占位性病变 2 个月。结节状肿物，直径 3.1 cm，切面灰白色，质地中等，边界清楚。该肿瘤多见于老年男性

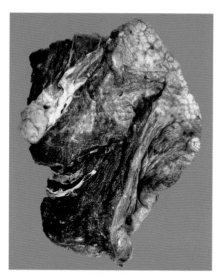

图 3-53　**肺多形性腺瘤（pleomorphic adenoma）**。男，54 岁，左前胸胸痛半个月。中心型肿物，直径 2.0 cm，支气管内息肉样生长，切面灰黄色，富于弹性，与周围组织分界清楚。少数病例有复发和远处转移

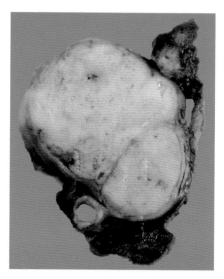

图 3-54　**肺黏液表皮样癌（mucoepidermoid carcinoma）**。女，50 岁，发现肺占位性病变 1 个月。中央型肿物，直径 3.4 cm，充满支气管，分叶状生长，切面灰黄色，可见多量小囊腔，边界清楚，未穿透支气管壁

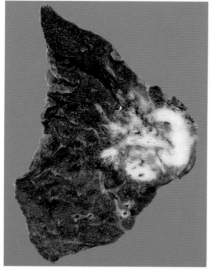

图 3-55　**肺黏液表皮样癌**。男，64 岁，右侧胸痛伴咳嗽 4 天。中心型肿物，直径 2.5 cm，切面灰白色，与周围组织边界不清。该肿瘤含有黏液成分，切面具有闪闪发光的特征

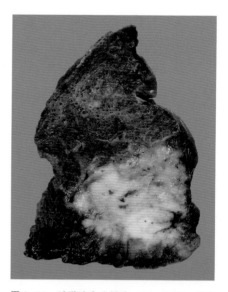

图 3-56　**肺黏液表皮样癌**。男，52 岁，发现左肺占位性病变 1 年。不规则形肿物，直径 3.3 cm，切面灰白色，质地中等，肿瘤侵犯周围肺组织。本例为混合型肿瘤，除黏液表皮样癌之外，也包含腺鳞癌和大细胞神经内分泌癌

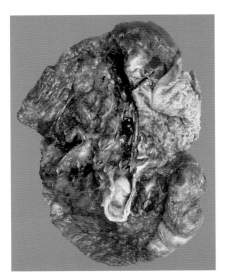

图 3-57 **肺导管腺癌（ductal adenocarcinoma）**。男，55 岁，体检发现支气管占位性病变 2 个月。中心型肿物，直径 2.1 cm，息肉样生长，灰黄色，未突破支气管壁。该肿瘤很少见，大体表现类似腮腺同名肿瘤

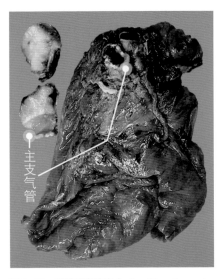

图 3-58 **肺腺样囊性癌（adenoid cystic carcinoma）**。女，29 岁，咳嗽 3 个月，发现左肺上叶占位性病变半个月。左侧支气管内肿物，直径 3.5 cm，切面灰白色，质地中等，侵犯支气管壁

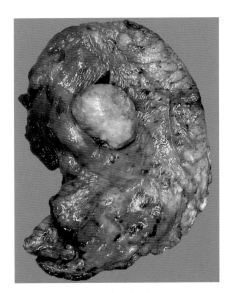

图 3-59 **硬化性肺细胞瘤（sclerosing pneumocytoma）**。女，48 岁，查体发现左肺上叶结节 1 周。周围型肿物，直径 1.1 cm，表面灰黄色，边界清楚。该肿瘤通常表现为胸膜下孤立性结节

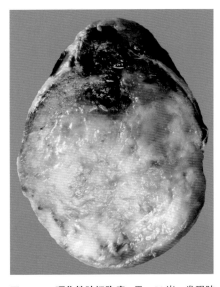

图 3-60 **硬化性肺细胞瘤**。男，54 岁，发现肺部肿物 1 年。周围型肿物，直径 2.5 cm，圆形，切面灰黄色，肿物边界清楚。肿瘤体积较小时，出血等继发性表现较轻，切面颜色均匀

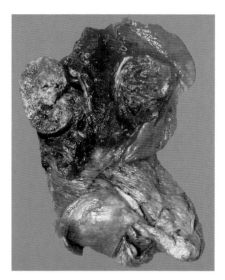

图 3-61　**硬化性肺细胞瘤**。女，52 岁，发现肺结节 3 年，增大 3 个月。周围型肿物，直径 3.2 cm，椭圆形，切面灰红色。本例切面颜色与周围肺组织接近，但肿瘤边界清楚

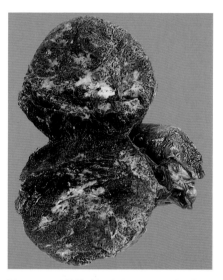

图 3-62　**硬化性肺细胞瘤**。女，41 岁，体检发现肺占位性病变 5 年。结节状肿物，直径 4.5 cm，切面黑褐色为主，代表广泛出血表现，局灶淡黄色，质地中等，边界清楚

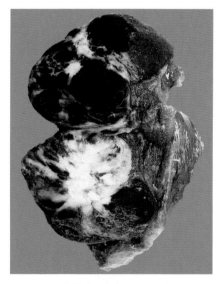

图 3-63　**硬化性肺细胞瘤**。女，53 岁，发现肺部占位性病变 10 年。周围型肿物，直径 8.0 cm，切面黑褐色，可见灰白色纤维瘢痕，边界清楚。本例广泛出血掩盖了切面颜色

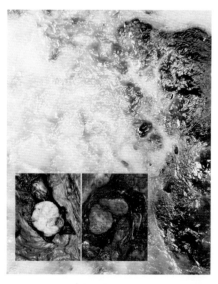

图 3-64　**硬化性肺细胞瘤**。男，65 岁，发现肺部肿物半年。周围型肿物，直径 3.5 cm，切面灰黄色为主，部分区域有出血表现。下左图为固定后标本，下右图为新鲜标本

肺间叶性肿瘤

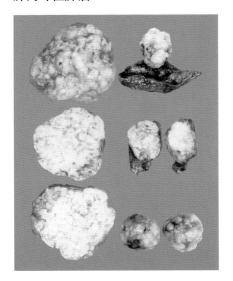

图 3-65　**肺错构瘤（hamartoma）**。女，55 岁，间断性痰中带血 6 个月。爆米花样肿物，直径 4.0 cm，表面凹凸不平，切面灰白色，质地较硬。图右侧肿物界限清楚，周围可见少许肺组织

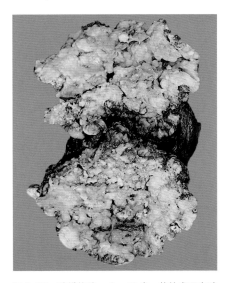

图 3-66　**肺错构瘤**。女，49 岁，体检发现右肺肿物 7 个月。结节状肿物，直径 7.0 cm，切面淡黄色，可见多个小结节成分。由于肿瘤组成成分不同，切面表现略有差异

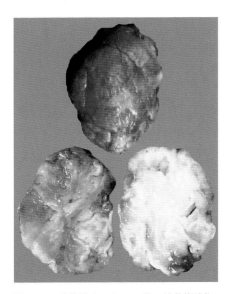

图 3-67　**肺错构瘤**。女，54 岁。结节状肿物，直径 3.5 cm，表面光滑，切面淡黄色，实性，质地中等，分叶表现不明显。本例肿瘤的主要成分是脂肪组织，软骨成分较少，大体表现类似脂肪瘤

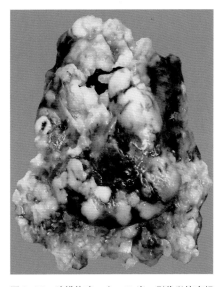

图 3-68　**肺错构瘤**。女，69 岁，影像学检查提示肺占位性病变，考虑为良性肿瘤。送检灰白破碎组织一堆，直径 5.0 cm，切面灰白色。在临床工作中，送检肿瘤往往呈破碎表现，因此参考影像学检查结果更为重要

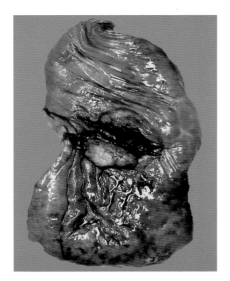

图 3-69　**肺透明细胞肿瘤（clear cell tumor）。**男，31 岁，肺膜下结节性肿物，直径 1.5 cm，椭圆形，切面黄色，质地较软，边界清楚，与周围肺组织对比鲜明。该肿瘤圆形或卵圆形，通常单发，体积较小

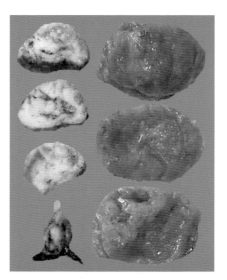

图 3-70　**肺透明细胞肿瘤。**男，48 岁，结节状肿物，直径 1.5 cm，切面灰白至灰红色，周围可见小块肺组织。图右侧标本是典型大体表现，椭圆形肿物，切面呈均匀一致的灰红色，缺乏继发性表现

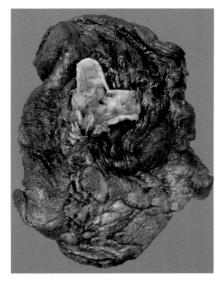

图 3-71　**肺炎性肌纤维母细胞瘤（inflammatory myofibroblastic tumor）。**男，47 岁，发现支气管占位性病变 2 个月。中心型肿物，直径 2.7 cm，息肉样，灰黄色，表面光滑。中心型肿物典型大体表现是支气管内息肉样生长

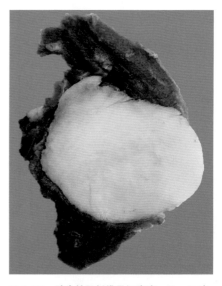

图 3-72　**肺炎性肌纤维母细胞瘤。**男，41 岁。胸部 CT 发现左肺下叶肿物。周围型肿物，直径 3.0 cm，切面灰黄色，质地中等，边界清楚。周围型肿物典型大体表现是孤立圆形肿块

肺淋巴造血系统病变

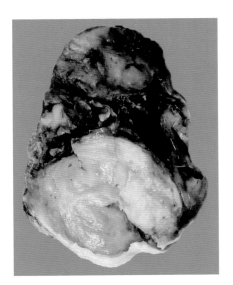

图 3-73　**肺神经鞘瘤（schwannoma）**。女，67 岁，送检囊实性肿物，直径 11.0 cm。实性区切面淡黄色，质地中等，半透明表现。囊性区组织糟碎，伴有出血表现。本例肿瘤界限清楚，包膜完整

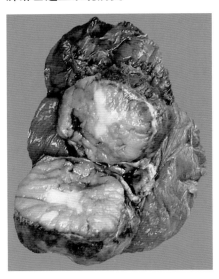

图 3-74　**肺 Castleman 病（Castleman disease）**。女，19 岁，体检发现右肺占位性病变 12 天。结节状肿物，直径 6.5 cm，切面灰黄色，质地中等。该病变在纵隔内常见，肺实质内罕见

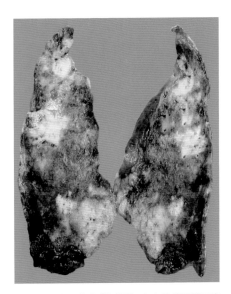

图 3-75　**肺结外黏膜相关淋巴组织边缘区淋巴瘤（extranodal marginal zone lymphoma of mucosa-associated lymphoid tissue）**。女，61 岁，双肺多发结节 2 个月。肺组织内多处灰白色病变，质地中等，边界不清。该肿瘤是最常见的肺原发性淋巴瘤

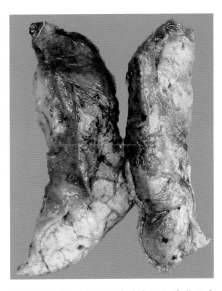

图 3-76　**肺富于 T 细胞的大 B 细胞淋巴瘤（T-cell-rich large B-cell lymphoma）**。男，67 岁，确诊弥漫大 B 细胞淋巴瘤 1 年，发现双肺结节 3 个月。结节状肿物，直径 2.5 cm，切面灰白色，质地细腻

肺继发性肿瘤

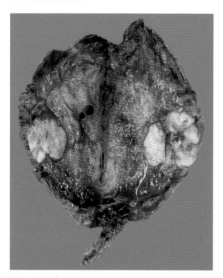

图 3-77　肺继发性肿瘤（secondary tumor），结肠癌。男，50 岁，结肠癌术后 3 个月。多发性肿物，切面灰白色，边界清楚。本例伴肩胛骨及肋骨多发性转移；1 年后脑转移

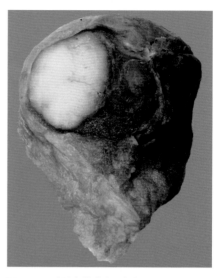

图 3-78　肺继发性肿瘤，肾癌。女，48 岁。患者同时发现肺转移。肿物紧邻肺被膜，直径 2.0 cm，切面灰白色，边界清楚。肾癌往往形成体积较大的肿块，典型切面呈黄色

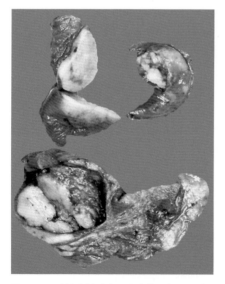

图 3-79　肺继发性肿瘤，腮腺癌。女，54 岁，左侧颌下腺多形性腺瘤恶变术后 6 年，发现多发性肺占位性病变，送检为肺肿物。图片显示肺组织内多个结节，切面灰黄色，边界清楚

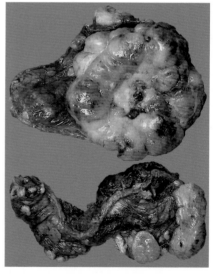

图 3-80　肺继发性肿瘤，胸腺瘤。女，51 岁，胸腺瘤术后 10 年，发现肺占位性病变 4 年。肺多发结节状肿物，最大直径 5.0 cm，切面灰红色，质地较软，边界清楚

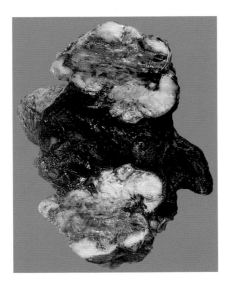

图 3-81　**肺继发性肿瘤**，脂肪肉瘤。男，74 岁，右臀部软组织肿物术后 2 年，发现肺多发性占位。最大者直径 7.0 cm，结节状，切面灰黄红色，实性质稍硬，边界清楚；本例同时存在心包及纵隔转移病灶

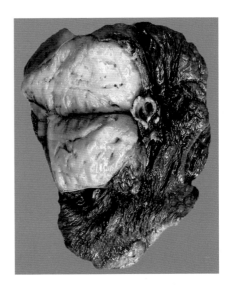

图 3-82　**肺继发性肿瘤**，平滑肌肉瘤。女，49 岁，外院"子宫肿瘤"术后 5 年，体检发现肺占位性病变 3 天。结节状肿物，直径 7.0 cm，切面灰黄色，质地中等，边界清楚。该患者术后再次肺转移

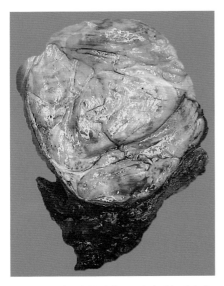

图 3-83　**肺继发性肿瘤**，子宫内膜间质肉瘤。女，50 岁，子宫间质肉瘤术后 2 年，体检发现肺及胸膜多发性占位。送检多个肿物，最大者直径 12.0 cm，结节状，切面灰红色，边界清楚

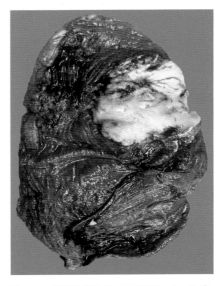

图 3-84　**肺继发性肿瘤**，滑膜肉瘤。女，41 岁，踝部肿物术后 4 年。肺膜下肿物，直径 4.0 cm，结节状，切面灰白色，质地较软，局灶出血，边界清楚；本例肿物侵犯胸膜

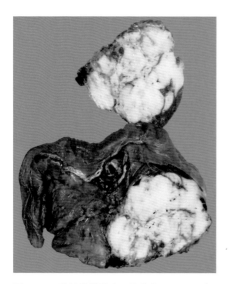

图 3-85　**肺继发性肿瘤**，骨肉瘤。男，25 岁，骨肉瘤术后 13 个月。结节状肿物，直径 7.5 cm，切面灰白至灰黄色，质地较硬，边界清楚。本例肿瘤紧邻肺膜且体积较大

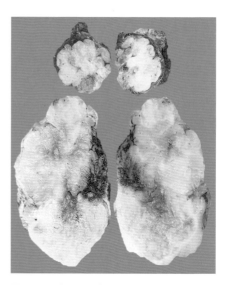

图 3-86　**肺继发性肿瘤**，软骨肉瘤。男，48 岁，软骨肉瘤术后 2 年，复查发现肺多发性占位性病变。最大肿物直径 9.0 cm，切面灰白色，半透明，边界清楚。本例应该与来源于软骨的其他肿瘤进行鉴别

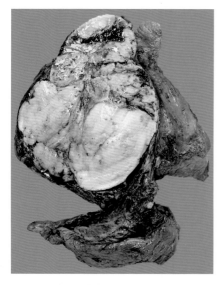

图 3-87　**肺继发性肿瘤**，尤因肉瘤。男，44 岁，盆腔肿物术后 10 年。巨大肿物，直径 15.0 cm，分叶状，切面灰白色，质地细腻，可见出血及坏死，肿瘤边界非常清楚

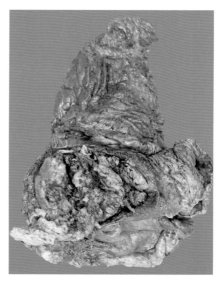

图 3-88　**肺继发性肿瘤**，黑色素瘤。女，50 岁，腋窝黑色素瘤术后 7 年。结节状肿物，直径 4.0 cm，切面呈灰黄色，组织糟碎，边界清楚。本例切面黑色素沉积并不明显，但黑色素沉积在复发性病例中是最常见表现

胸膜肿瘤

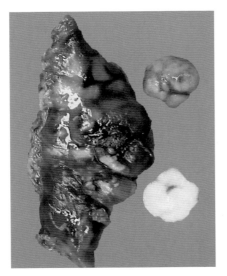

图 3-89　**胸膜恶性间皮瘤（malignant mesothe-lioma）**，肉瘤样型。男，65 岁，咳嗽气短 1 年，发现右肺占位性病变 2 个月。肺组织内可见多结节肿物，融合成大肿块，直径 4.5 cm；与右图孤立性肿瘤形成对比

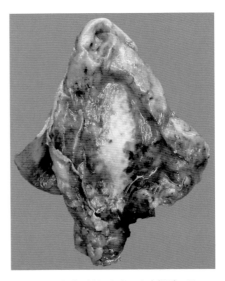

图 3-90　**胸膜恶性间皮瘤**，肉瘤样型。男，66 岁，发现胸腔积液 1 个月。送检厚薄不一的胸膜组织，肿物位于中心区，直径 2.0 cm，厚度 1.4 cm，切面灰白色，质地较硬，边界不清

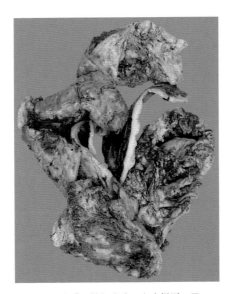

图 3-91　**胸膜恶性间皮瘤**，上皮样型。男，40 岁，咳嗽伴胸闷半个月。囊壁样肿物，直径 24.0 cm，厚度 0.5~1.5 cm，切面灰白色，质地较硬。本例的显著特点是胸膜弥漫性增厚

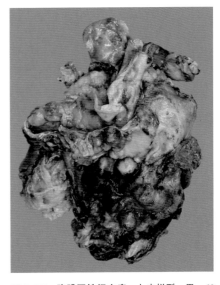

图 3-92　**胸膜恶性间皮瘤**，上皮样型。男，69 岁，胸膜间皮瘤术后 1 年复发再次术后治疗。多结节肿物，直径 14.0 cm，切面灰白色。目前总体治疗效果不佳，肿瘤容易复发

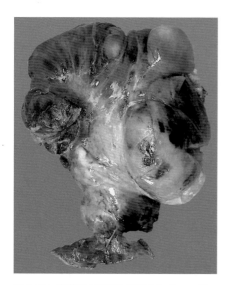

图 3-93　**胸膜孤立性纤维性肿瘤（solitary fibrous tumor）**。男，79 岁，体检发现前纵隔肿物 16 个月。分叶状肿物，直径 10.0 cm，从肺表面向外生长，根部带有细蒂，这是该肿瘤常见大体表现

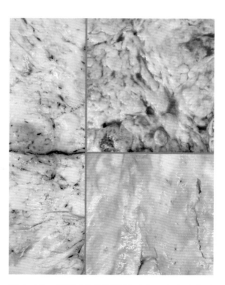

图 3-94　**胸膜孤立性纤维性肿瘤**。该肿瘤典型切面呈灰白色，类似子宫平滑肌瘤表现（左图）。右上图为新鲜标本。部分肿瘤切面颜色为灰白色和淡黄色混合（左下图）

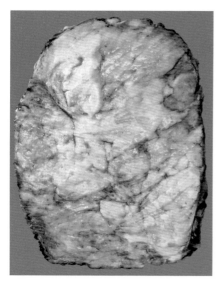

图 3-95　**胸膜孤立性纤维性肿瘤，恶性**。女，31 岁，间断性咳嗽憋气半年。巨大肿物，直径 21.0 cm，带部分包膜，切面淡黄色，伴灶片状坏死。该肿瘤体积通常较大，可侵犯周围组织

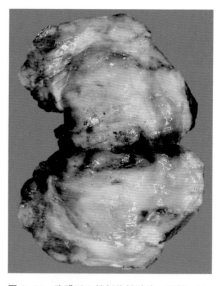

图 3-96　**胸膜孤立性纤维性肿瘤，恶性**。男，63 岁，气短 2 年，发现纵隔占位性病变 1 个月。不整形肿物，直径 11.0 cm，切面呈淡黄色，胶冻样。肿瘤出现黏液变性、出血及坏死往往提示恶性

第4章　纵隔、心脏及大血管病变

周小表　刘　静　孟亚飞　王功伟

本章目录

概　述

在解剖学上，以胸骨角平面为界，将纵隔分为上、下纵隔；下纵隔又以心包的前面和后面为界分为前纵隔、中纵隔和后纵隔三部分。上纵隔好发胸腺瘤与囊肿、甲状腺和甲状旁腺病变及恶性淋巴瘤。除了上述病变之外，前纵隔也容易发生生殖细胞肿瘤、副神经节瘤、血管瘤和脂肪瘤。中纵隔病变主要有心包囊肿、支气管源性囊肿和恶性淋巴瘤。后纵隔常见病变主要有神经源性肿瘤和肠源性囊肿。

胸腺瘤的大体特征主要包括包膜、分隔、颜色和坏死4个方面。A型和B1型肿瘤通常包膜完整；部分B2型肿瘤缺乏包膜；多数B3型肿瘤没有包膜，并可侵犯周围组织。纤维性分隔是胸腺瘤最重要的大体特征。分隔较厚时，结节明显；分隔较薄时，结节模糊；分隔消失时，可能也存在分叶状表现。典型胸腺瘤切面呈灰红色，与灰白色的纤维性分隔形成对比；B3型胸腺瘤切面通常呈灰白色。A型肿瘤坏死罕见，B1型肿瘤坏死少见，B3型肿瘤坏死多见。胸腺瘤大体特征可以简单概括为：包膜从有到无，分隔从厚到薄，颜色从红到白，坏死从少到多。**鳞状细胞癌**通常缺乏包膜，切面呈灰白色，质地较硬。**非典型类癌**通常边界清楚，部分肿瘤带有包膜；切面的两种代表性颜色为灰黄色和灰红色。**精原细胞瘤**大多有完整包膜，切面为均质鱼肉样，灰褐色或灰白色。**成熟畸胎瘤**以囊性肿瘤为主，单房或多房，内容物非常丰富。**不成熟畸胎瘤**出血及坏死比较常见。**纵隔脂肪瘤和脂肪肉瘤**是最常见的良性和恶性间叶源性肿瘤，其他如**神经鞘瘤**、**神经纤维瘤**、**恶性外周神经鞘瘤**等均可发生，其大体表现类似软组织同名肿瘤。**原发性纵隔大B细胞淋巴瘤**肿块常体积较大，伴坏死，侵犯周围组织。

心房黏液瘤呈球形、椭圆形、息肉样及乳头状等表现。切面呈灰白色或淡黄色，半透明状，类似果冻；通常伴出血，导致"半红脸儿"外观。

大血管以平滑肌肿瘤最常见。静脉内**平滑肌瘤病**主要见于子宫肌壁间的静脉内，可延伸至盆腔静脉及下腔静脉，少数可达心脏。肿物蛇状生长，切面表现类似于平滑肌瘤。**平滑肌肉瘤**切面呈灰白色，鱼肉样。

纵隔非肿瘤性病变

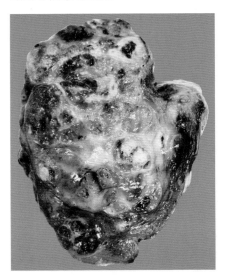

图 4-1 纵隔结节性甲状腺肿（nodular goiter）。 女，48 岁，发现胸骨后占位病变 3 周。肿物分叶状，直径 8.0 cm，切面呈灰白至灰褐色，多结节状，伴出血及囊性变

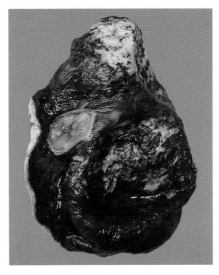

图 4-2 纵隔胃囊肿（gastric cyst）。 男，29 岁，发现纵隔肿物 29 年。囊性肿物，直径 12.0 cm，囊壁薄厚不均，厚度 0.3~0.8 cm，外表面光滑，内表面粗糙，以黑褐色为主，局灶灰白和淡黄色。本例囊内伴有广泛出血表现

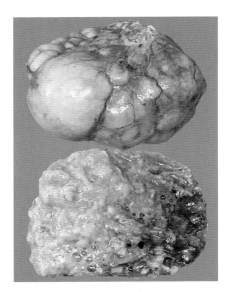

图 4-3 纵隔支气管源性囊肿（bronchiogenic cyst）。 女，40 岁，发现左肺占位性病变 8 年。囊性肿物，直径 6.0 cm，囊壁厚 0.1 cm，内含大量淡黄色黏液。该病变通常呈单房表现，其内含有大量胶样黏液，也可为清亮液体

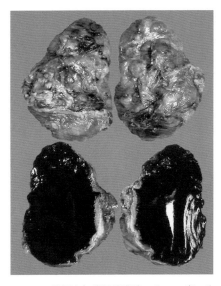

图 4-4 纵隔支气管源性囊肿。 女，34 岁，胸痛 1 个月。囊性肿物，直径 5.5 cm，内容物胶冻样，黑褐色，囊壁厚 0.1~0.3 cm。本例囊内容物颜色较深，可能是出血的继发表现，这种现象并不少见

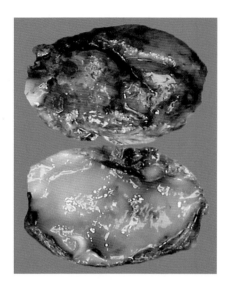

图 4-5　纵隔食管囊肿（esophageal cyst）。男，47 岁，体检发现纵隔占位性病变 10 天。囊性肿物，直径 4.0 cm，囊内充满黏液。该病变属于肠源性囊肿；男性患者稍多；大多数病变位于食管下半部

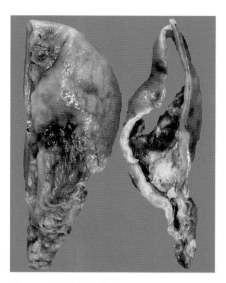

图 4-6　纵隔心包囊肿（pericardial cyst）。女，64 岁，体检发现纵隔占位性病变半个月。单房性肿物，直径 9.0 cm，表面光滑。囊肿通常位于右心膈角处，附着于心包，并可黏附于膈肌，可与心包相通；多发性囊肿少见

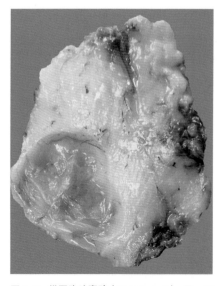

图 4-7　纵隔胸腺囊肿（thymic cyst）。男，62 岁，体检发现纵隔占位性病变 2 个月。单房性肿物，直径 7.0 cm，表面光滑，囊壁菲薄，内容物为清亮液体。单房性病变与发育有关，体积通常很小，发病部位颈部比纵隔多见

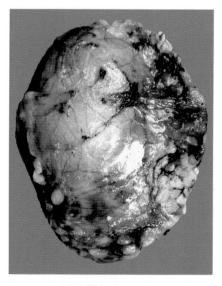

图 4-8　纵隔胸腺囊肿。男，35 岁，发现纵隔占位性病变 5 个月。单房性囊性肿物，直径 5.0 cm，表面光滑，周围可见脂肪组织。胸腺囊肿通常为单房性肿物，少数为多房性，可能是胸腺导管扩张的结果

纵隔胸腺瘤

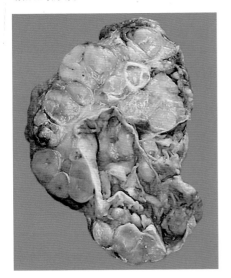

图 4-9 纵隔 A 型胸腺瘤（type A thymoma）。男，70 岁，检查发现纵隔占位性病变 1 个月。分叶状肿物，直径 12.0 cm，多结节状，结节周围纤维组织包裹，切面灰红色，伴囊性变，包膜完整。本例胸腺瘤大体表现较为典型

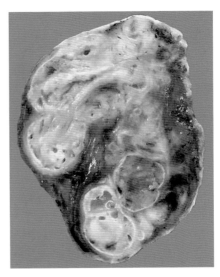

图 4-10 纵隔 A 型胸腺瘤。男性，48 岁，间断性胸闷不适伴乏力 1 月余。肿物结节状，直径 6.0 cm，切面呈多结节状，灰白至灰红色；部分结节融合表现，个别结节纤维性分隔明显；该肿瘤包膜完整

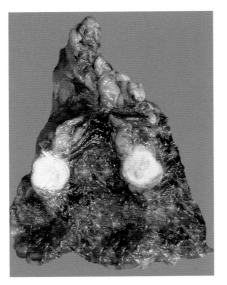

图 4-11 纵隔 A 型胸腺瘤。男，66 岁，体检发现纵隔占位性病变 1 个月。结节状肿物，直径 1.5 cm，切面灰白色，质地中等，边界清楚。由于本例肿瘤体积较小，并未出现胸腺瘤典型表现

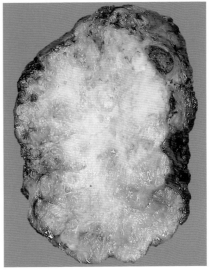

图 4-12 纵隔 A 型胸腺瘤。男，70 岁，胸闷气短 1 个月。肿物结节状，直径 9.0 cm，切面灰红色，呈模糊的结节表现，包膜完整。本例肿瘤纤维性分隔不明显，表面可见分叶状结构

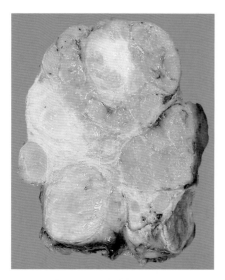

图 4-13 纵隔 AB 型胸腺瘤（type AB thymoma）。女，46 岁，肿物结节状，直径 9.0 cm，包膜完整，切面灰红色，质地细腻，结节大小不等，可见纤维性分隔。本例除了纤维性分隔之外，也出现了纤维性瘢痕

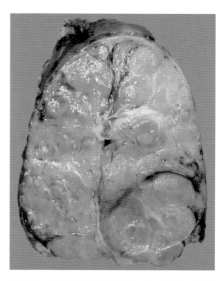

图 4-14 纵隔 AB 型胸腺瘤。女，52 岁，结节状肿物，直径 13.0 cm，切面灰红色，质地较均匀，可见完整或不完整的灰白色纤维性分隔，结节表现明显或结构模糊，局灶可见纤维性瘢痕

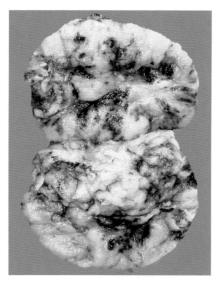

图 4-15 纵隔 AB 型胸腺瘤。女，59 岁，纵隔占位性病变 9 年。多发性肿物，最大直径 9.0 cm，切面灰白灰红色，质地细腻，伴有出血表现。即使在 A 型和 AB 型肿瘤中，出血也是常见表现

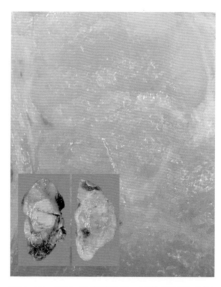

图 4-16 纵隔 AB 型胸腺瘤。该肿瘤典型切面是灰红至灰褐色，很少出现淡黄色（左下图），几乎见不到纯白色（右下图）；该肿瘤纤维性分隔较明显

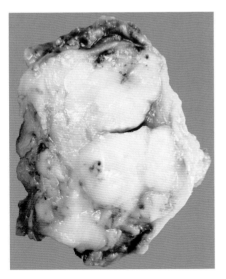

图 4-17 **纵隔 B1 型胸腺瘤（type B1 thymoma）**。男，56 岁，发现胸腺肿物 1 个月。分叶状肿物，直径 4.5 cm，切面灰白色，质地均匀。本例缺乏明显的纤维性包膜，肿物具有向脂肪生长的趋势，但边界相对清楚

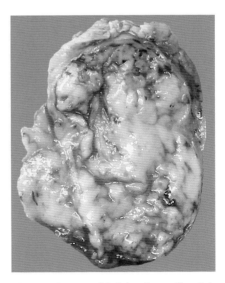

图 4-18 **纵隔 B1 型胸腺瘤**。女，53 岁，全身乏力伴双睑上抬困难 5 年。结节状肿物，直径 8.5 cm，切面灰黄色，质地细腻，伴出血表现。本例切面虽有结节形成趋势，但缺乏明显的纤维分隔

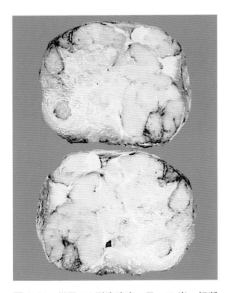

图 4-19 **纵隔 B1 型胸腺瘤**。男，53 岁，间断性胸闷 3 个月，发现前纵隔占位性病变 3 周。结节状肿物，直径 8.0 cm，切面呈多结节状，略呈灰红色，可见明显的纤维性分隔，包膜完整

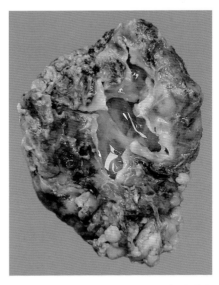

图 4-20 **纵隔 B1 型胸腺瘤**。女，33 岁，间断性胸闷 5 年，发现纵隔肿物 4 个月。多房囊性肿物，直径 7.0 cm，囊内壁光滑，内含有清亮液体，肿瘤界限清楚。该肿瘤伴有广泛囊性变者相对少见

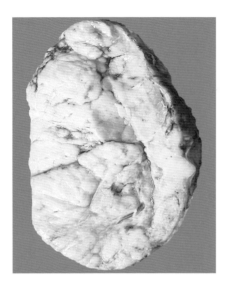

图 4-21　纵隔 B2 型胸腺瘤（type B2 thymoma）。男，81 岁，纵隔占位性病变 2 年。巨大肿物，直径 11.0 cm，切面多结节状，部分区域可见纤维分隔，质地均匀，颜色灰黄，缺乏继发性表现，包膜完整

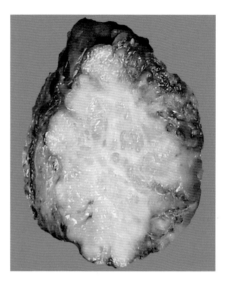

图 4-22　纵隔 B2 型胸腺瘤。女，41 岁，发现纵隔占位性病变 2 个月。不整形肿物，直径 4.8 cm，切面灰白色，质地较韧；本例肿瘤缺乏包膜，分叶状区域边界清楚，其他区域侵犯周围脂肪组织

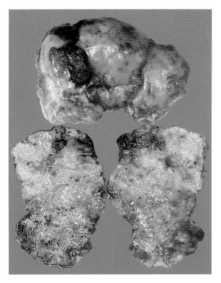

图 4-23　纵隔 B2 型胸腺瘤。男，51 岁，胸腺瘤术后 7 年复发。分叶状肿物，直径 10.0 cm，切面灰黄色，伴出血。新鲜标本。尽管本例存在完整的包膜，但复发性肿瘤通常缺乏纤维性分隔

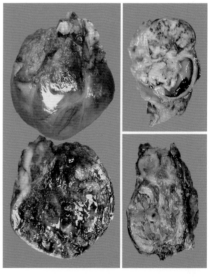

图 4-24　纵隔 B2 型胸腺瘤。男，56 岁，结节状肿物，直径 6.0 cm，切面红褐色；因伴广泛出血，掩盖了胸腺瘤的真实颜色。右上图和右下图均伴囊性变表现

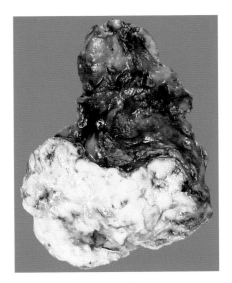

图 4-25　纵隔 B3 型胸腺瘤（type B3 thymoma）。男，37 岁，体检发现胸腺占位性病变 1 个月。结节状肿物，直径 7.0 cm，切面灰白色，质地较软，伴囊性变。该肿瘤包膜不明显，边界较清楚，局部呈分叶状

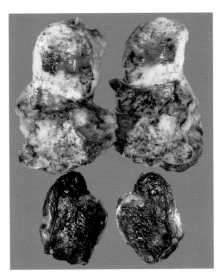

图 4-26　纵隔 B3 型胸腺瘤。女，55 岁，肌无力 1 年半。不整形肿物，直径 12.0 cm，切面灰白灰红色，质地较软，组织糟碎；本例侵犯纤维包膜。图下方标本肿瘤组织中有广泛出血表现

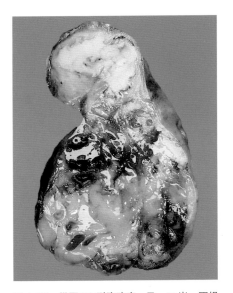

图 4-27　纵隔 B3 型胸腺瘤。男，54 岁，不规则形肿物，直径 9.0 cm，切面灰白色，伴出血表现，部分区域可见坏死。该肿瘤失去了典型胸腺瘤特征，而继发性表现更加突出

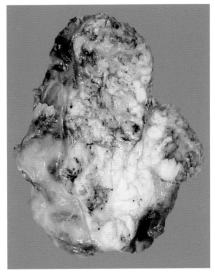

图 4-28　纵隔 B3 型胸腺瘤。女，26 岁，发现纵隔占位性病变 3 个月。结节状肿物，直径 11.5 cm，切面灰白色，可见纤维性分隔，质地中等，伴有灶片状出血表现，包膜完整，未侵犯周围组织

纵隔胸腺癌

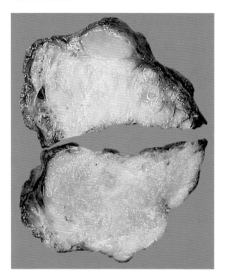

图 4-29　纵隔鳞状细胞癌（squamous cell car-cinoma）。不整形肿物，略呈分叶状，切面灰白色，质地较硬。该病变是胸腺癌中最常见的亚型，以中年人为主，女性患者略多于男性，是前纵隔特有的肿瘤

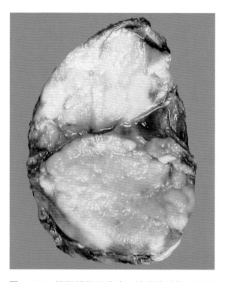

图 4-30　纵隔鳞状细胞癌。结节状肿物，切面实性，灰白色，质地中等，是典型鳞状细胞癌表现；本例边界清楚且包膜完整，与多数鳞状细胞癌呈侵犯表现明显不同

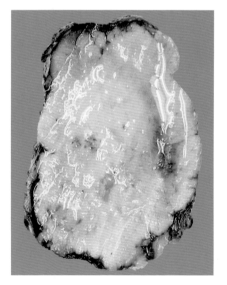

图 4-31　纵隔鳞状细胞癌。男，70 岁，结节状肿物，直径 12.0 cm；切面灰白色，质地均匀，触之较硬；缺乏坏死表现，局灶出血，本例虽然没有包膜，但肿瘤边界相对清楚

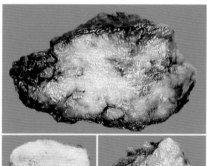
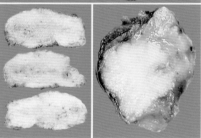

图 4-32　纵隔鳞状细胞癌。女，62 岁，咳嗽半年，发现纵隔肿物半个月。肿物不规则形，直径 12.0 cm，浸润性生长（右下图）。上图伴出血表现；左下图切面均质性

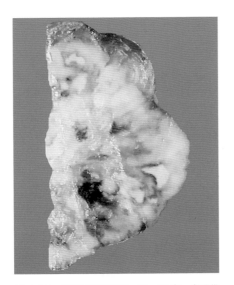

图 4-33 纵隔鳞状细胞癌。 男，63 岁，发现纵隔占位性病变 6 年，明显增大半个月。结节状肿物，直径 8.0 cm，切面灰白色，该肿瘤似乎还存在分叶状生长表现，但纤维性分隔不明确

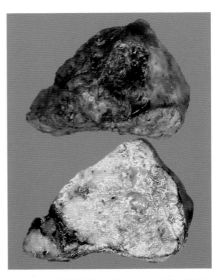

图 4-34 纵隔鳞状细胞癌。 男，64 岁，前胸后背疼痛 1 年，发现纵隔占位性病变 1 周。结节状肿物，直径 11.0 cm，切面灰黄色，质地中等，包膜完整，边界清楚。本例局灶淡黄色区域是坏死表现

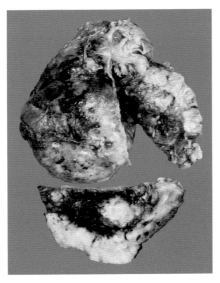

图 4-35 纵隔鳞状细胞癌。 男，54 岁，右侧肋下隐痛半年。结节状肿物，直径 11.0 cm，切面灰黄色，质地中等，伴出血表现，中心囊性变，边界清楚，带部分包膜

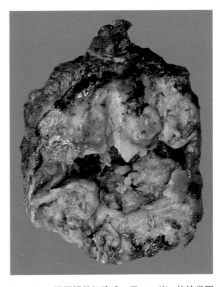

图 4-36 纵隔鳞状细胞癌。 男，49 岁，体检发现前纵隔占位性病变 4 个月。不规则形肿物，直径 8.5 cm，切面灰黄色，伴有出血、坏死及囊性变。本例肿瘤已经侵犯心包及胸膜组织

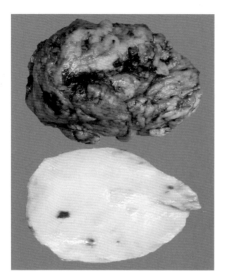

图4-37　纵隔非典型类癌（atypical carcinoid）。女，67岁，直径9.0 cm，椭圆形肿物，带部分包膜，切面灰黄色，质地细腻，伴出血。肿瘤无包膜或包膜完整，多数边界清楚，典型切面呈灰黄色

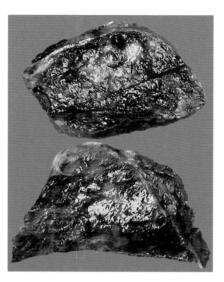

图4-38　纵隔非典型类癌。男，61岁，体检发现纵隔巨大占位性病变3年。结节状肿物，直径5.0 cm，切面红褐色。该肿瘤有出血倾向，其主要原因可能是具有丰富的血管

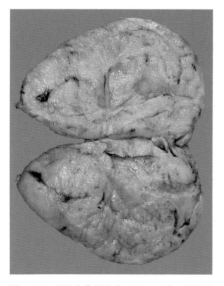

图4-39　纵隔非典型类癌。男，54岁，体检发现纵隔占位性病变40天。巨大结节状肿物，直径14.0 cm，切面灰黄色，质地较软，局灶出血表现。在胸腺中，非典型类癌是最常见的神经内分泌肿瘤

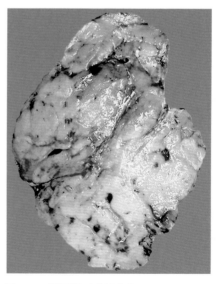

图4-40　纵隔神经内分泌癌（neuroendocrine carcinoma）。男，58岁，巨大肿物，直径15.0 cm，切面灰黄色，质地均匀，触之较软，可见小囊腔及出血表现；本例肿瘤边界清楚，但缺乏包膜

纵隔生殖细胞肿瘤

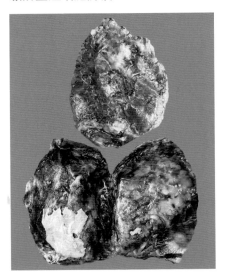

图 4-41　纵隔成熟畸胎瘤（mature teratoma）。男，49 岁，体检发现前纵隔肿物 15 年。囊性肿物，直径 11.0 cm；囊壁表面光滑，囊内壁红褐色，金黄色区域为脂质，头节及毛发不明显

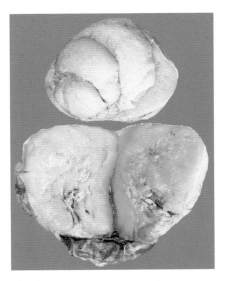

图 4-42　纵隔成熟畸胎瘤。女，29 岁，囊实性肿物，直径 11.0 cm；囊内可见巨大头节，表面覆盖多量脂质，可见少量毛发，切面有沙砾感，淡黄色代表成熟的脂肪组织

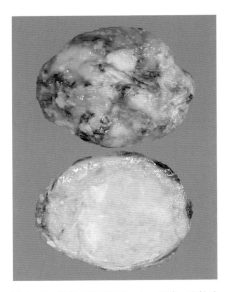

图 4-43　纵隔成熟畸胎瘤。女，56 岁，囊性肿物，直径 6.0 cm，切面淡黄色，质地糟碎。本例畸胎瘤成分较为简单，囊内物主要成分为角化碎片和脂质成分，缺乏脂肪、毛发和牙齿等

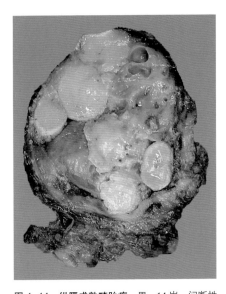

图 4-44　纵隔成熟畸胎瘤。男，14 岁，间断性胸痛 7 个月，发现纵隔占位性病变 5 个月。囊实性肿物，直径 8.0 cm，切面灰白至淡黄色，可见油脂。在纵隔的生殖细胞肿瘤中，畸胎瘤相对少见

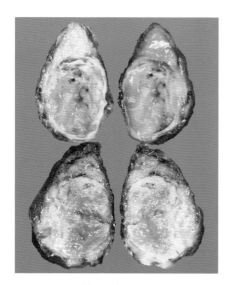

图 4-45 纵隔精原细胞瘤（seminoma）。男，16 岁，左侧肩部疼痛 1 周，体检发现前纵隔占位性病变 5 天。肿物结节状，直径 8.0 cm，切面灰黄色，半透明状。该肿瘤以男性为主，可能是最常见的纵隔生殖细胞肿瘤

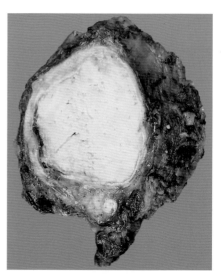

图 4-46 纵隔卵黄囊瘤（yolk sac tumor）。男，20 岁，多结节性肿物，直径 9.5 cm，切面灰黄色，肿瘤组织呈坏死表现，是化疗导致的继发性表现。几乎所有患者都是男性；新辅助治疗后的典型表现是出血和坏死

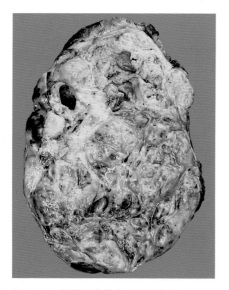

图 4-47 纵隔混合性生殖细胞肿瘤（mixed germ cell tumor）。男，21 岁，巨大结节状肿物，直径 14.0 cm，切面囊实性；实性区灰红色、灰白色或灰黄色，质地略硬；囊腔内含黄绿色或棕色液体；包膜完整

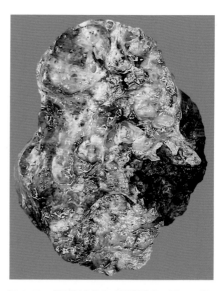

图 4-48 纵隔混合性生殖细胞肿瘤。男，18 岁，巨大肿物，直径 21.0 cm，切面多结节状，灰红色，质地较软，伴囊性变，包膜不完整。如果存在囊性结构，往往提示畸胎瘤成分

纵隔间叶性肿瘤

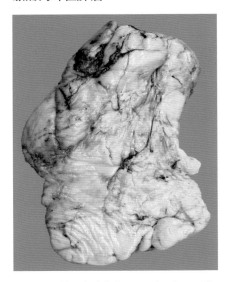

图 4-49　纵隔脂肪瘤（lipoma）。女，18 岁，间断性憋气半年。巨大肿物，直径 33.0 cm，表面呈分叶状，切面金黄色，质地较软，包膜完整。在纵隔部位，因为肿瘤存在生长空间，往往体积较大

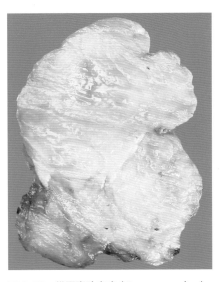

图 4-50　纵隔脂肪肉瘤（liposarcoma）。女，56 岁，分叶状肿物，直径 17.0 cm，切面灰白至淡黄色，伴出血，质地较软。该肿瘤主要见于成年人；本例为高分化脂肪肉瘤，大体表现与脂肪瘤类似

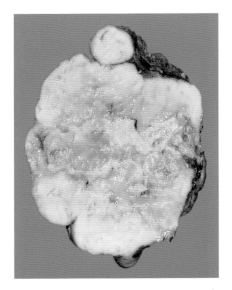

图 4-51　纵隔平滑肌肉瘤（leiomyosarcoma）。男，54 岁，胸闷半年，伴发热 20 天。分叶状肿物，直径 10.3 cm，切面灰白色，中心区域伴有坏死，肿瘤边界清楚。该患者术后进行化疗

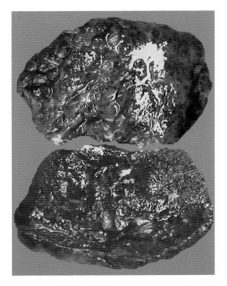

图 4-52　纵隔血管瘤（haemangioma）。男，64 岁，不规则形肿物，直径 5.5 cm，表面光滑，切面灰红色，边界清楚。多数肿瘤发生在中年患者，没有性别差异；本例为典型海绵状血管瘤表现

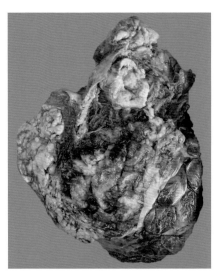

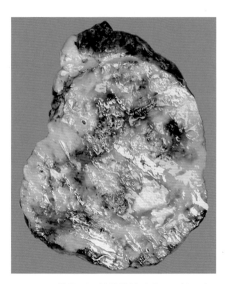

图 4-53　纵隔孤立性纤维性肿瘤（solitary fibrous tumor）。女，55 岁，咳嗽及咳痰 2 周，检查发现右侧胸腔占位性病变 2 周。巨大结节状肿物，直径 23.0 cm，切面灰白色至灰红色，质地较韧，伴有出血及囊性变，肿瘤界限清楚

图 4-54　纵隔孤立性纤维性肿瘤，恶性。女，55 岁，咳嗽伴咳痰，发现右侧胸腔占位性病变 2 周。肿物直径 12.0 cm，切面灰红色，伴出血及坏死。该肿瘤通常体积较大，边界清楚，常伴有继发性改变

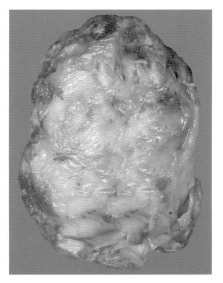

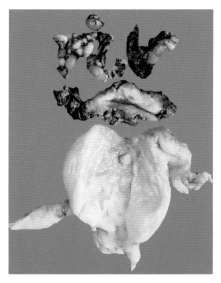

图 4-55　纵隔节细胞神经瘤（ganglioneuroma）。男，43 岁，发现后纵隔占位性病变 10 天。结节状肿物，直径 8.0 cm，切面灰白色，半透明，质地较软，带部分包膜。该肿瘤通常体积较大，切面典型颜色是灰白色，继发性表现较少见

图 4-56　纵隔节细胞神经瘤。男，18 岁，体检发现纵隔肿物 2 周。多发性不规则形肿物，直径 0.5~8.0 cm，切面灰白色，包膜完整。多数是单发性肿瘤；如本例的多发性肿瘤少见

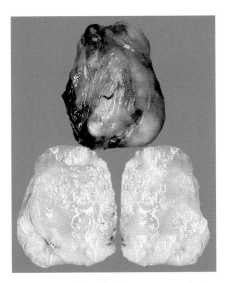

图 4-57 纵隔神经鞘瘤（schwannoma）。女，41 岁，发现后纵隔占位性病变 20 天。结节状肿物，直径 3.4 cm，切面淡黄色，质地较软，包膜完整。多数肿瘤没有临床症状，通常在体检中胸部 X 线检查时偶然发现

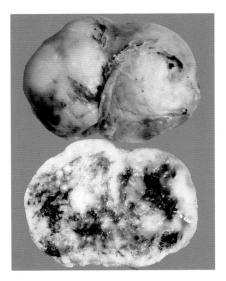

图 4-58 纵隔神经鞘瘤。男，54 岁。后纵隔分叶状肿物，直径 4.6 cm。肿瘤中心囊性变，呈黄褐色，逐渐过渡到淡黄色，周围呈灰白色；肿瘤质地较软，边界清楚，表面覆盖完整的包膜

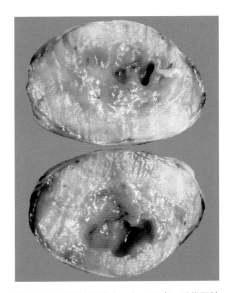

图 4-59 纵隔神经鞘瘤。女，58 岁。后纵隔结节状肿物，直径 3.3 cm，切面淡黄色，半透明，伴囊性变。有些肿瘤伴有囊性变或其他退行性表现，称为古老性神经鞘瘤，提示肿瘤存在很长时间

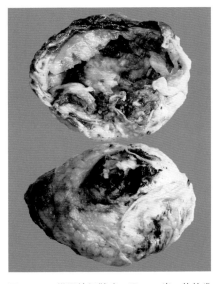

图 4-60 纵隔神经鞘瘤。男，52 岁，体检发现后纵隔占位性病变 2 周。囊实性肿物，直径 7.0 cm，切面灰白色，囊内可见出血，带部分包膜，边界清楚

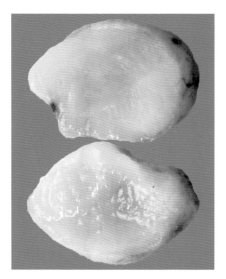

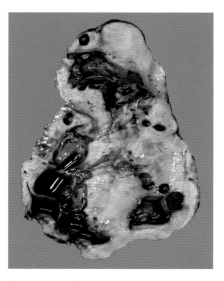

图 4-61　纵隔神经纤维瘤（neurofibroma）。男，46 岁，间断性咳嗽 27 天，发现肺占位性病变 2 周。结节性肿物，直径 2.1 cm，切面淡黄色，半透明，质地中等。该肿瘤在其他部位通常缺乏包膜，发生在纵隔者往往具有纤维性包膜

图 4-62　纵隔神经纤维瘤。男，59 岁，结节状肿物，直径 15.0 cm，切面淡黄至金黄色，质地中等，伴有囊性变，囊内壁呈褐色，囊内含有清亮液体。该肿瘤大体表现与神经鞘瘤相似，有时两者大体上无法鉴别

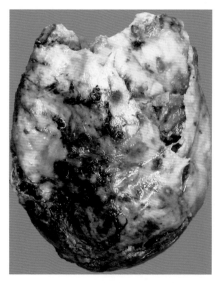

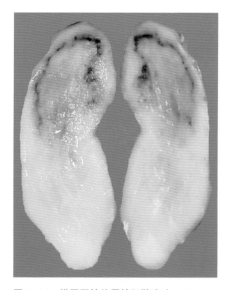

图 4-63　纵隔神经纤维瘤。男，54 岁，发现纵隔占位性病变 1 个月。囊性肿物，直径 10.0 cm，囊内为大量变性坏死物，边界清楚。完全囊性的肿瘤十分少见，应该与其他纵隔囊性肿瘤进行鉴别

图 4-64　纵隔恶性外周神经鞘瘤（malignant peripheral nerve sheath tumor）。女，32 岁，结节状肿物，直径 7.0 cm，切面灰黄色，半透明，可见出血表现，包膜不完整。该肿瘤可为原发性，但多继发于 I 型神经纤维瘤病

纵隔淋巴造血病变

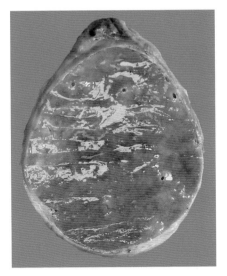

图 4-65　**纵隔 Castleman 病（Castleman disease）**。男，39 岁，结节状肿物，直径 8.0 cm，切面灰红色，质地中等，包膜不完整。该病变主要累及年轻人，纵隔是好发部位，主要发生在淋巴结，胸腺内病变少见

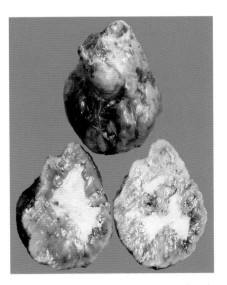

图 4-66　**纵隔 Castleman 病**。女，33 岁，发现纵隔占位性病变 3 个月。分叶状肿物，直径 8.0 cm，切面灰红色，中心可见灰白色纤维性瘢痕，边界清楚。本例展示了该肿瘤的主要大体特征

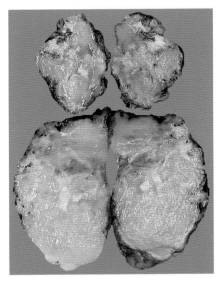

图 4-67　**原发性纵隔大 B 细胞淋巴瘤（primary mediastinal large B-cell lymphoma）**。女，28 岁，结节状肿物，直径 10.0 cm，切面灰白色，质地较软，伴坏死，边界不清。该肿瘤主要发生在年轻女性，主要发病部位是前上纵隔

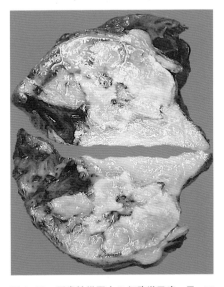

图 4-68　**原发性纵隔大 B 细胞淋巴瘤**。男，31 岁，不规则形肿物，直径 6.0 cm，切面灰白色，大片坏死，局灶出血表现。经积极治疗，该肿瘤与其他部位的局限性弥漫大 B 细胞淋巴瘤具有相似的预后

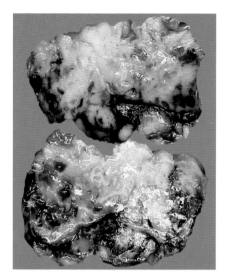

图 4-69　纵隔结外黏膜相关淋巴组织边缘区淋巴瘤（extranodal marginal zone lymphoma of mucosa associated lymphoid tissue）。女，50 岁，发现纵隔占位性病变 20 天。不整形肿物，直径 7.0 cm，切面灰白色，质地细腻，伴出血及囊性变

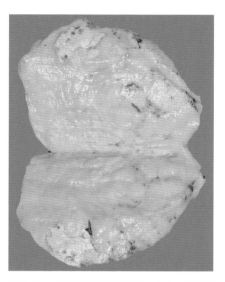

图 4-70　纵隔 T 淋巴母细胞白血病／淋巴瘤（T lymphoblastic leukaemia/lymphoma）。男，49 岁，结节状肿物，直径 17.0 cm，切面灰白色，质地细腻，伴坏死，主要见于儿童、少年及青年人；累及胸腺和纵隔淋巴结

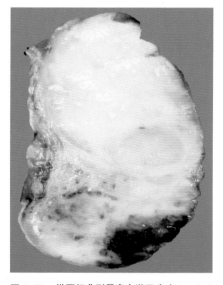

图 4-71　纵隔经典型霍奇金淋巴瘤（classical Hodgkin lymphoma），结节硬化型。男，35 岁，结节状肿物，直径 5.5 cm，切面灰白色，质地较硬。在纵隔霍奇金淋巴瘤中，结节硬化型是最常见的类型，所占比例超过 90%

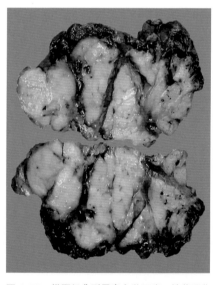

图 4-72　纵隔经典型霍奇金淋巴瘤，结节硬化型。男，29 岁，不整形肿物，切面灰白多结节状，结节之间存在裂隙，质地中等。因为结节硬化型肿瘤存在多结节和分隔或裂隙，大体表现上应该与胸腺瘤进行鉴别

正常心脏 / 心脏病变

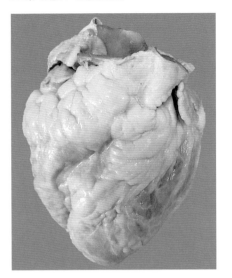

图 4-73　**正常心脏（normal heart）**。女，27 岁，死于失血性休克。心脏质量 239.0 g，大小为 12.0 cm×10.0 cm×8.0 cm，左心室厚 1.5 cm，右心室厚 0.5 cm；心脏位于胸腔中部偏左下方

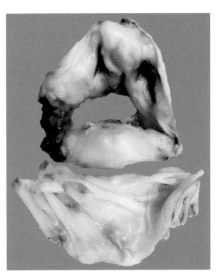

图 4-74　**心脏瓣膜狭窄（valve stenosis）**。男，62 岁，饮酒后心悸 1 年。送检瓣膜组织增厚伴冗长，切面灰白色，质地较硬，上图为三尖瓣，下图为主动脉瓣

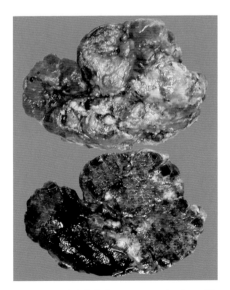

图 4-75　**心脏血管瘤（haemangioma）**。女，62 岁，胸闷 2 年，发现前纵隔占位性病变 1 个月。右心室表面分叶状肿物，直径 4.0 cm，切面灰红色，蜂窝状。该肿瘤可见于心内膜、心肌及心包，以心室游离面最常见，表现为红至紫色的孤立性结节

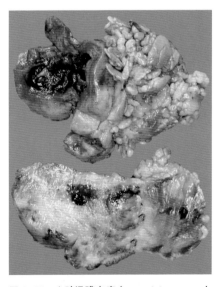

图 4-76　**心脏滑膜肉瘤（synovial sarcoma）**。男，52 岁，发现左心房肿物 1 年。乳头状肿物，直径 7.5 cm，切面灰黄色，质地较软，局灶出血表现。该肿瘤常见于心包，其次是右心房，其他部位少见

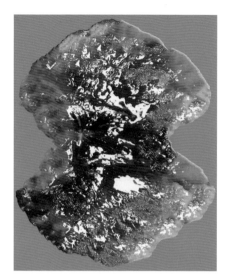

图 4-77　**心房黏液瘤（cardiac myxoma）**。女，47 岁，活动性胸闷、心悸 7 天。椭圆形肿物，直径 4.5 cm，息肉样，切面灰红色，质地较软。该肿瘤以女性多见，多数病例为单发；该病变也可能是 Carney 综合征的一部分，但患者更年轻

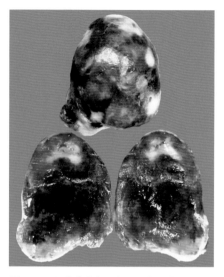

图 4-78　**心房黏液瘤**。女，67 岁，劳累后背部疼痛 3 年。息肉样肿物，直径 4.9 cm，表面光滑，切面灰红色，半透明，可见细蒂。黏液瘤可以局部复发，也可以通过栓子向远处播散；肿瘤偶尔可以浸润血管

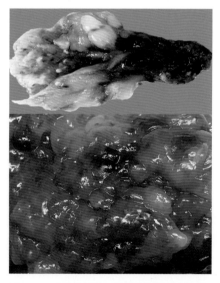

图 4-79　**心房黏液瘤**。息肉样肿物，根部有细蒂，表面呈乳头状和绒毛状。下图为肿瘤表面局部放大，可见大量乳头状结构。与图 4-78 形成对比，本组图片展示了肿瘤表面粗糙的特征

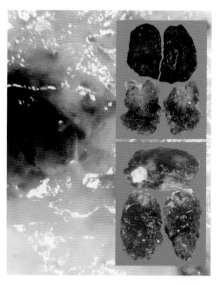

图 4-80　**心房黏液瘤**。女，62 岁。头晕及呕吐 5 天。肿物切面灰白至淡黄色，半透明状，可见出血表现。右上图切面暗红色；右下图肿瘤根部可见细蒂

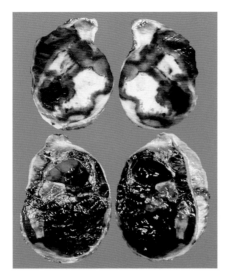

图 4-81　大血管血栓（thromboembolism）。男，43 岁，前臂静脉内两处血栓，直径为 5.5 cm 和 6.0 cm，切面灰褐至灰黄色，质地软。至于浅静脉血栓的原因，是表浅性静脉炎还是静脉内血栓形成很难判断，病情严重者可有临床症状

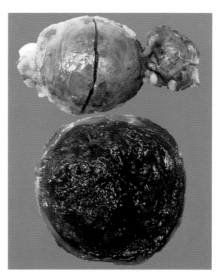

图 4-82　大血管血管瘤（haemangioma）。男，46 岁，发现左前臂内侧肿物 10 年。血管内肿物送检，直径 5.5 cm，串珠状生长；图下方标本为肿瘤最大横切面，呈暗红色，伴出血表现，质地中等，边界清楚

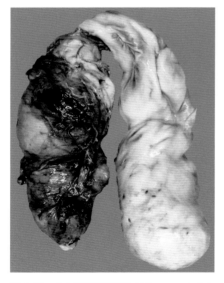

图 4-83　大血管平滑肌瘤病（leiomyomatosis）。女，61 岁，劳累喘憋 1 年。下腔静脉肿物，长度 20.0 cm，直径 5.0 cm，表面光滑，切面灰白色，编织状。肿瘤可以游离于血管内，也可以与血管壁粘连；肿瘤偶尔侵犯血管壁

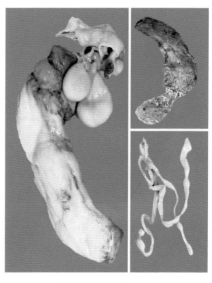

图 4-84　大血管平滑肌瘤病。女，45 岁，肿物直径 11.0 cm，从子宫延伸到髂内静脉及髂外静脉，由下腔静脉进入右心房。右上图切面灰红色；右下图标本为蠕虫样

大血管病变

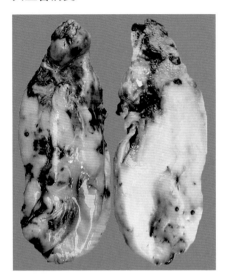

图 4-85 大血管平滑肌肉瘤（leiomyosarcoma）。 女，63 岁，下腔静脉内肿物，直径 12.0 cm，表面光滑，切面灰白至灰黄色，伴出血表现。大血管为该肿瘤好发部位，主要包括下腔静脉和下肢大静脉

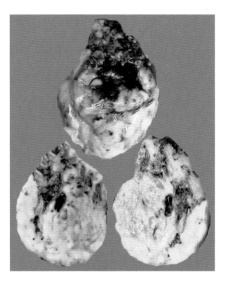

图 4-86 大血管平滑肌肉瘤。 女，54 岁，腹胀及恶心 1 个月。下腔静脉息肉样肿物，直径 6.0 cm，切面灰白色，伴出血及坏死。典型病例切面灰白色，也会因为继发性表现出现其他颜色，如灰黄色等

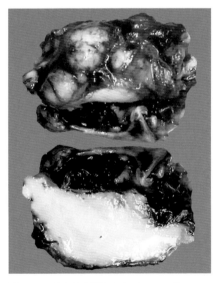

图 4-87 大血管平滑肌肉瘤。 男，55 岁，双下肢疼痛 20 天。分叶状肿物，直径 5.0 cm，切面灰白色，部分区域伴有出血及囊性变。该肿瘤与平滑肌瘤质地不同，质脆而糟碎

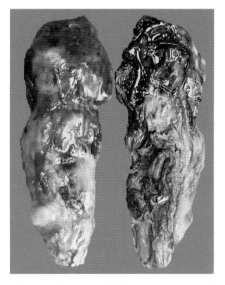

图 4-88 大血管滑膜肉瘤（synovial sarcoma）。 男，33 岁，胸闷伴头部发胀 1 个月。上腔静脉肿物，直径 12.5 cm，长梭形，切面灰黄至灰红色，质地较软。本例肿瘤沿着血管生长，边界清楚，切面表现多样

第 5 章　消化管病变

郑　娇　孟宏学　许传杰　王功伟

本章目录

概　述

在大体上，消化管肿瘤可分为息肉型、蕈伞型、溃疡型和浸润型 4 种类型。①息肉型：肿瘤向腔内生长，表现为乳头状、息肉样及菜花样。②蕈伞型：形似蘑菇或圆盘，中心凹陷，可伴溃疡形成；周围隆起，高于正常黏膜。③溃疡型：恶性肿瘤通常具备"三不"特点，即形状不规则、基底不平坦和边缘不整齐。④浸润型：消化管壁僵硬及增厚，可环周生长，皮革胃是典型代表。

食管腺癌主要发生在食管下段。**胃腺癌**好发部位依次为胃窦、胃小弯、贲门、胃底和胃体。**小肠腺癌**多位于十二指肠，以**壶腹部腺癌**为主。大部分**结直肠腺癌**发生在乙状结肠和直肠。黏液腺癌切面闪闪发光，半透明状，呈果冻样；其他亚型大体特征无明显差异。**鳞状细胞癌**主要见于食管中段和下段；切面灰白色，质地中等。

平滑肌瘤以食管、结肠和直肠多见，可表现为特殊形状，如 S 形、腊肠状或哑铃状等。**胃肠间质瘤**以胃最常见，小肠和结直肠次之，食管最少。肿瘤体积大小不等，体积小者位于胃壁、肠壁内；体积大者呈息肉样或乳头状。如果肿瘤凸向浆膜生长，可侵犯周围脏器（如肝、脾及胰腺等）。该肿瘤切面灰白色或灰黄色；质地较韧，常伴出血、坏死及囊性变。琥珀酸脱氢酶 B（SDHB）缺陷型常表现为多结节外观。

消化系统原发性**黑色素瘤**主要累及肛门直肠区，通常表现为膨胀性结节，切面灰白色或灰黑色；而小肠或胃肿瘤多为转移性肿瘤。

消化道淋巴瘤约占结外淋巴瘤的 1/3，最常见部位是胃，其次是小肠和结直肠；最常见的类型是**弥漫大 B 细胞淋巴瘤**。

食管

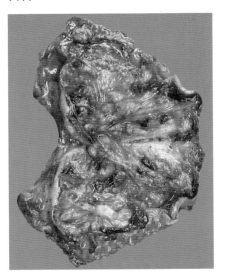

图 5-1 **食管包涵性囊肿（inclusion cyst）**。女，36 岁，间断性背部疼痛及进食哽噎 1 个月。囊性肿物，直径 6.0 cm，囊内壁粗糙，囊壁厚度 0.5~1.0 cm。本例位于食管下段——该病变发生的典型部位

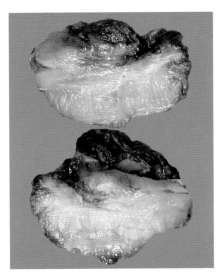

图 5-2 **食管腺样囊性癌（adenoid cystic carcinoma）**。女，57 岁，吞咽困难 1 年，发现食管占位性病变 4 个月。食管上段蕈伞型肿物，直径 3.0 cm，切面灰红色，实性，边界不清。该肿瘤发生部位以食管中段最常见

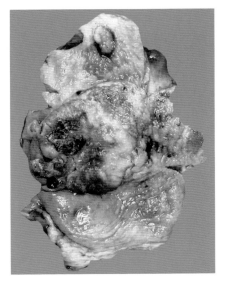

图 5-3 **食管鳞状细胞癌（squamous cell carcinoma）**，非特殊型。男，45 岁，上腹部不适 25 天。食管憩室蕈伞型肿物，直径 3.5 cm，表面灰红色。食管憩室可以继发多种病变，食管癌相对少见

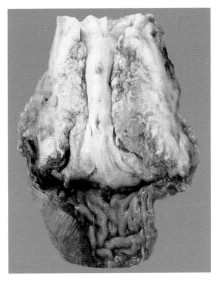

图 5-4 **食管鳞状细胞癌**，非特殊型。男，70 岁，食管下段蕈伞型肿物，直径 7.3 cm，切面灰白灰红色，伴出血，质地较硬，未见明确坏死，侵犯食管全层及周围组织

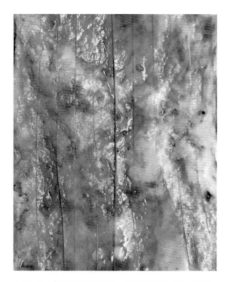

图 5–5　**食管鳞状细胞癌**，非特殊型。男，55 岁，吞咽困难 1 个月。浸润性肿物，直径 5.5 cm，扁平性生长为主，隆起不明显，切面灰白、质脆，肉眼观已侵犯深肌层

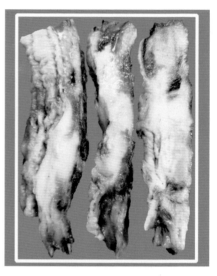

图 5–6　**食管鳞状细胞癌**，非特殊型。男，59 岁，进行性吞咽困难 4 个月。浸润型肿物，直径 3.0 cm，穿透食管肌层，侵犯周围脂肪组织。浸润型肿物导致食管壁增厚和僵硬，少数病例类似皮革胃

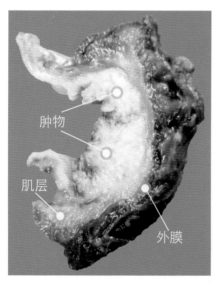

图 5–7　**食管鳞状细胞癌**，非特殊型。女，50 岁。溃疡型肿物，直径 2.6 cm，切面灰白色，质地中等，未穿透肌层。溃疡型肿物边缘以匍匐表现为主，沿着食管长轴发展

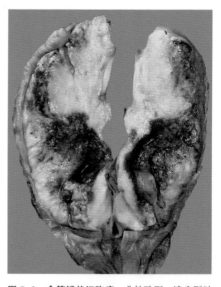

图 5–8　**食管鳞状细胞癌**，非特殊型。溃疡型肿物，环周性生长，切面灰白色，质地较硬。食管溃疡型肿物的生长方式主要是壁内生长方式，同时伴有向腔内生长，如本例肿物已经导致食管完全梗阻

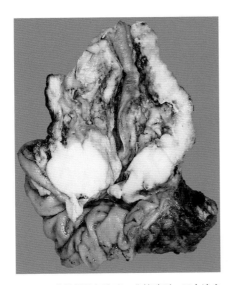

图 5-9　**食管鳞状细胞癌**，非特殊型。巨大溃疡型肿物，切面灰白色，质地较硬，缺乏出血及坏死等继发性表现，浸润食管肌肉全层及周围脂肪组织，向下已经侵犯胃壁组织

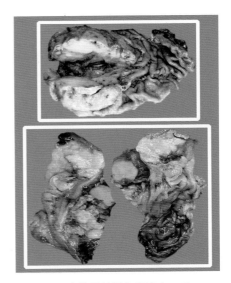

图 5-10　**食管恶性黑色素瘤（malignant melanoma）**。女，65 岁，吞咽不适 2 个月，胃镜发现食管占位性病变 2 周。结节状肿物，直径 6.5 cm，切面灰白色，质地中等，肿瘤边界不清，侵犯食管全层。下图伴有食管周围淋巴结转移

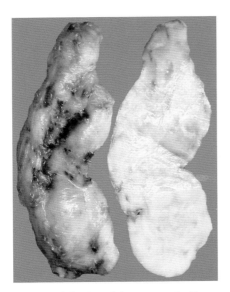

图 5-11　**食管平滑肌瘤（leiomyoma）**。男，50 岁，发现食管占位性病变 8 个月。S 形肿物，直径 9.0 cm，切面灰白色，质地中等，边界清楚。多数肿瘤体积较小；体积较大肿瘤形状不规则

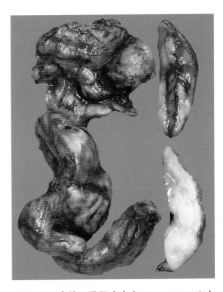

图 5-12　**食管平滑肌瘤病（leiomyomatosis）**。男，36 岁，发现食管壁增厚 20 个月，吞咽困难 2 个月。多发性肿物，直径 3.0~7.0 cm，形状不规则。多见于食管中段至上段，可能与 Alport 综合征和 *COL4A5* 及 *COL4A6* 基因删除有关

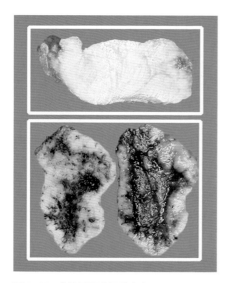

图 5-13 食管胃肠道间质瘤（gastrointestinal stromal tumor），非特殊型。男，59 岁，胸骨后不适 5 年。肿物直径 7.0 cm，切面灰白色，下图切面伴有出血表现。该肿瘤在食管发病率远低于平滑肌瘤，肌壁内或息肉样生长，多数肿瘤具有恶性行为

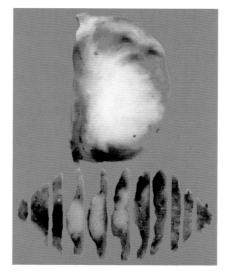

图 5-14 食管颗粒细胞瘤（granular cell tumor）。女，62 岁，CT 检查发现食管中段占位性病变。蕈伞型肿物，直径 2.5 cm，切面灰黄色，质中偏韧，与肌壁组织分界不清。该肿瘤常见于食管和小肠，通常广基底，表面覆盖正常黏膜

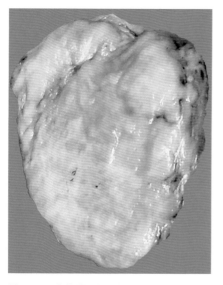

图 5-15 食管神经纤维瘤（neurofibroma）。男，76 岁，发现食管占位性病变 9 年，进行性吞咽困难 1 年。结节状肿物，直径 7.0 cm，包膜完整，切面淡黄色，质地较韧。该肿瘤很少发生在食管

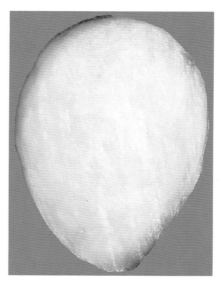

图 5-16 食管神经鞘瘤（schwannoma）。女，57 岁，无明显诱因出现吞咽困难 1 个月。结节样肿物，直径 3.0 cm，切面灰白色，局灶淡黄色，边界清楚。神经鞘瘤主要发生在食管下段，主要位于黏膜下或肌层

食管胃交界

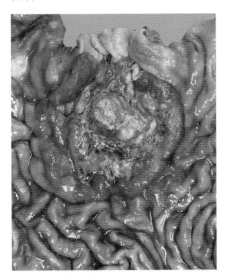

图 5-17　**食管胃交界腺癌**（adenocarcinoma of the oesophagogastric junction），非特殊型。男，48 岁。蕈伞型肿物，直径 7.0 cm。对于该类型肿物的发生部位有严格标准；本例病变中心与食管胃交界部的距离约为 1.0 cm

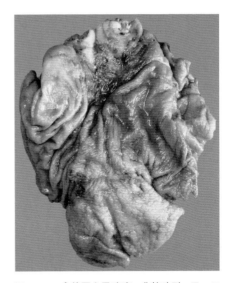

图 5-18　**食管胃交界腺癌**，非特殊型。男，62 岁，腹胀 6 个月，加重 2 周。浸润型肿物，直径 5.0 cm。患者术后化疗。早期病变不明显，呈斑片状或小结节，周围通常存在红色的 Barrett 食管区域

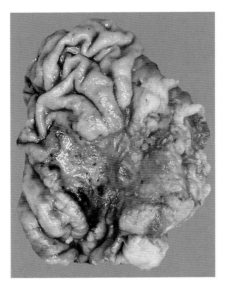

图 5-19　**食管胃交界腺癌**，非特殊型。男，55 岁。溃疡型肿物，直径 6.0 cm，表面灰红色，伴有点状出血。图中灰白色区域是正常食管组织，与肿瘤性病变形成对比

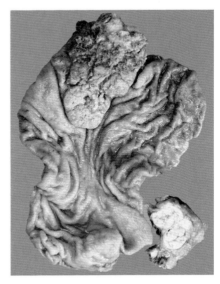

图 5-20　**食管胃交界腺癌**，非特殊型。男，66 岁，间断性上腹部隐痛 1 个月。息肉型肿物，直径 5.0 cm，表面粗糙伴坏死。图右下方标本是本例合并淋巴结转移

胃

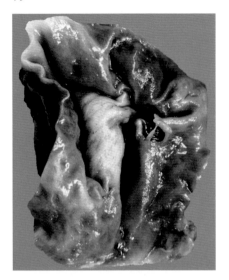

图 5-21　**重复胃（duplication of the stomach）。**
女，26 岁，体检发现左肾上方囊性团块 2 年。送
检囊壁样组织，直径 8.0 cm，厚度 0.3~0.5 cm，
内壁光滑。重复胃表现为单房或多房囊肿，与胃
有交通或无交通，因为分泌物潴留而不断扩张

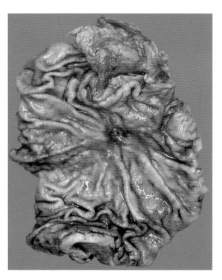

图 5-22　**胃消化性溃疡（peptic ulcer）。**男，69
岁，间断性上腹部疼痛 34 年，加重 4 周。溃疡
位于胃窦小弯侧，直径 4.0 cm。该病变呈圆形或
卵圆形，边界清楚，周围正常黏膜放射状分布

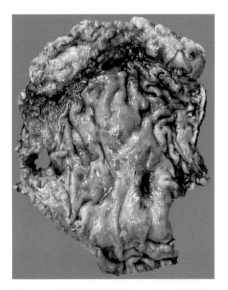

图 5-23　**胃消化性溃疡。**男，56 岁，进食后右
上腹痛 6 个月。胃窦及胃体后壁可见两处溃疡，
其中一处伴穿孔，直径 2.0 cm。在大体表现上，
部分病例无法与恶性溃疡鉴别

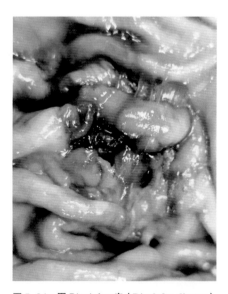

图 5-24　**胃 Dieulafoy 病（Dieulafoy disease）。**
男，78 岁，间断性呕血 1 天。胃小弯侧病变，
黏膜破损，其内可见迂曲的血管，伴破裂出血。
该病变通常位于胃小弯近侧，主要表现是被覆大
血管的黏膜缺损

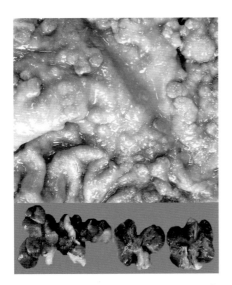

图 5-25　**胃增生性息肉（hyperplastic polyp）**。女，60 岁，胃内可见大量圆顶形小息肉，直径小于 1.0 cm。下图肿物体积较大，直径 3.0 cm，呈分叶状生长。该病变体积较小者呈圆顶形，体积较大者为分叶状

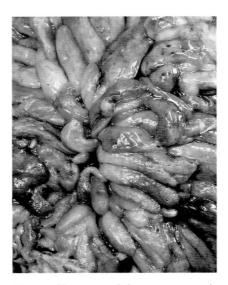

图 5-26　**胃 Menétrier 病（Menétrier disease）**。女，46 岁，腹痛 1 天。胃底部黏膜皱襞肥大，类似脑回，部分类似绒毛状腺瘤。该病变边界清楚，通常不累及胃窦部

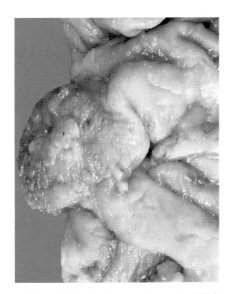

图 5-27　**胃腺癌（adenocarcinoma）**，非特殊型。男，55 岁，体检发现胃占位性病变 1 周。息肉型肿物，直径 2.8 cm，表面粗糙，切面灰白色，质地中等。本例是乳头样或菜花样生长方式，也归为息肉型胃腺癌

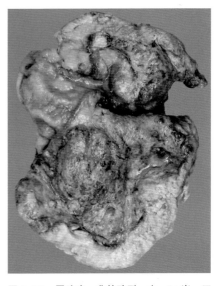

图 5-28　**胃腺癌**，非特殊型。女，84 岁，厌油腻及上腹部不适 8 个月。息肉型肿物，直径 15.0 cm，切面灰红色，部分区域半透明表现。在胃腺癌中，息肉型少见

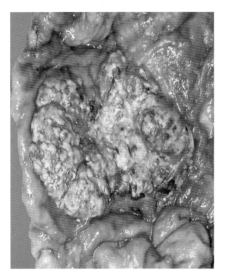

图 5-29　胃腺癌，非特殊型。男，60 岁，黑便 2 个月。蕈伞型肿物，直径 7.0 cm，隆起于胃壁表面，中心凹陷，伴浅溃疡形成，表面出血坏死。多发淋巴结转移。7 个月后肝转移。新鲜标本

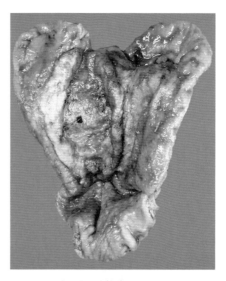

图 5-30　胃腺癌，非特殊型。男，75 岁，纳差 1 年，间断性上腹痛 5 个月。蕈伞型肿物，直径 9.0 cm，中心溃疡形成，边缘外翻，伴有僵硬表现。本例呈典型圆盘状

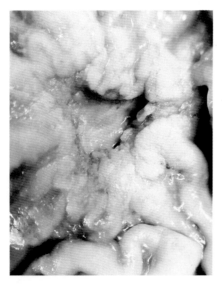

图 5-31　胃腺癌，非特殊型。女，76 岁，上腹部疼痛 2 个月。溃疡型肿物，直径 3.5 cm，表面灰白色，质地较硬，侵犯胃壁全层。本例溃疡形状不规则，基底不平坦，边缘不整齐

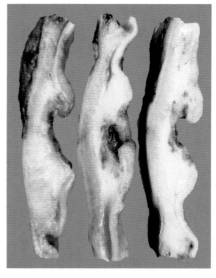

图 5-32　胃腺癌，非特殊型。女，48 岁，上腹部疼痛 1 个月，黑便 5 天。溃疡型肿物，直径 3.2 cm，切面灰白色，质地较硬，边缘隆起。肿瘤组织侵犯肌层，通常导致肌层增厚，而不是穿孔

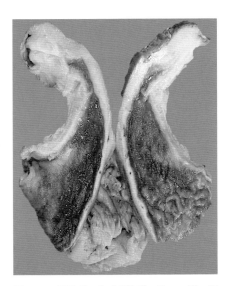

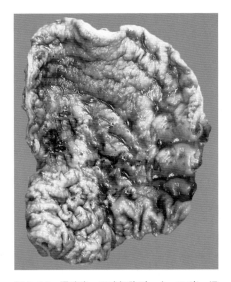

图 5-33　**胃腺癌**，印戒细胞型。男，45 岁，胃部不适 10 年。浸润型肿物，黏膜皱襞消失，胃壁僵硬，典型的皮革胃表现，表面灰红色，切面灰白色。皮革胃形成的最常见部位是幽门

图 5-34　**胃腺癌**，印戒细胞型。女，74 岁，浸润型肿物。肿瘤细胞沿着胃皱襞，在黏膜和黏膜下层生长；随后密集的结缔组织反应将黏膜固定于固有肌层；最后，肿瘤细胞侵犯胃壁全层，形成皮革胃

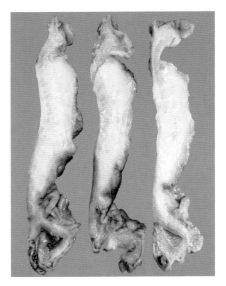

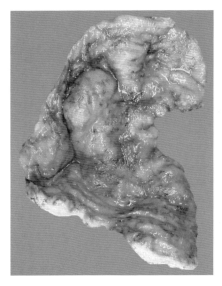

图 5-35　**胃腺癌**，印戒细胞型。女，46 岁，间断性剑突下不适 5 个月。浸润型肿瘤，直径 3.5 cm，切面灰白色。浸润型肿物除了形成皮革胃之外，也可以如本例形成局部扁平或斑块状病变

图 5-36　**胃腺癌**，印戒细胞型。该患者曾因胃溃疡行胃部分切除术，送检为残胃肿瘤，大体表现为皮革胃。残胃癌多发生于手术后 10 ~ 15 年，胃溃疡发生率高于十二指肠溃疡

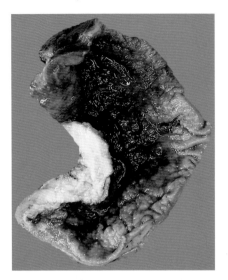

图 5-37 **胃腺癌**，黏液型。男，67 岁，饮食后腹胀呕吐 1 个月。浸润型肿物，直径 7.0 cm，切面灰白色，伴淋巴结广泛转移。本例肿瘤表面闪闪发光，半透明状，是典型黏液癌表现

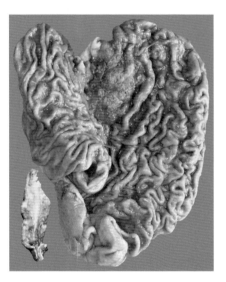

图 5-38 **胃腺癌**，乳头型。男，70 岁，呕血 1 个月，胃镜提示占位性病变半个月。浸润型肿物，直径 4.5 cm，表面粗糙，灰红色。左下角显示肿瘤切面灰白色，侵犯胃壁全层

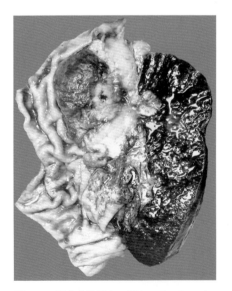

图 5-39 **胃未分化癌**（undifferentiated carcinoma）。女，63 岁，浸润型肿物，直径 7.0 cm，切面灰黄色，穿透胃壁全层侵犯胰组织。该肿瘤预后较差，多数患者在 1 年内死亡

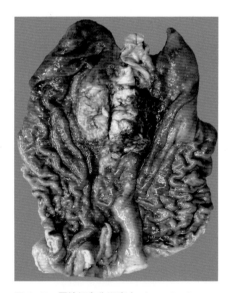

图 5-40 **胃神经内分泌癌**（neuroendocrine carcinoma）。男，73 岁，间断性黑便 1 个月，低热 3 天。隆起型肿物，直径 6.0 cm，表面出血及坏死，切面灰黄色。新鲜标本。该肿瘤常见于胃窦和贲门，往往表现为息肉样肿物

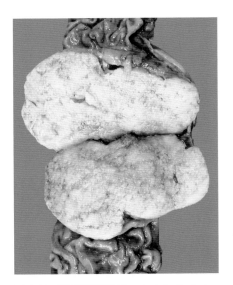

图 5-41　**胃肠道间质瘤（gastrointestinal stromal tumor）**，非特殊型。女，62 岁，结节状肿物，直径 6.0 cm，切面灰黄色。该肿瘤最常见于胃体部，其次是胃窦部

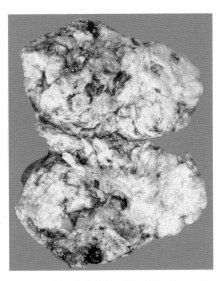

图 5-42　**胃肠道间质瘤**，非特殊型。男，71 岁。溃疡型肿物，直径 4.0 cm，切面灰白色，破坏胃黏膜，与肌层界限不清。大部分肿瘤位于黏膜下，其次是浆膜，肌壁间最少

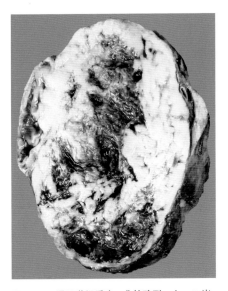

图 5-43　**胃肠道间质瘤**，非特殊型。女，60 岁，发现腹腔占位性病变 3 年，增大 5 天。结节状肿物，直径 13.0 cm，切面灰黄色，伴出血及坏死。继发性表现是本例的突出特点

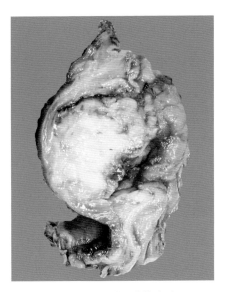

图 5-44　**胃肠道间质瘤**，非特殊型。男，72 岁，发现胃占位性病变 1 周。巨大肿物，直径 16.0 cm，切面灰白色。术后使用格列卫治疗。本例肿物伴有溃疡形成，大体表现类似胃癌

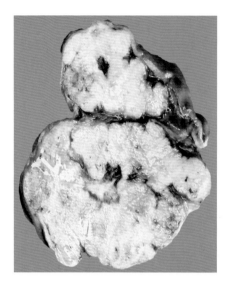

图 5-45　胃肠道间质瘤，SDHB 缺陷型。男，72 岁，发现胃占位性病变 9 个月。该肿瘤呈现典型的多结节表现，直径 8.0 cm，伴出血表现。该亚型更常见于女性，患者更年轻，儿童病例多属于该亚型

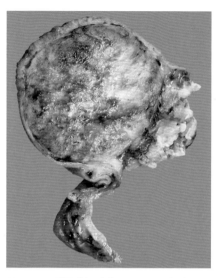

图 5-46　胃肠道间质瘤，SDHB 缺陷型。女，64 岁，5 天前呕血伴晕厥。结节状肿物，直径 5.5 cm，切面灰红色，边界清楚，伴肿瘤广泛播散。该亚型通常呈多结节生长，淋巴管血管侵犯和淋巴结转移常见

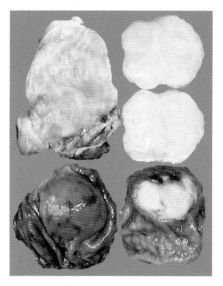

图 5-47　胃神经鞘瘤（schwannoma）。胃黏膜下肿瘤，切面淡黄至灰白色，质地中等，边界清楚。该肿瘤主要发生在黏膜肌层，表面有完整被覆的黏膜，呈球形或卵圆形，偶尔为丛状多结节状生长

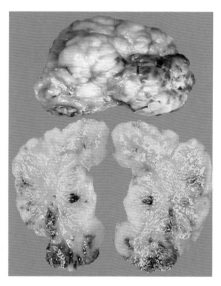

图 5-48　胃浆细胞瘤（plasmacytoma）。胃结节状肿物，分叶状生长，表面光滑，切面灰白色。胃原发性浆细胞瘤罕见，大体可见溃疡、结节、息肉及浸润等多种生长方式；该病变可能是多发性骨髓瘤的早期阶段

小肠

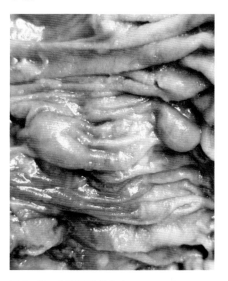

图 5-49 小肠胰腺异位（heterotopic pancreas）。女，59 岁。患者胰腺癌行 Whipple 术，十二指肠内偶然发现多个息肉样突起，直径均小于 1.0 cm。十二指肠是胰腺异位的最常见部位，空肠和回肠少见

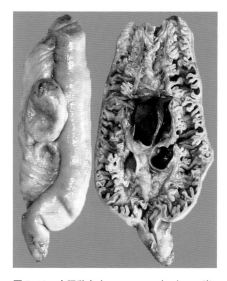

图 5-50 小肠憩室（diverticulum）。女，67 岁，行十二指肠占位性病变切除术，术中发现空肠多处憩室，直径 1.8~2.7 cm，内含墨绿色液体。该病变多数单发性，突向肠外表面，少数向管腔内息肉样生长，可出现严重的并发症，如穿孔等

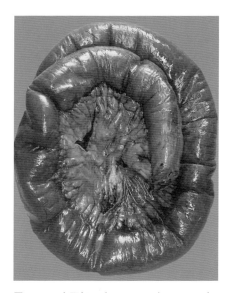

图 5-51 小肠梗死（infarction）。男，75 岁，腹痛、呕吐 2 天。梗死肠管长 45.0 cm，肠壁全层坏死，呈黑紫色。患者术后死亡。该病主要由血液循环障碍所致；早期表现为出血斑，晚期肠管呈紫红色或黑色，甚至肠腔充满血液

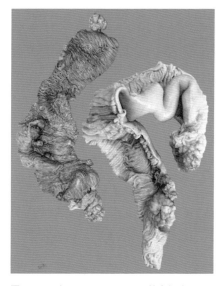

图 5-52 小肠 Peutz-Jeghers 综合征（Peutz-Jeghers syndrome）。女，26 岁，腹痛、呕吐伴停止排气排便 17 小时。小肠内多发息肉，直径 2.5~4.5 cm，带蒂。图右侧标本息肉广基底。该病变发生的典型部位是小肠；本例伴足底黑色斑块

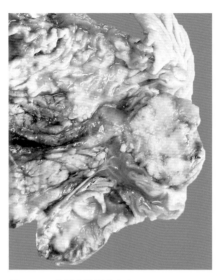

图 5-53 小肠壶腹部腺癌（ampullary adeno-car-cinoma），肠型。女，65 岁，发现皮肤巩膜黄染 1 年，加重 1 个月。十二指肠息肉型肿物，直径 3.5 cm，切面灰白色；主要向肠腔方向生长

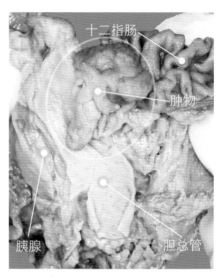

图 5-54 小肠壶腹部腺癌，肠型。男，66 岁，发现小肠肿物 2 个月。息肉型肿物，直径 3.0 cm。本例肿瘤发生在胆总管和主胰管末端，部分隆起于十二指肠表面，部分沿胆总管方向生长

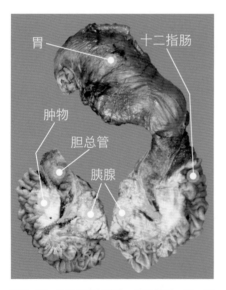

图 5-55 小肠壶腹部腺癌，胰胆管型。男，64 岁，上腹部绞痛 2 年，加重 6 天。壶腹部浸润型肿物，直径 2.5 cm，切面灰白色，质地较硬，胰腺及十二指肠均受累

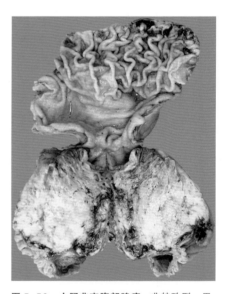

图 5-56 小肠非壶腹部腺癌，非特殊型。男，62 岁，间断性腹痛 1 个月。浸润型肿物，直径 10.0 cm，切面灰白色，质地中等，侵犯肠壁全层。本例肿瘤体积较大，且出现广泛侵犯，局部解剖结构辨认不清

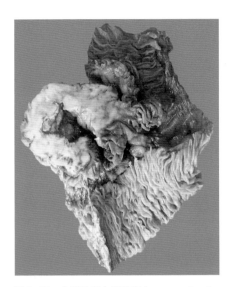

图 5-57　小肠神经内分泌癌（neuroendocrine carcinoma），非特殊型。男，79 岁，腹胀、腹痛伴食欲下降 2 个月。溃疡型肿物，直径 6.0 cm，切面灰红色，广泛侵犯周围组织。该病变几乎都发生在壶腹部，本例属于例外

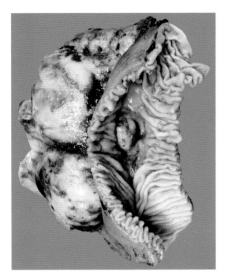

图 5-58　小肠胃肠道间质瘤（gastrointestinal stromal tumor），非特殊型。男，72 岁，下腹部疼痛 1 天。浆膜面隆起型肿物，直径 5.0 cm，切面灰白至灰红色，质地较硬。该肿瘤可以发生在十二指肠、空肠及回肠等多个部位

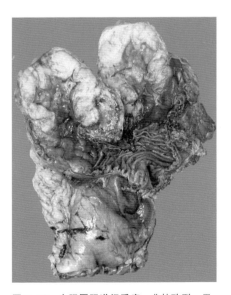

图 5-59　小肠胃肠道间质瘤，非特殊型。男，29 岁。十二指肠巨大肿物，直径 15.0 cm，切面可见巨大空洞与肠管交通。本例大体表现类似小肠腺癌

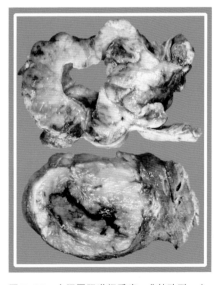

图 5-60　小肠胃肠道间质瘤，非特殊型。女，58 岁，发现肝占位性病变半个月。小肠结节状肿物，直径 10.0 cm，切面灰黄色，伴巨大空洞形成。该患者出现全身多发性肿瘤转移，图下方标本是肝转移病灶

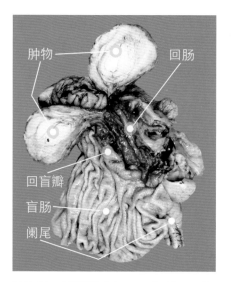

图 5-61　小肠脂肪瘤（lipoma）。男，47 岁，腹痛 10 天。回肠肿物，突向肠腔，息肉样，带蒂，切面淡黄色，油腻感，肠黏膜完整。在消化管中，大肠是脂肪瘤最常见的部位；小肠脂肪瘤少见，多数发生在回肠

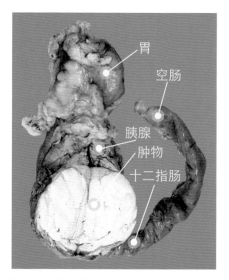

图 5-62　小肠脂肪肉瘤（liposarcoma）。男，50 岁，十二指肠结节状肿物，直径 7.0 cm，边界清楚，切面淡黄色，表现类似于脂肪瘤。该肿瘤很少发生在小肠，肠系膜肿瘤累及小肠更多见，不同组织学类型大体表现有差异

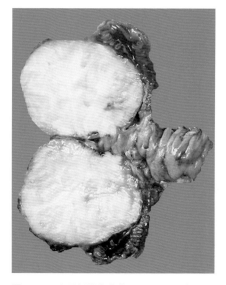

图 5-63　小肠纤维肉瘤（fibrosarcoma）。男，66 岁，升结肠纤维瘤病术后 10 个月发现小肠肿物。结节状肿物，直径 5.5 cm，切面灰白色，质地较韧，边界清楚。本例腹腔内同时发现多处结节状肿物

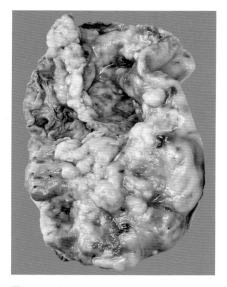

图 5-64　小肠平滑肌瘤（leiomyoma）。男，46 岁，体检发现腹腔囊肿 1 个月。囊实性肿物，直径 10.0 cm，囊壁薄厚不均匀，实性区切面灰黄色。小肠平滑肌瘤比食管少见，本例囊性肿物表现更为罕见

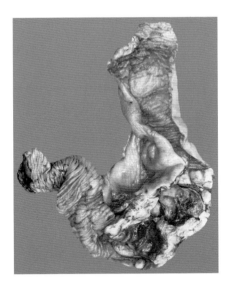

图 5-65　小肠肠病相关性 T 细胞淋巴瘤（entero-pathy-associated intestinal T-cell lymphoma）。男，51 岁，腹痛、腹胀伴发热 1 个月。回肠溃疡型肿物，直径 12.0 cm，质地中等，侵犯肠壁全层。该肿瘤主要见于成年男性，最常见的部位是空肠

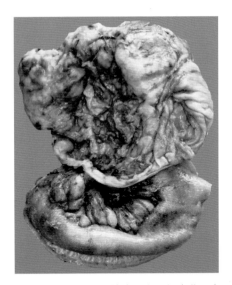

图 5-66　小肠单型性嗜上皮 T 细胞淋巴瘤（monomorphic epitheliotropic intestinal T-cell lymphoma）。男，44 岁，腹胀 3 个月，发现右下腹肿物 2 个月。巨大溃疡型肿物，直径 10.0 cm，切面灰白色，质地较硬，侵犯周围脂肪组织

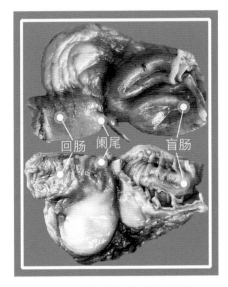

图 5-67　小肠非特异性 T 细胞淋巴瘤（intest-inal T-cell lymphoma, NOS）。女，58 岁，左下腹部疼痛 5 月。回盲部分叶状肿物，直径 4.0 cm，切面灰白色，质地细腻。该患者术后 18 个月死亡。该肿瘤亚洲男性更常见

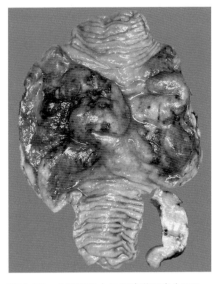

图 5-68　小肠弥漫大 B 细胞淋巴瘤（diffuse large B-cell lymphoma）。男，70 岁，间断性低热 4 个月，伴消瘦 3 个月。回肠溃疡型肿物，直径 9.0 cm，切面灰白色，鱼肉样。该病变通常为孤立性肉质肿物，伴溃疡形成及透壁性浸润

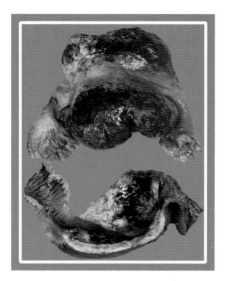

图 5-69 小肠结外 NK/T 细胞淋巴瘤,鼻型(extranodal NK/T-cell lymphoma, nasal type)。男,54岁,下腹部疼痛 10 小时。回肠隆起型肿物,直径9.0 cm,切面灰红色,组织糟碎,伴出血表现。该肿瘤常呈浸润性生长,常伴坏死、溃疡及穿孔等

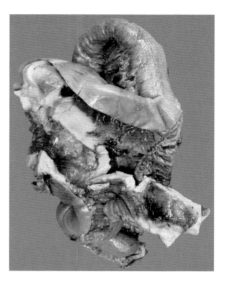

图 5-70 小肠间变性大细胞淋巴瘤(anaplastic large cell lymphoma)。男,57 岁,空肠溃疡型肿物,直径 12.0 cm,表面污秽,灰黄色,切面灰白色,质地细腻,侵犯肠壁全层。该患者术后化疗

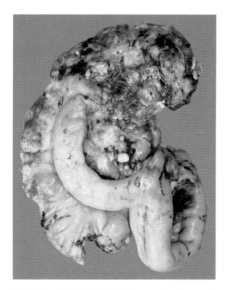

图 5-71 小肠继发性肿瘤(secondary tumor),肺癌。男,57 岁,发现腹腔肿物 2 个月。小肠巨大肿物,广泛累及肠系膜。小肠转移性肿瘤通常来自肺、乳腺、结肠及肾等部位

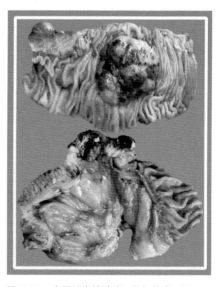

图 5-72 小肠继发性肿瘤,肝细胞癌。男,62岁,原发性肝癌术后 10 年。小肠内隆起型肿物,直径 5.3 cm,切面灰黄色。有时,转移性肿瘤的大体表现类似消化道原发性肿瘤。本例肿物突向肠腔,呈息肉样表现

阑尾

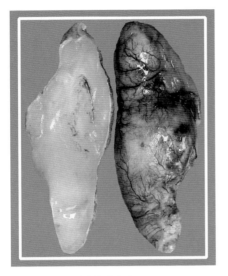

图 5-73 阑尾黏液性肿瘤（appendiceal mucinous neoplasm）。男，44 岁，腹胀伴轻微腹痛 2 个月。阑尾管腔扩张，其内见大量灰白色半透明黏液。由于肿瘤产生大量黏液，阑尾腔扩张，形成囊性、球形或香肠形肿物

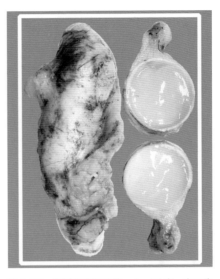

图 5-74 阑尾黏液性肿瘤。女，52 岁，右下腹疼痛不适半年。阑尾长 9.0 cm，直径 3.0 cm；浆膜面见破裂口，直径 1.0 cm，伴有黏液溢出。伴有穿孔的肿瘤可伴有腹膜假黏液瘤和卵巢肿瘤

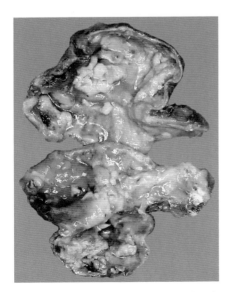

图 5-75 阑尾黏液性肿瘤。男，55 岁。发现右下腹包块 2 年。囊性肿物，直径 5.0 cm，囊壁厚 0.2~0.3 cm，内含黄色胶冻样物。本例黏液高度浓缩，伴有继发感染

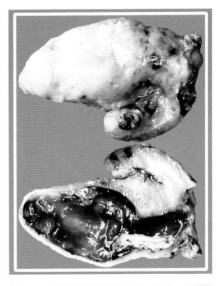

图 5-76 阑尾黏液性肿瘤。男，33 岁，间断性转移右下腹疼痛 5 年。阑尾长 7.0 cm，伴囊性扩张，最大直径 2.3 cm，腔内可见大量黑色黏液。本例伴有囊内出血，导致黏液颜色较深

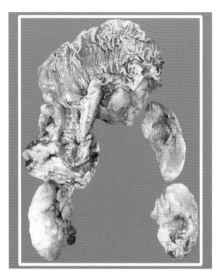

图 5-77 阑尾腺癌（adenocarcinoma），黏液型。女，55 岁，发现右下腹肿物半年。浸润型肿物，直径 7.0 cm，切面灰白色，半透明状，质地较硬，中心可见残留囊腔。阑尾壁质地变硬通常提示恶性肿瘤

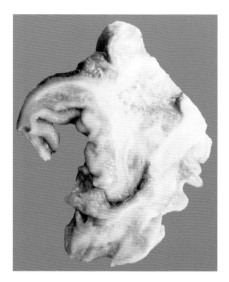

图 5-78 阑尾腺癌，黏液型。女，50 岁，全腹隐痛 20 天。浸润型肿物，阑尾结构完全消失，肿物直径 4.3 cm，切面灰白色，半透明状。该肿瘤主要发生在阑尾近端，容易发生如本例的肠壁侵犯

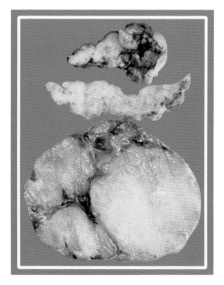

图 5-79 阑尾腺癌，黏液型。女，42 岁，腹胀 2 个月，发现盆腔肿物半个月。浸润型肿物，直径 8.6 cm，多结节状，切面灰白色。图中间标本为大网膜病变，图下方标本为卵巢病变。其他部位出现更为明显的肿物，有时可以掩盖阑尾肿瘤

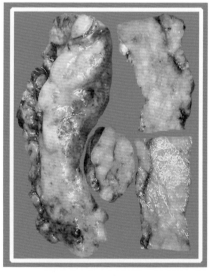

图 5-80 阑尾杯状细胞腺癌（goblet cell adenocarcinoma）。男，64 岁。阑尾浸润型肿物，直径 5.0 cm，阑尾壁弥漫性增厚，管腔几乎闭塞，切面灰白色，质地较脆。该肿瘤主要累及阑尾远端；高级别肿瘤表现为浸润和质地较硬

结直肠

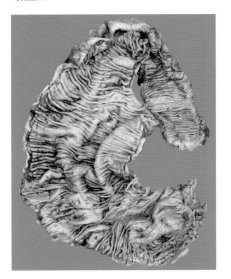

图 5-81　**先天性巨结肠（Hirschsprung disease）。**
女，20 岁，间断性腹胀 1 年余。肠管长 60.0 cm，
直径 11.0 cm，肠黏膜表面未见异常。该病患儿出
生后不久就可出现症状，通常是腹胀；病变时间
较长可致肌壁增厚，甚至肠管狭窄

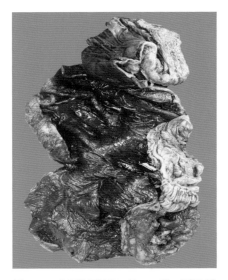

图 5-82　**先天性巨结肠。**男，69 岁，排便困难
4 年。肠管长 60.0 cm，直径 12.5 cm，肠黏膜皱
襞消失，合并黑变病。在神经节细胞缺乏型病变
中，70% 的病变存在 *RET* 基因胚系突变

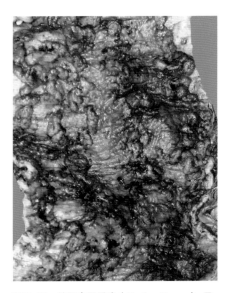

图 5-83　**结肠克罗恩病（Crohn disease）。**男，
34 岁，腹泻一个半月。结肠长度 69.0 cm，肠黏
膜广泛出血，黏膜粗糙隆起表现。本例病变发生
在典型部位——右半结肠，病变为局灶性，具有
跳跃性特点，容易导致肠腔狭窄

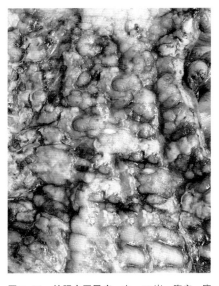

图 5-84　**结肠克罗恩病。**女，55 岁，腹痛、腹
胀伴大便带血半个月。结肠病变，长度 9.0 cm，
表面糜烂及浅表溃疡形成，附有脓苔，大部分黏
膜隆起，呈现典型的鹅卵石样外观

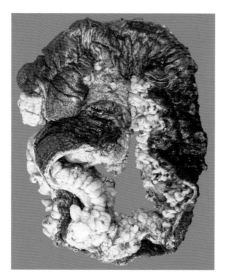

图 5-85　溃疡性结肠炎（ulcerative colitis）。男，54 岁，腹泻伴黏液脓血便 8 年，反复发作。全结肠病变，肠管壁广泛水肿伴出血，无明显息肉形成。该病变通常在直肠及乙状结肠，向近端播散，有时累及全结肠。本例病变范围广泛

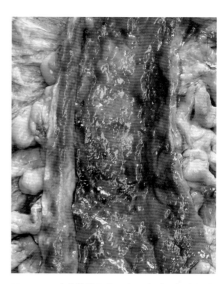

图 5-86　溃疡性结肠炎。女，33 岁，间断性发热、腹痛、腹泻 4 年，加重 1 周。送检全结肠切除标本，肠黏膜鲜红色，湿润而有光泽，肠腔表面附着黏液，散在出血点。本例为急性期表现

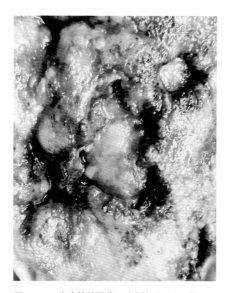

图 5-87　溃疡性结肠炎。本例与图 5-86 是同一患者，主要显示溃疡形成的特征。溃疡不规则形，大小不等；通常是浅溃疡，既可以融合成片，也可以底部相连，形成"搭桥"现象；溃疡边界较清楚

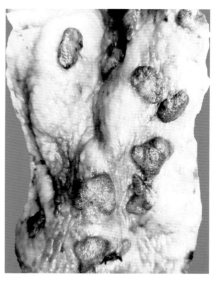

图 5-88　溃疡性结肠炎。本例与图 5-86 是同一患者，主要显示假息肉形成的特征。假息肉通常表现为数量众多的弥漫性小隆起结构，体积较大者位于肠腔内平坦区域，广基底，略带红色

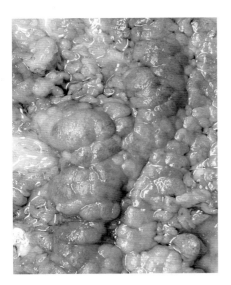

图 5-89 **结直肠锯齿状腺瘤（serrated adenoma）**。女，66 岁。腹部不适 1 年余。直肠息肉型肿物，直径 8.0 cm，表面呈颗粒状隆起，高度 0.2~0.8 cm。该肿瘤发生在结肠近端时以扁平性病变表现为主，发生在远端时以隆起的息肉为主

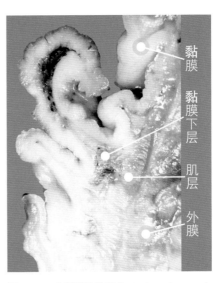

图 5-90 **直肠管状腺瘤（tubular adenoma）**。男，71 岁，大便次数增多 1 个月。结肠息肉样肿物，直径 2.0 cm，切面灰白色，质地中等。该病变主要位于左半结肠和右半结肠，直肠少见

黏膜

黏膜下层

肌层

外膜

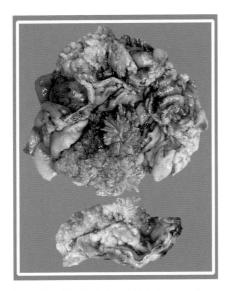

图 5-91 **结直肠绒毛状腺瘤（villous adenoma）**。女，66 岁，腹胀不适 1 个月，发现直肠占位性病变 1 周。息肉型肿物，直径 6.0 cm，表面灰红色，可见绒毛状突起。该病变特征性表现是绒毛状突起，与管状腺瘤明显不同

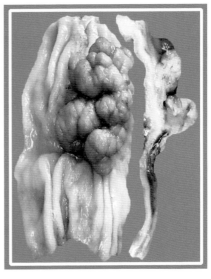

图 5-92 **结直肠绒毛管状腺瘤（tubulovillous adenoma）**。男，81 岁，间断性便血 1 年。乙状结肠息肉型肿物，直径 4.0 cm，分叶状生长，表面相对光滑，缺乏绒毛状突起，切面未见侵犯表现

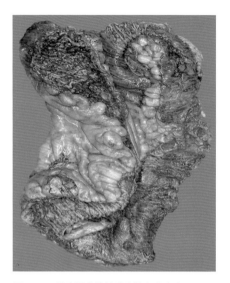

图 5-93　**结直肠家族性腺瘤性息肉病（familial adenomatous polyposis）**。女，33 岁，间断性便血 1 年。全结肠切除标本内息肉数以百计，直径为 0.2~1.0 cm。该病变主要发生在青少年，除了结直肠息肉外，多数患者伴有胃和十二指肠息肉

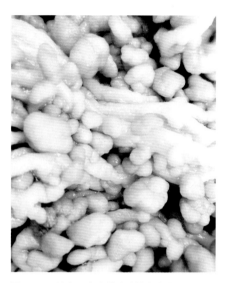

图 5-94　**结直肠家族性腺瘤性息肉病**。女，31 岁，大便不成形 4 年，便血 10 天。结肠切除标本内可见大量息肉，直径 0.2~0.5 cm。该病变属于常染色体显性遗传病，20%~30% 的病例缺乏家族史

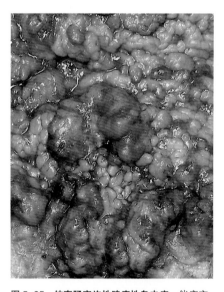

图 5-95　**结直肠家族性腺瘤性息肉病**，伴癌变。女，38 岁，便血 1 个月。全结肠切除标本内可见大量息肉样肿物。临床上，通常采用预防性切除的方法，防止结直肠腺癌的发生。本例个别息肉发生癌变

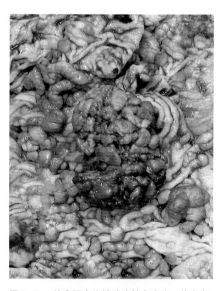

图 5-96　**结直肠家族性腺瘤性息肉病**，伴癌变。女，33 岁，腹痛伴稀便 1 个月。结肠内可见大量息肉样肿物，图中为直径最大肿物，镜下为腺癌。该病变中体积较大的息肉需重点取材

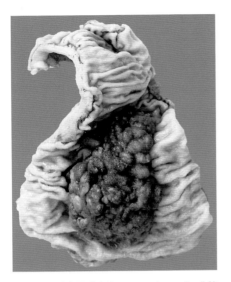

图 5-97　**结直肠腺癌（adenocarcinoma）**，非特殊型。男，62 岁，间断性便血 4 个月。息肉型肿物，直径 6.0 cm，表面灰红色。4 个月后肿瘤复发。息肉型肿物表面呈分叶状或乳头状，通常缺乏溃疡表现

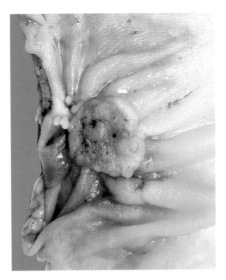

图 5-98　**结直肠腺癌**，非特殊型。男，46 岁，体检发现大便潜血 2 年。息肉型肿物，直径 1.8 cm，扁平乳头状表现，表面光滑，基底较宽，边界清楚，周围可见多个小腺瘤

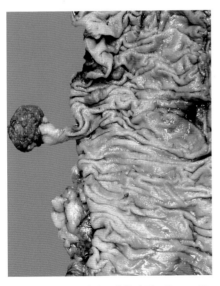

图 5-99　**结直肠腺癌**，非特殊型。男，53 岁，间断性腹痛 1 年。息肉型肿物，直径 2.0 cm，蒂部长 2.0 cm，直径 0.5 cm。本例肿物带有细蒂，是结直肠癌中少见的现象

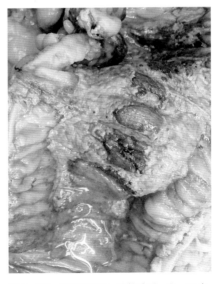

图 5-100　**结直肠腺癌**，非特殊型。女，55 岁，间断性腹胀伴恶心、呕吐 20 天，停止排气 3 天。横结肠浸润性肿物，直径 4.0 cm，肠管表面糜烂及出血，附有脓苔，肿物深部浸润性生长。这种类型常见于横结肠和降结肠

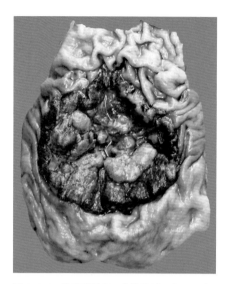

图 5-101 **结直肠腺癌**，非特殊型。女，62 岁，间断性便血 3 年。蕈伞型肿物，直径 7.5 cm，中心为溃疡区，基底部凹凸不平，被覆污秽的灰黄色脓苔，边缘为隆起区，表面灰红色

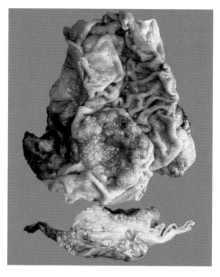

图 5-102 **结直肠腺癌**，非特殊型。男，56 岁，排便习惯改变伴便血 4 个月。蕈伞型肿物，直径 4.3 cm，中心区凹陷，边缘卷曲。蕈伞型肿物通常发生在盲肠和升结肠

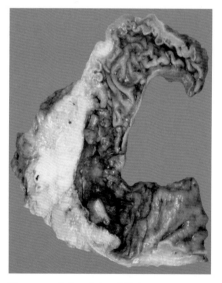

图 5-103 **结直肠腺癌**，非特殊型。巨大溃疡型肿物，切面灰白色，质地中等，侵犯周围脂肪组织；溃疡基底部凹凸不平，边缘隆起，高于周围正常黏膜。本例是典型溃疡型肿物表现

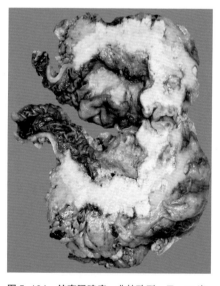

图 5-104 **结直肠腺癌**，非特殊型。男，71 岁，纳差 1 年，便血 2 个月。巨大溃疡型肿物，直径 9.5 cm，切面灰白色，质地中等，侵犯周围脂肪组织。本例以深部浸润性生长为主

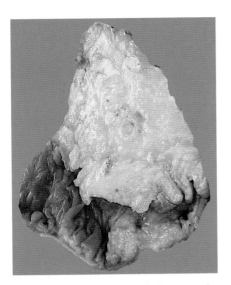

图 5-105　**结直肠腺癌**，非特殊型。男，77 岁。浸润型肿物，直径 4.5 cm，切面灰白色，质地较硬；周围可见多个肿大的淋巴结，是转移癌表现，部分淋巴结融合，局灶可见坏死表现

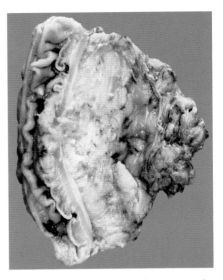

图 5-106　**结直肠腺癌**，非特殊型。男，69 岁，大便次数增多伴性状改变 2 个月。乙状结肠浸润型肿物，直径 4.0 cm，切面灰白色。该肿瘤组织穿透平滑肌层，侵犯浆膜下脂肪组织，定义为 T3 肿瘤

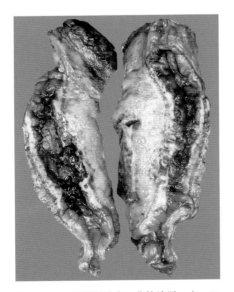

图 5-107　**结直肠腺癌**，非特殊型。女，61 岁，结直肠癌放疗后发现肠腔内溃疡形成，直径 5.0 cm，未见明确肿物残留。本例新辅助治疗后肿瘤完全缓解，是充分取材后得出的结论

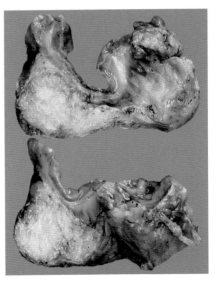

图 5-108　**结直肠腺癌**，非特殊型。女，70 岁，确诊直肠癌 3 个月。新辅助化疗后，肿物直径从 6.1 cm 缩小到 2.0 cm，残留肿物主体位于肠管壁外，切面灰白色，边界模糊不清

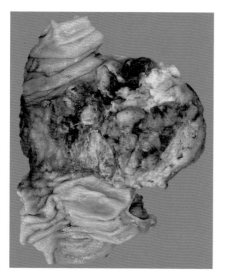

图 5-109　**结直肠腺癌**，黏液型。男，48 岁，大便习惯改变 2 年，贫血及乏力 1 年。右半结肠溃疡型肿物，直径 12.0 cm，基底部凹凸不平，边界不清楚，切面灰白色，侵犯周围脂肪组织

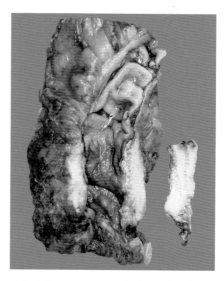

图 5-110　**结直肠腺癌**，印戒细胞型。女，55 岁，停止排气排便 20 天。直肠浸润型肿物，直径 6.0 cm，环周性生长，肠管均匀增厚，切面灰白色，质地较硬，侵犯周围脂肪组织

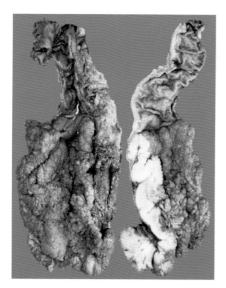

图 5-111　**结直肠腺癌**，腺瘤样型。女，62 岁，间断性便血 3 年。直肠蕈伞型肿物，直径 7.5 cm，表面粗糙，呈乳头状或绒毛状，切面灰白色，质地中等，侵犯周围组织

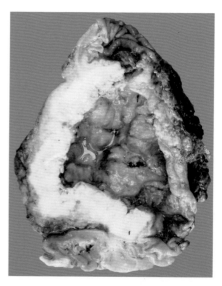

图 5-112　**结直肠腺癌**，Lynch 综合征。男，73 岁，腹痛腹胀 3 个月。右半结肠溃疡型肿物，直径 8.2 cm，切面灰白色，侵犯脂肪组织。Lynch 综合征更常见于年轻人

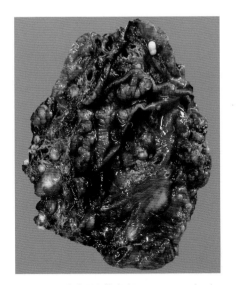

图 5-113　**结直肠血管瘤（haemangioma）**。女，45 岁，体检发现结肠占位性病变 2 周。肿物直径 9.0 cm，表面多发息肉样，切面蜂窝状。该肿瘤在肌壁内呈浸润性生长，可侵犯周围组织

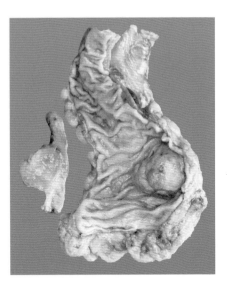

图 5-114　**结直肠神经纤维瘤（neurofibroma）**。女，61 岁，便血 10 天。直肠黏膜下层肿物，直径 3.5 cm，切面淡黄色，侵犯肌层组织。该肿瘤主要有透壁型和黏膜型 2 种类型

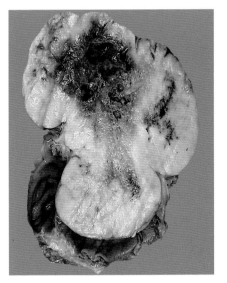

图 5-115　**结直肠胃肠道间质瘤（gastrointestinal stromal tumor）**。男，28 岁。肠腔内结节状肿物，直径 13.5 cm，切面灰白色，质地较软，伴有出血及囊性变，边界清楚

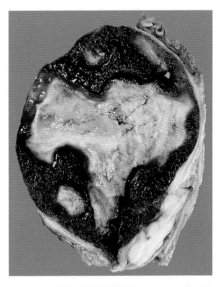

图 5-116　**结直肠胃肠道间质瘤**。男，71 岁，发现排便习惯改变 1 年。结肠结节状肿物，切面以出血和坏死为主。该部位的大部分肿瘤是恶性，手术切除后复发概率较高

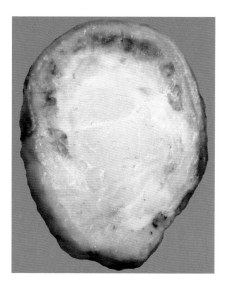

图 5-117　结直肠脂肪瘤（lipoma）。 女，50 岁，间断性腹痛、腹胀半个月。降结肠内息肉样肿物，直径 4.0 cm，表面被覆肠黏膜，切面淡黄色。该肿瘤通常起源于黏膜下层，体积较大者可突入肠腔

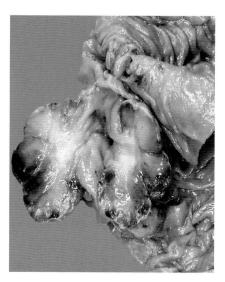

图 5-118　结直肠脂肪肉瘤（liposarcoma）。 男，60 岁，腹泻伴腹痛 2 个月。升结肠隆起型肿物，直径 6.0 cm，切面淡黄色，有油腻感。继发于腹膜后和肠系膜的肿瘤更常见

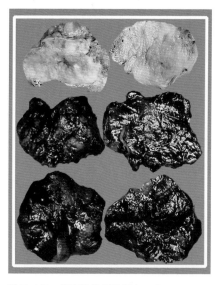

图 5-119　结直肠黑色素瘤（malignant melanoma）。 女，46 岁，大便带血 1 个月。隆起型肿物，直径 8.0 cm，切面灰白色，质地较软，细腻。图下方标本切面灰黑色

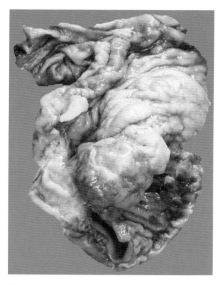

图 5-120　结直肠弥漫大 B 细胞淋巴瘤（diffuse large B-cell lymphoma）。 女，49 岁，右腹部绞痛 1 个半月。右半结肠隆起型肿物，直径 5.5 cm。与胃和回盲部相比，该肿瘤发生在结直肠更少见

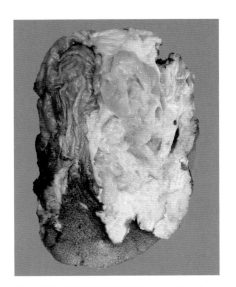

图 5-121 结直肠继发性肿瘤（secondary tumour），脂肪肉瘤。男，49 岁，骶尾部疼痛 4 个月。盆腔巨大不整形肿物，直径 14.0 cm，切面淡黄色，部分区域半透明表现

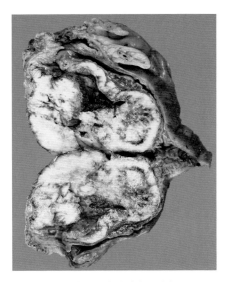

图 5-122 结直肠继发性肿瘤，肺癌。男，62 岁，肺癌术后 2 年。肿物直径 10.0 cm，切面灰白色，质地硬，伴溃疡形成。转移性病灶可以表现为溃疡性肿物，这种现象在黑色素瘤和肺癌中更常见

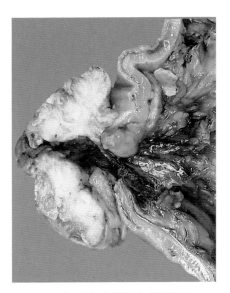

图 5-123 结直肠继发性肿瘤，肾细胞癌。女，68 岁，肾细胞癌术后 9 年。息肉样肿物，直径 3.5 cm，表面光滑，切面灰白色，质地中等。本例转移病灶突向肠腔生长，部分转移性癌可以表现为息肉样肿物

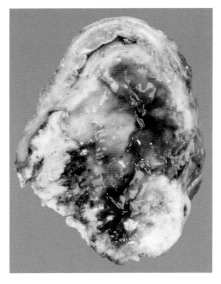

图 5-124 结直肠继发性肿瘤，卵巢癌。女，52 岁，卵巢癌术后 5 年，腹痛 1 周。结肠巨大肿物，直径 17.0 cm，切面灰白灰黄色，伴出血表现，质地糟脆，广泛侵犯肠周围组织

第6章　肝、胆囊、肝外胆管及胰腺病变

张晓玲　张红凯　代云红　王功伟

本章目录

概　述

肝脓肿病灶大小不等，化脓性表现最常见，阿米巴样表现次之。典型**肝包虫病**呈粉皮样。**孤立性囊肿**可单发或多发。多数**成人型多囊肝**弥漫分布于整个肝脏，囊肿大小不等。**结节性肝硬化**按结节大小分为微小结节性肝硬化、大结节性肝硬化及混合性肝硬化 3 种。**肝局灶性结节状增生**的特征是星状瘢痕。**肝细胞腺瘤**边界清楚，切面灰黄色，常伴出血表现。**肝细胞癌**大体分为 4 种：①孤立型肝细胞癌是单个结节状病变，边界清楚；②巨块型肝细胞癌体积较大，常伴卫星病灶；③弥漫型肝细胞癌由均匀的小结节组成，类似结节性肝硬化；④多结节型肝细胞癌结节散在分布，体积相差不大。肝细胞癌切面呈灰黄色最具代表性，可因含有脂肪、胆汁、出血及坏死表现各异。**肝内胆管癌**包括大导管型和小导管型，前者位于肝门区附近，后者分布于周围肝实质。与肝细胞癌相比，"白"和"硬"是肝内胆管癌的两大特征。**海绵状血管瘤**的特征性表现是肿瘤呈海绵状或蜂窝状，切面暗红色，中心可呈灰白色。**继发性肿瘤**的数量超过原发性肿瘤，它们通常来自结直肠、乳腺、胃、胰腺及黑色素瘤等。

胆囊结石以混合型最常见，其他类型少见。胆固醇沉积症表现为息肉样时称为**胆固醇息肉**。**慢性胆囊炎**的特征是囊壁增厚。**黄色肉芽肿性胆囊炎**切面呈淡黄色。**腺癌**包括息肉型、结节型和弥漫浸润型 3 种。

先天性胆总管囊肿是局灶扩张的结果，而不是真正的囊肿。**肝外胆管癌**分为 4 种类型：Ⅰ型是左右肝管汇合处以下的肿瘤；Ⅱ型到达左右肝管汇合处；Ⅲ型阻塞总肝管和右肝管或阻塞总肝管和左肝管；Ⅳ型是多中心肿瘤或累及汇合处和左右肝管。

急性胰腺炎轻者外形完整，仅表现为肿胀；重者出血坏死，可累及周围组织。**慢性胰腺炎**组织切面质地较硬，外形不规则。**IgG4 相关性胰腺炎**大体表现可类似胰腺癌。**浆液性囊腺瘤**以囊腔直径 1.0 cm 为界限，分为微囊型和巨囊型。**导管内乳头状黏液性肿瘤**导管扩张程度不同，通常为多房囊性，可见乳头状结构。**黏液性囊性肿瘤**呈单房或多房，伴多量黏液成分。**导管腺癌**多位于胰头部，体积较小；少数位于胰体尾部，体积较大；具有切面灰白色、质地坚硬和边界不清 3 个显著特征。**实性假乳头状肿瘤**体积较大，边界清楚，呈分叶状生长；囊性肿物合并出血呈"一包血"现象。

肝

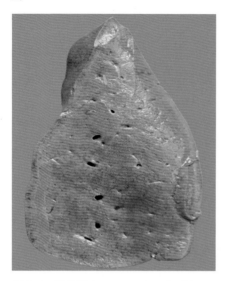

图 6-1　正常肝（normal liver）。男，30
岁，心源性猝死。肝质量 1258.0 g，大小为
22.0 cm×16.0 cm×6.0 cm，表面被膜完整光滑，
切面红褐色，质地柔软

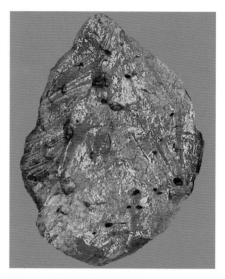

图 6-2　肝缺血再灌注损伤（ischemia reperf-
usion injury）。男，64 岁，发现肝占位性病变 1 个
月，二次肝移植术后 2 天。病变直径 21.0 cm，切
面深红色，质地均匀，可见多个小囊腔。该病主
要发生在肝移植术后 2 周内，数周后可自行消退

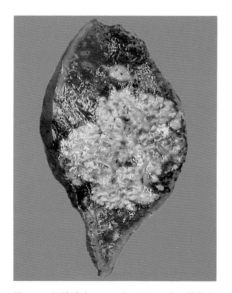

图 6-3　肝脓肿（abscess）。男，56 岁，体检发
现肝占位性病变 1 年。病变直径 7.0 cm，切面灰
黄色，伴有坏死，病变边界欠清。肝脓肿分为细
菌性肝脓肿、阿米巴性肝脓肿和真菌性肝脓肿 3
种类型，其中细菌性肝脓肿最常见

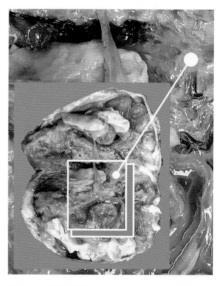

图 6-4　肝包虫病（echinococcosis）。男性，44
岁，体检发现肝包虫囊肿 4 天。囊性病变，直径
13.0 cm，切面灰黄色，部分区域半透明状，呈
典型的"粉皮样"。该病变呈单囊或多囊性，可
伴大量子囊形成

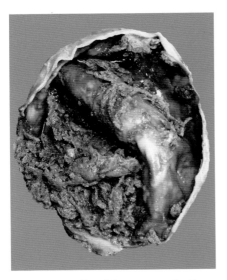

图6-5　**肝孤立性囊肿（solitary cyst）**。男，55岁，体检发现肝占位性病变1年。囊性肿物，直径13.0 cm，壁厚0.3~0.5 cm，内见多量坏死物。该病变单发或多发，囊内可被覆多种上皮成分

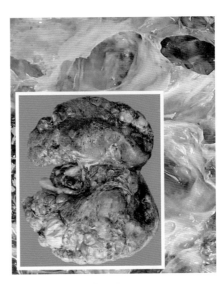

图6-6　**成人型多囊肝（polycystic liver disease）**。女，44岁，发现多囊肝20年。病变累及整个肝脏，直径36.0 cm，由大小不等的囊肿组成，切面蜂窝状，囊壁菲薄，内含清亮液体

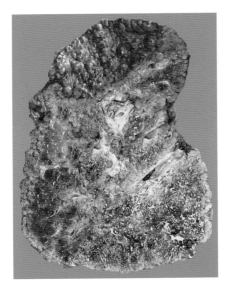

图6-7　**肝豆状核变性（hepatolenticular degeneration）**。女，66岁，转氨酶升高3年。肝直径20.0 cm，切面灰红色，呈肝硬化表现。该病是常染色体隐性遗传病

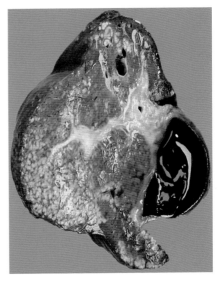

图6-8　**自身免疫性肝炎（autoimmune hepatitis）**。男，51岁，皮肤黄染4个月，腹胀2周。肝直径22.0 cm，切面灰黄色，类似肝硬化表现。该病变分为IgG4相关型和IgG4不相关型2种类型

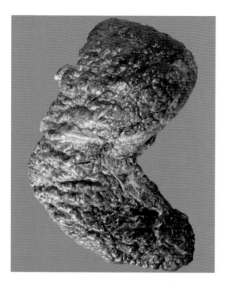

图 6-9　结节性肝硬化（nodular cirrhosis）。女，47 岁，诊断乙型肝炎 13 年，呕血及黑便 1 天。肝组织表面可见多量大结节，直径 1.0~5.0 cm。本例结节直径大于 3.0 mm，为大结节性肝硬化

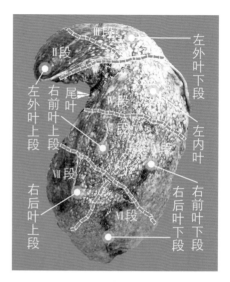

图 6-10　结节性肝硬化。男，55 岁，慢性乙型肝炎 18 年。肝直径 20.0 cm，表面可见大量小结节，直径多小于 3.0 mm。本例属于微结节性肝硬化

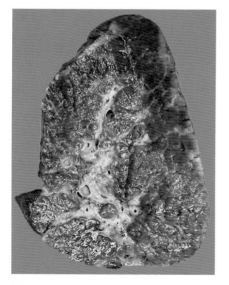

图 6-11　结节性肝硬化。65 岁，发现慢性乙型肝炎 18 年。肝组织切面灰红色，可见大量大小不等的结节，最大直径 3.0 cm。本例属于混合性肝硬化

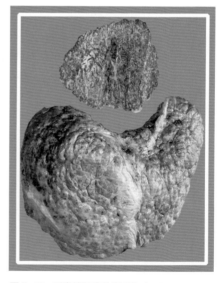

图 6-12　原发性胆汁性肝硬化（primary biliary cirrhosis）。女，63 岁，肝衰竭，行肝移植手术。肝切面多结节状，黄绿色。该病为自身免疫性疾病，几乎所有患者均为女性

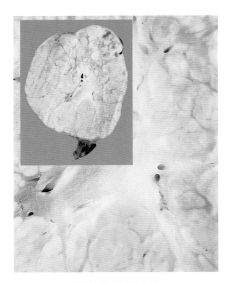

图 6-13 肝局灶性结节性增生（focal nodular hyperplasia）。女，27 岁，发现肝占位性病变 2 个月。结节状肿物，直径 4.7 cm，切面灰白至淡黄色，中心可见典型的瘢痕形成，边界清楚。本例为典型大体表现

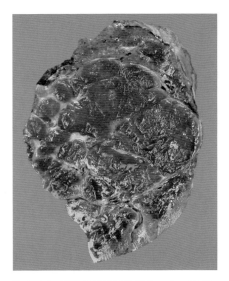

图 6-14 肝局灶性结节性增生。女，28 岁，发现肝占位性病变 2 周。结节状肿物，直径 8.0 cm，切面灰红色，小结节之间可见纤维性分隔。本例大体切面颜色与周围肝组织接近

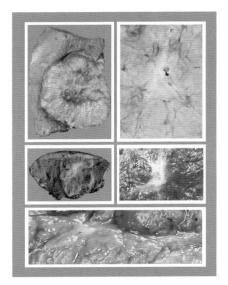

图 6-15 肝局灶性结节性增生。本组图片展示纤维性瘢痕的不同表现；下图是不规则梭形瘢痕；左上图瘢痕不明显；其余图片为星状瘢痕，表现为灰白色增生的纤维组织呈放射状伸向周围肝组织

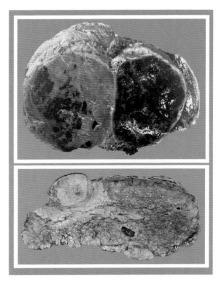

图 6-16 肝局灶性结节性增生。男，24 岁，体检发现肝占位性病变 4 年。肝组织切面上可见 2 个巨大结节，直径分别为 11.0 cm 和 8.0 cm，切面灰红色，伴紫瘀样表现。下图为孤立性结节

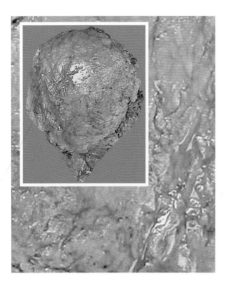

图 6-17 肝细胞腺瘤（hepatocellular adeno-ma）。女，32 岁，发现肝占位性病变三个半月。结节状肿物，直径 8.5 cm，切面灰黄色，质地较软，边界欠清。周围附少许肝正常组织。该肿瘤主要见于育龄期女性，口服避孕药是主要危险因素

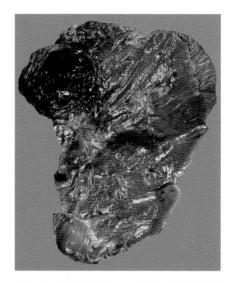

图 6-18 肝细胞腺瘤。女，21 岁，肝占位性病变 2 个月。结节状肿物，直径 7.0 cm，切面黑褐色，缺乏纤维性包膜，边界清楚。黑褐色区域是出血表现，黑褐色是该肿瘤常见的切面颜色

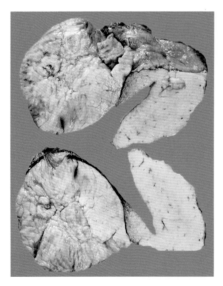

图 6-19 肝细胞腺瘤。男，13 岁。椭圆形肿物，直径 7.0 cm，切面灰黄色，质地中等，缺乏出血等继发性表现，边界清楚。本例肿瘤切面颜色与周围正常肝组织接近

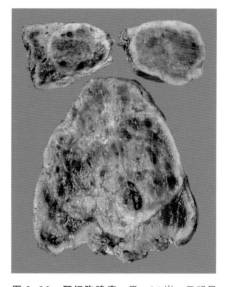

图 6-20 肝细胞腺瘤。男，24 岁，无明显诱因上腹部疼痛 1 年。肝多发性肿物，直径 1.2~10.5 cm，切面灰黄至红褐色，与周围正常肝组织颜色接近，部分区域伴有坏死。多发性肝细胞腺瘤并不少见

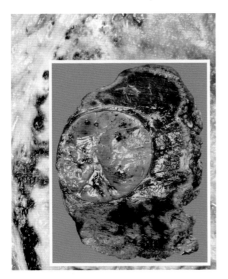

图 6-21　**肝细胞癌**（hepatocellular carcinoma），非特殊型。男，68 岁，体检发现肝占位性病变 1 个月。孤立型肿物，直径 6.0 cm，切面灰黄色，边界清楚。孤立型肿瘤往往缺乏结节性肝硬化背景

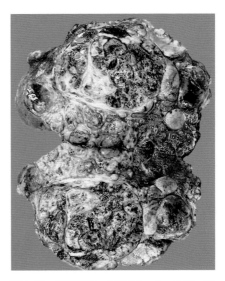

图 6-22　**肝细胞癌**，非特殊型。女，69 岁，发现肝内占位性病变 10 天。巨块型肿物，直径 10.0 cm，中心为巨大结节，周围可见卫星灶。术后进行化疗，3 个月后肿瘤复发

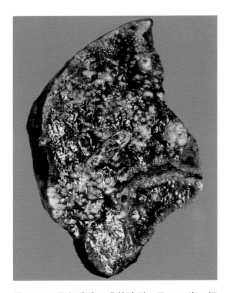

图 6-23　**肝细胞癌**，非特殊型。男，62 岁，间断性腹痛 6 个月，发现肝占位性病变 1 周。弥漫型肿物，直径 11.5 cm，切面上可见小结节弥漫性分布，局灶可见小结节融合成块

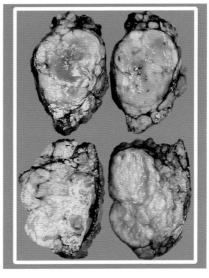

图 6-24　**肝细胞癌**，非特殊型。女，66 岁，发现肝占位性病变 5 天。多结节型肿物，直径为 1.7~3.0 cm，切面灰黄色。多结节型肿物与巨块型卫星病灶有所不同

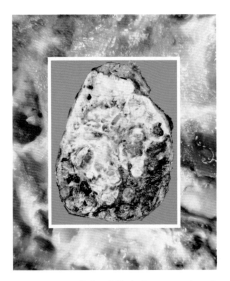

图 6-25　**肝细胞癌**，非特殊型。男，42 岁，发现肝占位性病变 10 个月。巨块型肿物，直径 14.0 cm，切面呈现典型的灰黄色，伴出血及坏死。继发性改变是肝细胞癌的常见表现

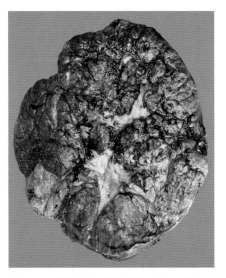

图 6-26　**肝细胞癌**，非特殊型。男，44 岁，乙型肝炎病史 30 年。巨块型肿物，直径 16.0 cm，切面灰绿色，为胆汁淤积表现，质地糟碎。胆汁淤积是肝病变常见表现，也见于非肿瘤性病变

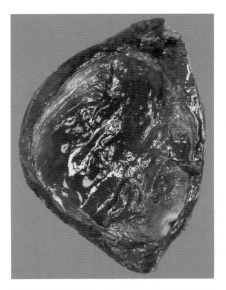

图 6-27　**肝细胞癌**，非特殊型。男，25 岁，发现肝占位性病变 6 年，增大 5 个月。结节状肿物，直径 8.0 cm，切面灰红色，边界清楚。本例为肝细胞腺瘤恶变所致，往往与 β-catenin 基因突变有关

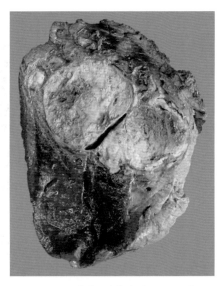

图 6-28　**肝细胞癌**，非特殊型。男，51 岁，肝占位性病变介入栓塞治疗后 20 天。巨块型肿物，直径 8.5 cm，切面灰黄色，边界清楚。本例治疗后肿瘤组织出现广泛坏死

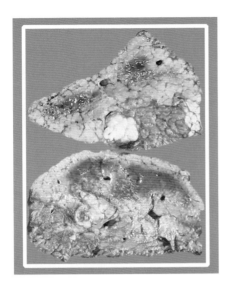

图 6-29　**肝细胞癌**，小肝癌。男，53 岁，乙型肝炎 28 年，发现肝占位性病变 1 周。孤立型肿物，直径 1.7 cm，切面灰白色。图下方标本切面灰黄色。小肝癌是指肿瘤直径 ≤ 2.0 cm 者，包括早期和进展性两类

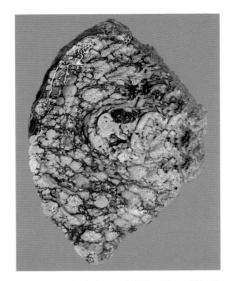

图 6-30　**肝细胞癌**，脂肪肝型。男，53 岁，体检发现肝占位性病变 1 个月。弥漫型肿物，直径 15.0 cm，切面上可见弥漫性小结节，灰黄色，油腻感。该亚型具有脂肪肝背景，类似结节性肝硬化表现

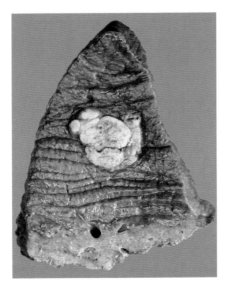

图 6-31　**肝细胞癌**，透明细胞型。男，59 岁，间断性右上腹部不适 2 年，发现肝占位性病变 1 个月。多结节肿物，直径 2.1 cm，切面灰白色，周围可见卫星灶。该亚型需要与肾透明细胞转移癌鉴别

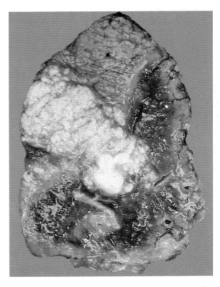

图 6-32　**肝细胞癌**，透明细胞型。男，61 岁，肝癌术后 3 个月复发。肿物直径 5.0 cm，切面灰白色，多结节状分布。该亚型少数病例与脂肪变性有关，该亚型预后相对较好

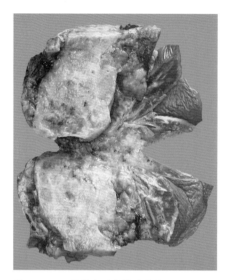

图 6-33　肝导管内乳头状肿瘤（intraductal papillary neoplasia），伴相关浸润性癌。男，45 岁，发现肝占位性病变 4 天。囊实性肿物，直径 11.0 cm，切面灰黄色，部分区域边界不清。该肿瘤发生在肝内或肝外胆管，以女性多见

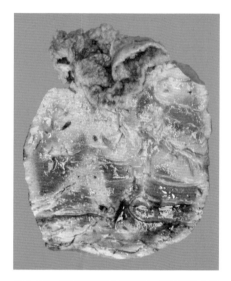

图 6-34　肝导管内乳头状肿瘤，伴高级别上皮内瘤变。男，45 岁，囊性肿物，直径 6.0 cm，囊内壁粗糙，可见大量乳头状隆起。该肿瘤大体可表现为单房或多房肿物。I 型主要发生在肝内胆管，II 型常见于肝外胆管

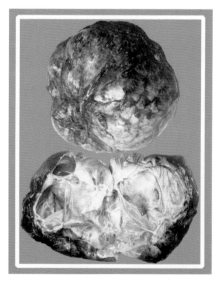

图 6-35　肝黏液性囊性肿瘤（mucinous cystic neoplasm），伴低级别上皮内瘤变。女，58 岁，肝囊肿术后 8 年。囊性肿物，直径 12.5 cm，表面光滑，切面多房囊性，可见少量黏液。该病变主要发生在肝左叶

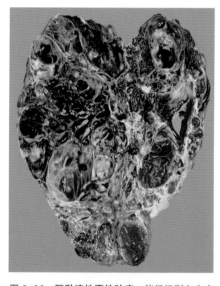

图 6-36　肝黏液性囊性肿瘤，伴低级别上皮内瘤变。女，79 岁，发现肝囊肿 20 年。多房囊性肿物，直径 14.0 cm，内壁光滑，囊内容物为黏液成分

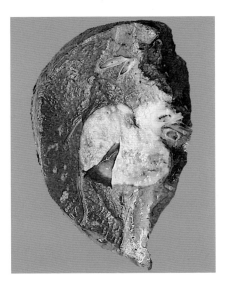

图 6-37　**肝内胆管癌（intrahepatic cholangioc-arcinoma）**，大导管型。男，66 岁，发现巩膜黄染伴发热 20 天。肿物不规则形，直径 5.5 cm，切面灰白色，大部分区域边界清楚，局灶可见侵犯周围肝组织

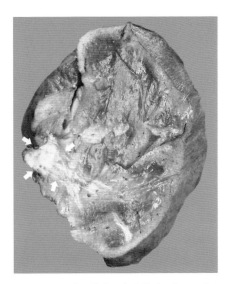

图 6-38　**肝内胆管癌**，大导管型。女，58 岁，上腹胀 3 个月。肝门部肿物，直径 2.4 cm，切面灰白色，质地较硬，边界不清。本例伴淋巴结转移。术后化疗

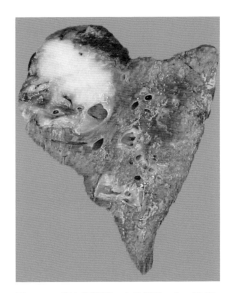

图 6-39　**肝内胆管癌**，大导管型。女，80 岁，转氨酶升高 5 个月，发现肝门部占位性病变 1 个月。不规则形肿物，直径 3.0 cm，切面灰白色，边界不清。本例肿物周围可见明显扩张的胆管

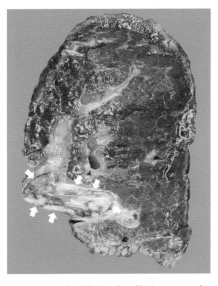

图 6-40　**肝内胆管癌**，大导管型。男，54 岁，右肝癌射频消融术后 3 年，上腹不适 3 周。胆管内肿物，直径 4.7 cm，未侵犯周围组织。该病变也称为导管内生长型肝内胆管癌

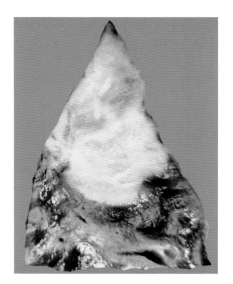

图 6-41 **肝内胆管癌**，小导管型。男，47 岁，发现肝占位性病变 5 天。肿块直径 8.0 cm，肿瘤沿着肝组织呈楔形生长，切面实性，质地均匀，灰白色，缺乏出血及坏死等表现

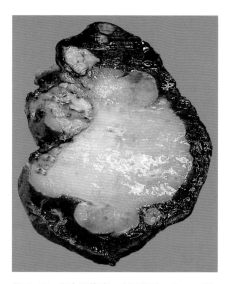

图 6-42 **肝内胆管癌**，小导管型。女，74 岁，间断性发热 2 个月，加重 10 天。分叶状肿物，直径 9.0 cm，切面灰白色，质地较硬，伴有卫星结节。术后 2 个月患者死亡

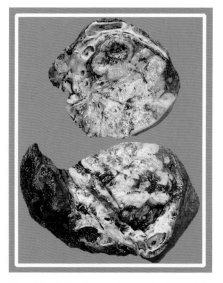

图 6-43 **肝内胆管癌**，小导管型。女，59 岁，肝内结石 10 年，发现肝占位性病变 10 天。结节状肿物，直径 8.5 cm，切面灰黄色，伴出血、坏死及囊性变。如本例的大体表现相对少见

图 6-44 **肝内胆管癌**，小导管型。本例是肝内胆管癌局部放大表现。该肿瘤典型表现是切面灰白色，质地较硬，缺乏继发性表现。是否存在出血及坏死，是与肝细胞癌鉴别的主要特征

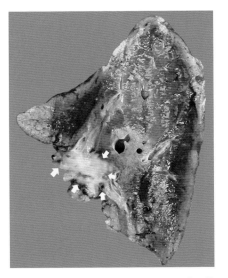

图 6-45　**肝内胆管癌**，黏液型。女，79 岁，体检发现胆管扩张 4 个月。近肝门处肿物，直径 2.5 cm，切面灰白色，边界不清。该亚型大体表现类似其他部位黏液腺癌

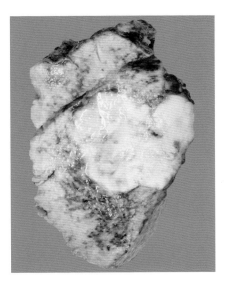

图 6-46　**肝内胆管癌**，腺鳞癌。男，64 岁，结节状肿物，直径 4.0 cm，切面灰白色，质地较硬，局灶坏死表现。肿物位于肝被膜下，边界清楚。本例伴淋巴结转移

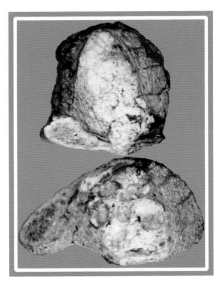

图 6-47　**肝内胆管癌**，肉瘤样癌。男，53 岁，发热 3 个月，发现肝占位性病变 1 个月。结节状肿物，直径 8.0 cm，形状不规则，切面灰白色，伴囊性变，边界相对清楚

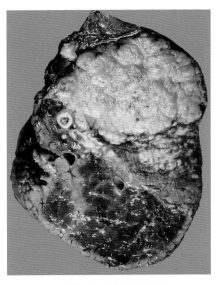

图 6-48　**混合性肝细胞癌和胆管癌（combined hepatocellular-cholangiocarcinoma）**。男，53 岁，发热 10 天，发现肝占位性病变 3 天。结节状肿物，直径 7.0 cm，切面灰白色，质地中等。肿瘤侵犯门静脉，伴淋巴结转移

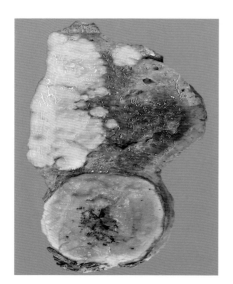

图 6-49　混合性肝细胞癌和胆管癌。男，46 岁，中上腹疼痛 1 个月，发现肝占位性病变半个月。灰白色区为胆管癌，灰红色区为肝细胞癌。伴淋巴结转移，术后化疗

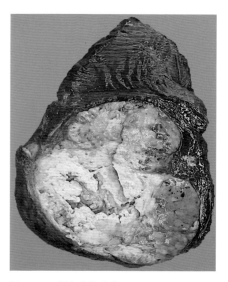

图 6-50　肝未分化癌（undifferentiated carcinoma）。男，55 岁，巨大结节状肿物，直径 20.0 cm，肝被膜下分叶状生长，切面灰白色，局灶灰红色至淡黄色，质地较软，组织糟碎，边界清楚

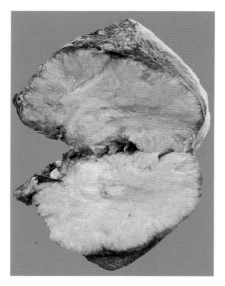

图 6-51　肝神经内分泌癌（neuroendocrine carcinoma）。女，63 岁，巨大结节状肿物，直径 11.0 cm，切面灰黄色，质地中等，边界较清。该肿瘤主要发生在肝门附近的胆管内，部分肿瘤可见坏死表现

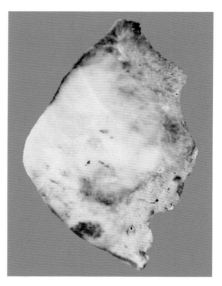

图 6-52　肝上皮样血管内皮瘤（epithelioid haemangioendothelioma）。女，41 岁，体检发现肝占位性病变 4 年。肿物形状不规则，直径 6.0 cm，切面灰白色，边界不清。有时，该病变大体表现类似血管肿瘤

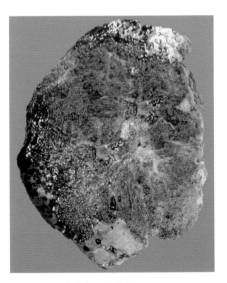

图 6-53　**肝海绵状血管瘤（cavernous haemangioma）**。女，64 岁，上腹部不适 4 个月。肿物直径 6.5 cm，切面灰红色，质地较软，边界不清，周围可见正常肝组织。本例切面呈现典型的蜂窝状或海绵状

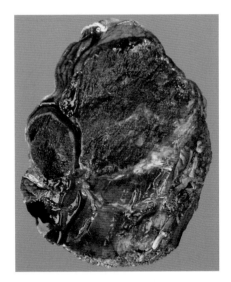

图 6-54　**肝海绵状血管瘤**。女，55 岁。体检发现肝血管瘤 2 年。肿物分叶状，直径 9.0 cm，切面灰红色，边界较清。本例蜂窝状表现不明显，流水冲洗后可见大量小囊腔

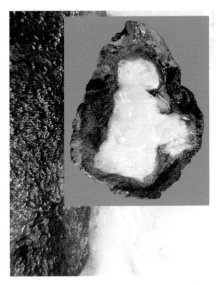

图 6-55　**肝海绵状血管瘤**。女，44 岁，恶性呕吐 1 年。肿物形状不规则，直径 17.0 cm，切面蜂窝状，周围红褐色，中心区域是缺乏血供的纤维化表现

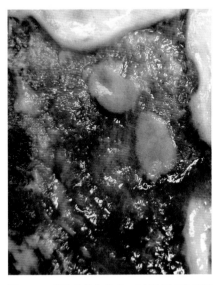

图 6-56　**肝海绵状血管瘤**。本例为肿瘤切面局部放大表现。切面灰红色，呈蜂窝状，质地中等；周围可见灰白色纤维化区域。纤维化也是该肿瘤常见表现，有些肿瘤表现轻微

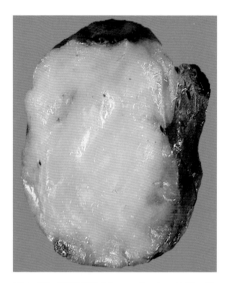

图 6-57　肝脂肪瘤（lipoma）。 女，56 岁，体检发现肝占位性病变 4 年。结节状肿物，直径 9.5 cm，切面淡黄色，质地均匀，有油腻感，边界清楚。肝脂肪瘤非常少见，本例大体特征十分典型，容易识别

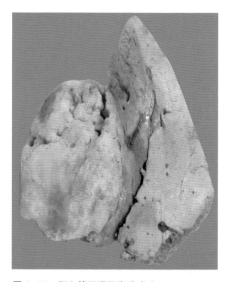

图 6-58　肝血管平滑肌脂肪瘤（angiomyolipoma）。 女，53 岁，体检发现肝脏肿物。肝被膜下结节状肿物，直径 6.0 cm，切面淡黄色，质地中等，与周围组织边界清楚。本例大体表现类似脂肪瘤

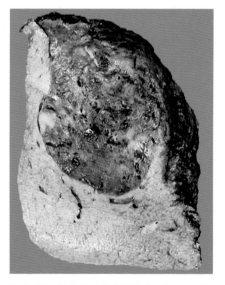

图 6-59　肝血管平滑肌脂肪瘤。 女，43 岁，发现肝占位性病变 5 天。肿物结节状，直径 4.5 cm，切面灰红色，质地中等。典型切面颜色为淡黄色或灰白色，本例有出血，掩盖了真实颜色

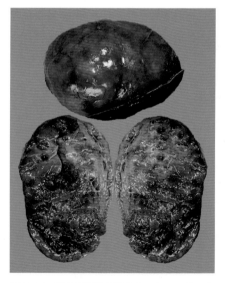

图 6-60　肝血管平滑肌脂肪瘤。 女，23 岁，上腹部不适 10 年。肿物椭圆形，直径 9.0 cm，切面灰红色，可见囊腔，包膜完整，边界清楚。新鲜标本。本例质地更接近脂肪瘤

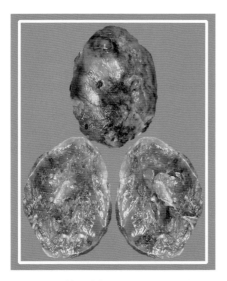

图 6-61　**肝神经鞘瘤（schwannoma）**。女，40岁，发现肝占位性病变半个月。椭圆形肿物，直径 7.5 cm，切面灰黄色，半透明状，可见囊性变。本病好发于亚洲女性；多数生物学行为是良性，很少发生恶变

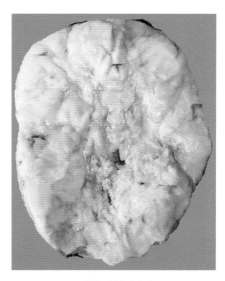

图 6-62　**肝孤立性纤维性肿瘤（solitary fibrous tumor）**，恶性。男，35岁，发现肝内占位性病变 1 周。椭圆形肿物，直径 14.0 cm，切面灰白色，有部分坏死表现。本例伴脑转移。该病变恶性类型主要表现为局灶复发和远处转移

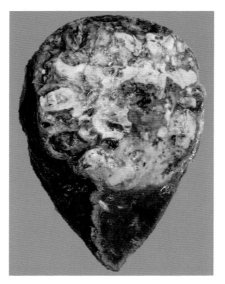

图 6-63　**肝胚胎性肉瘤（embryonal sarcoma）**。女，26岁，发现肝占位性病变 4 个月。巨大肿物，直径 13.0 cm，切面灰白灰黄色，质地软，可见出血及坏死。术后介入治疗，3 年后复发。该肿瘤通常边界清楚，缺乏包膜

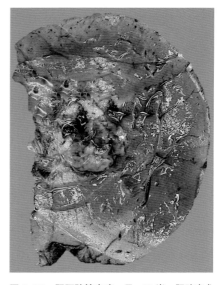

图 6-64　**肝胚胎性肉瘤**。男，23岁，肝肿瘤术后 7 个月复发。肿物形状不规则，直径 4.0 cm，可见出血表现，边界不清。该肿瘤切面通常呈多彩状，伴继发性表现

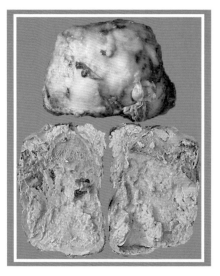

图 6-65　**肝畸胎瘤（teratoma）**，良性。女，40 岁，餐后腹痛伴腰痛 1 个月。囊性肿物，直径 8.5 cm，囊壁菲薄，其内有大量脂质及毛发。该肿瘤主要见于生育期女性；囊性生长方式较实性生长方式更常见

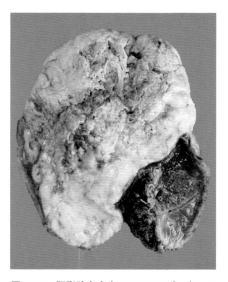

图 6-66　**肝脂肪肉瘤（liposarcoma）**。女，62 岁，肝区疼痛 2 周。巨大结节状肿物，直径 16.0 cm，切面灰白至淡黄色，伴有大片坏死区域，局灶可见出血表现，周围可见少量肝组织。术中发现胸膜多发性转移

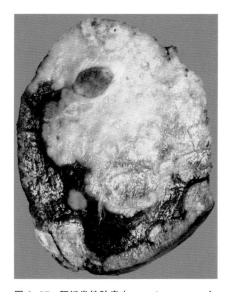

图 6-67　**肝继发性肿瘤（secondary tumor）**，肺腺癌。男，55 岁，肺癌术后半年。肿物多结节状，最大直径 7.5 cm，切面灰黄色，边界较清。约 1/5 肺腺癌病例会出现远处转移，肝是常见部位；大体表现通常缺乏广泛出血或坏死

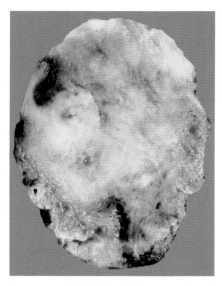

图 6-68　**肝继发性肿瘤**，肺鳞癌。男，50 岁，肺癌术后 3 年，发现肝占位性病变 2 个月。肿物形状不规则，直径 2.5 cm，切面灰白色，质地中等，边界不清

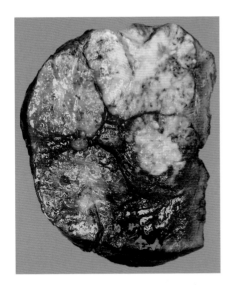

图 6-69　**肝继发性肿瘤**，肺大细胞神经内分泌癌。男，62 岁，肺癌术后 1 个月。多结节状肿物，直径 4.0~6.0 cm，切面灰白色。与肺腺癌和鳞状细胞癌相比，该肿瘤的转移概率更高

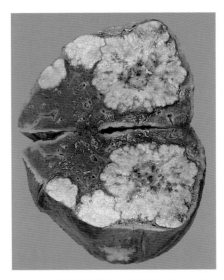

图 6-70　**肝继发性肿瘤**，结肠癌。男，59 岁，乙状结肠癌术后 10 个月。多结节状肿物，直径 1.0~8.0 cm，切面灰白色，边界清楚。术后化疗。结直肠癌最常见的转移部位是肝胆管内，类似原发性肿瘤

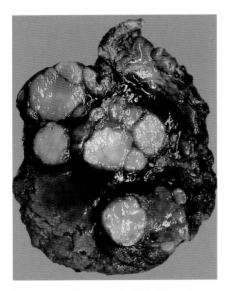

图 6-71　**肝继发性肿瘤**，肾上腺癌。女，44 岁，肾上腺癌术后 5 个月。多发性肿物，直径 0.5~1.5 cm，切面灰黄色，质地较软。该肿瘤多数转移至肝，也可以直接侵犯肝组织

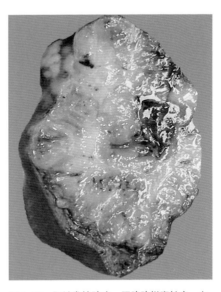

图 6-72　**肝继发性肿瘤**，腮腺腺样囊性癌。女，63 岁，发现肝占位性病变 1 年。肝被膜下肿物，直径 7.5 cm，分叶状，切面灰白色，质地中等。除了肝转移之外，该患者也发生了肺转移

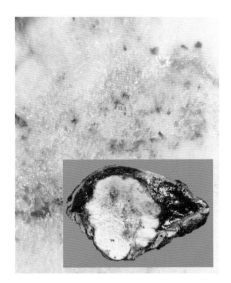

图 6-73　**肝继发性肿瘤**，乳腺癌。女，60 岁，乳腺癌术后 2 年，发现肝占位性病变 6 个月。结节状肿物，直径 5.8 cm，切面分叶状，灰白色，质地中等。该患者有癌性腹水、低蛋白血症及贫血等晚期肿瘤表现

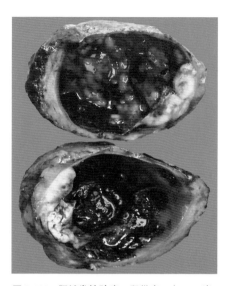

图 6-74　**肝继发性肿瘤**，卵巢癌。女，57 岁，卵巢癌术后，发现肝转移 7 个月。囊性肿物，直径 6.5 cm，囊壁厚 0.1~1.5 cm，囊内含有血性液体。该患者肿瘤已发生广泛转移，包括肾上腺、肠系膜及膈肌等部位

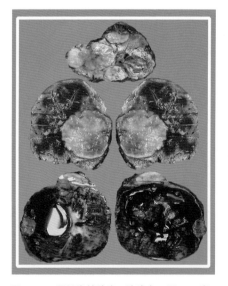

图 6-75　**肝继发性肿瘤**，胰腺癌。男，53 岁，肝内多发占位性病变 6 个月。多发性肿物，直径 1.5~7.0 cm，切面灰红色，伴囊性变。行肝移植术。在血行转移中，肝可能是胰腺癌最常见的转移部位

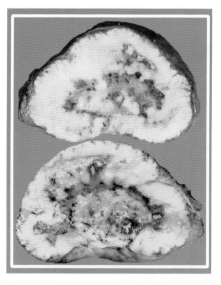

图 6-76　**肝继发性肿瘤**，胸腺瘤。女，60 岁，右季肋下疼痛 10 天。结节状肿物，直径 10.0 cm，切面灰白色，伴坏死，边界清楚。本例以肝转移为首发症状

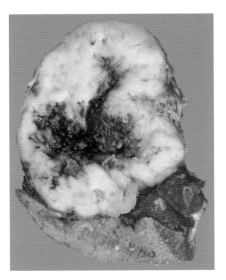

图 6-77　**肝继发性肿瘤**，胃肠道间质瘤。女，57 岁，小肠胃肠道间质瘤术后 6 年，行口服格列卫治疗，发现肝转移半年。结节状肿物，直径 7.2 cm，切面灰白色，伴出血

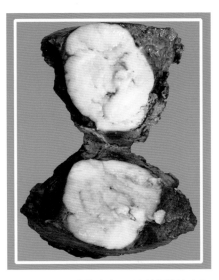

图 6-78　**肝继发性肿瘤**，孤立性纤维性肿瘤。男，55 岁，胸膜肿物术后 2 年。结节状肿物，直径 5.0 cm，切面灰白色，质地中等，边界清楚

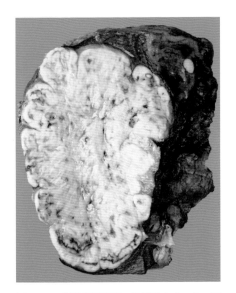

图 6-79　**肝继发性肿瘤**，平滑肌肉瘤。女，54 岁，子宫肿瘤术后 5 年。多结节状肿物，直径 0.8~15.0 cm，切面灰白色，边界清楚。子宫平滑肌肉瘤通常在盆腔内扩散，少数发生远处转移

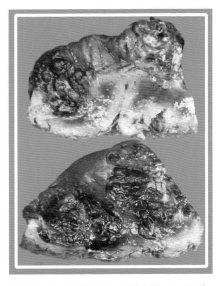

图 6-80　**肝继发性肿瘤**，血管肉瘤。女，32 岁，卵巢血管肉瘤术后 9 年。多结节状肿物，直径 1.2~5.5 cm，切面灰红色，伴出血表现。该患者相继出现局部复发、脾转移、结肠转移及肝转移

胆囊

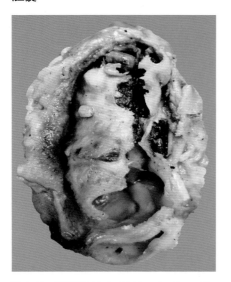

图 6-81 **胆囊结石（cholelithiasis）**。男，62 岁，发现胆囊结石 30 年。结石成分充满胆囊，轮廓与胆囊相似，呈灰黄色。该结石的特点是外部为灰白色硬壳，中心为数量较多的深色结石，这种现象也称为联合性胆结石

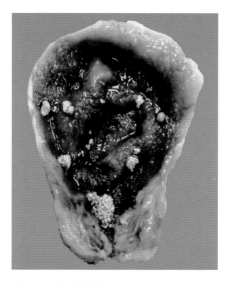

图 6-82 **胆囊胆固醇息肉（cholesterol polyp）**。男，33 岁，发现胆囊息肉 2 年。胆囊壁内可见多量量米粒大小肿物，金黄色，质地较软，容易脱落。该病变大体呈黄色分叶状，是胆固醇沉积症的形态学变异

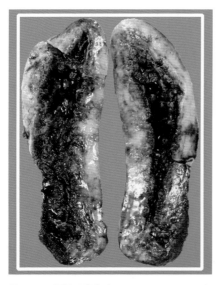

图 6-83 **慢性胆囊炎（chronic cholecystitis）**。女，39 岁，腹部隐痛 5 年，疼痛加重 3 天。胆囊体积明显增大，腔面灰红色，胆囊壁增厚，切面灰黄色。该病变的主要大体表现是胆囊壁增厚，甚至可以发生钙化，往往与结石同时存在

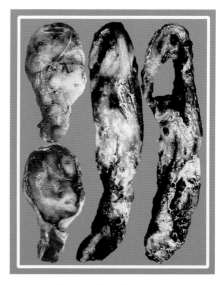

图 6-84 **黄色肉芽肿性胆囊炎（xanthogranulomatous cholecystitis）**。女，63 岁，皮肤黄染 10 天。胆囊黏膜消失，囊壁厚 0.3~0.8 cm，局灶结节状。该病变可能是胆道梗阻合并细菌感染所致，Rokitansky-Aschoff 窦破裂，最后泡沫样细胞聚集

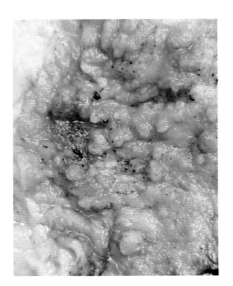

图 6-85　**胆囊腺瘤（adenoma）**。女，52 岁，胆囊结石 20 年，发现胆囊息肉 2 个月。胆囊底部可见多个息肉样肿物，直径 0.5~0.9 cm。该病好发于中年女性，肿瘤既可以带蒂，也可以无蒂，甚至漂浮在胆囊中

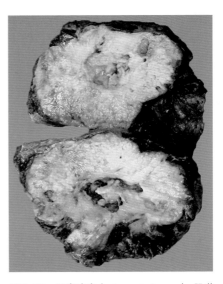

图 6-86　**胆囊腺癌（adenocarcinoma）**，胆道型。结节型肿物，直径 5.0 cm，切面灰白色，质地较硬，伴囊性变，边界不清；胆囊结构完全破坏，被肿瘤组织取代，侵犯周围脂肪组织及肝脏

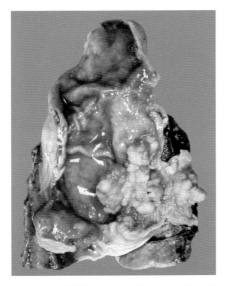

图 6-87　**胆囊腺癌**，胆道型。女，66 岁，间断性上腹部疼痛 1 个月。息肉型肿物，直径 3.0 cm，肿瘤主体向胆囊腔内生长，呈现乳头状。本例伴有淋巴结转移。胆囊腺癌最常见的部位是胆囊底，其次是体部，颈部最少见

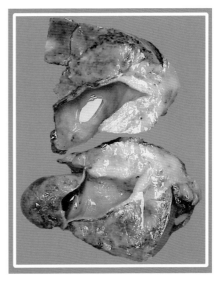

图 6-88　**胆囊腺癌**，胆道型。女，69 岁，胆囊结石 30 年。胆囊底部结节型肿物，直径 6.0 cm，切面灰白色，质地较硬，侵及胆囊壁全层及肝组织。该肿瘤大体表现与肝胆管癌有相似之处

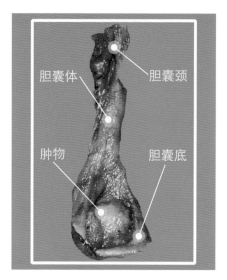

图 6-89　**胆囊腺癌**，差黏附型。男，78 岁，发现胆囊占位性病变 10 天。胆囊底部可见结节型肿物，直径 3.0 cm。尽管本例表现为局限生长，但该亚型多数肿瘤为弥漫浸润性生长

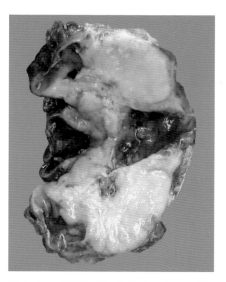

图 6-90　**胆囊腺癌**，黏液型。女，61 岁，CA199 升高 1 个月，发现胆囊占位性病变 5 天。胆囊底部结节型肿物，直径 7.0 cm，切面灰白色，侵犯肝组织

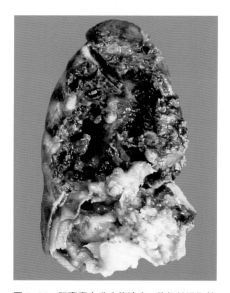

图 6-91　**胆囊囊内乳头状肿瘤**，伴相关浸润性癌。女，80 岁，上腹部间断性疼痛 3 个月。胆囊内菜花样肿物，直径 2.5 cm，周围可见黑色结石。该肿瘤预后明显好于普通胆囊癌

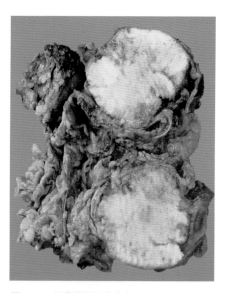

图 6-92　**胆囊鳞状细胞癌**（**squamous cell carcinoma**）。女，71 岁，背部疼痛 4 个月。胆囊底部结节状肿物，直径 6.0 cm，切面灰白色，缺乏出血及坏死等继发性表现，质地坚硬，侵犯周围肝组织

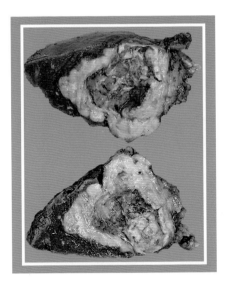

图 6-93　胆囊腺鳞癌（squamous cell carcinoma）。女，75 岁，发现胆囊占位性病变 2 个月。肿物充满胆囊，直径 9.0 cm，切面灰白色。病变伴全身多发转移，患者术后 1 个月死亡。该肿瘤具有侵袭性行为，通常预后较差

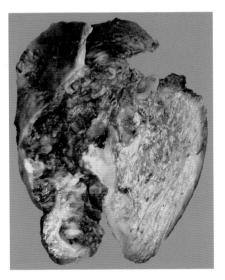

图 6-94　胆囊肉瘤样癌（sarcomatoid carcinoma）。女，74 岁。不整形肿物，直径 11.0 cm。肿物充满胆囊，部分息肉样生长，部分组织破碎，切面灰红色，鱼肉样，质地较软，侵犯胆囊壁

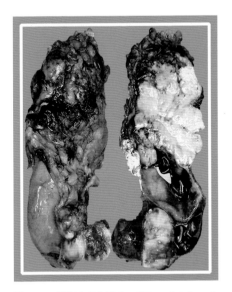

图 6-95　胆囊未分化癌（undifferentiated carcinoma）。女，58 岁，发现胆囊结石 15 年。胆囊多发性肿物，位于体部和颈部，直径为 7.0 cm 和 4.0 cm，分叶状和结节状生长，切面灰白色，边界清楚

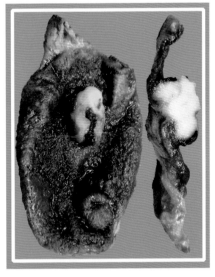

图 6-96　胆囊继发性肿瘤（secondary tumor），平滑肌肉瘤。男，32 岁，腹膜后平滑肌肉瘤 20 个月，右上腹部疼痛 5 个月。息肉样肿物，直径 1.3 cm，切面灰白色，质地较硬。胆囊转移性肿瘤少见，多数肿瘤是黑色素瘤、肾细胞癌及乳腺癌等

肝外胆管

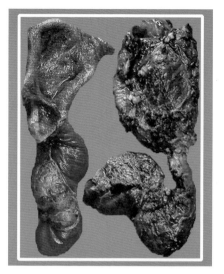

图 6-97　**先天性胆总管囊肿**（congenital chol-edochus cyst）。女，10 岁，直径 6.0 cm，囊壁厚 0.2 cm，内、外表面光滑。该患者合并胆管结石及慢性胆囊炎。该病变不是真正的囊肿，是胆总管局部扩张导致

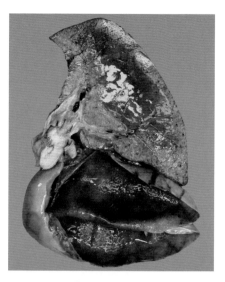

图 6-98　**胆总管肝外胆管癌**（extrahepatic cho-langiocarcinoma），非特殊型。女，50 岁，右上腹部间断性疼痛数月，皮肤黄染伴瘙痒 1 个月。肝总管结节型肿物，直径 4.0 cm，切面灰白色。该肿瘤好发于亚洲人，男性多见

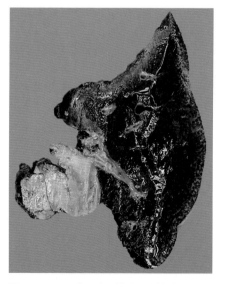

图 6-99　**胆总管肝外胆管癌**，非特殊型。男，65 岁，皮肤黄染 10 天。胆总管结节型肿物，直径 5.0 cm，蔓延至左、右肝管及胆总管。该肿瘤来源于胆管上皮内瘤变或导管内乳头状肿瘤

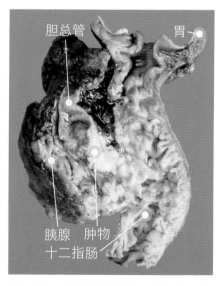

图 6-100　**胆总管肝外胆管癌**，乳头状型。男，55 岁，全身皮肤黄染 2 个月。肝总管内肿物，直径 2.4 cm，表面粗糙，乳头状，切面灰白色

胰腺

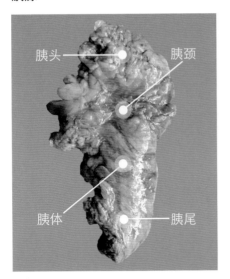

图 6-101　**正常胰腺（normal pancreas）**。女，30 岁，心源性猝死。胰腺质量 94.0 g，大小为 18.0 cm×4.0 cm×1.2 cm，表面被膜完整光滑，附少许脂肪组织，切面小叶状，胰管未见扩张，质地中等

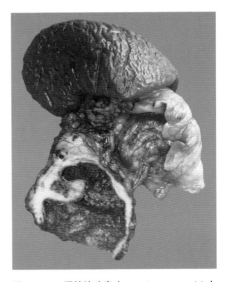

图 6-102　**慢性胰腺炎（chronic pancreatitis）**。男，49 岁，囊实性病变，直径 8.0 cm。实性区切面灰白色，质地中等。囊性区表面粗糙不平，囊壁薄厚不均匀。本例胰腺炎合并假性囊肿，是胰腺炎的继发性表现

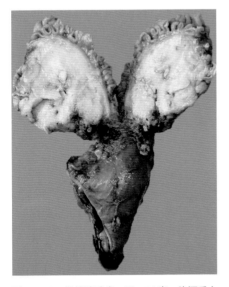

图 6-103　**慢性胰腺炎**。男，54 岁，饮酒后上腹疼痛 4 年。病变切面灰白色，质地较韧，局灶可见囊腔样结构。患者合并胰管结石、腹水及低蛋白血症。该病变主要包括主胰管梗阻和广泛实性钙化两类

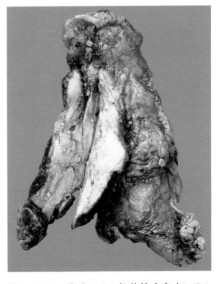

图 6-104　**胰腺 IgG4 相关性病变（IgG4-related disease）**。男，47 岁，间断上腹部不适 3 个月。病变切面灰白色，质地硬，可见胰管结石形成。该病变主要见于中老年男性，多见于胰头部，临床和大体表现类似于胰腺癌

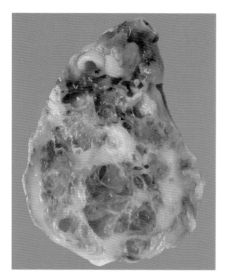

图 6-105　**胰腺浆液性囊腺瘤（serous cystaden-oma）**，微囊型。男，70 岁，查体发现胰腺占位性病变。多房囊性肿物，直径 5.5 cm，中心可见瘢痕形成，囊腔大小接近，缺乏大囊腔。该肿瘤多见于中年女性，主要见于胰体尾部

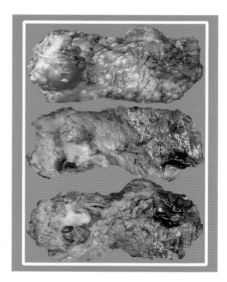

图 6-106　**胰腺浆液性囊腺瘤**，微囊型。女，61 岁，发现胰腺囊肿 1 个月。囊实性肿物，直径 3.5 cm，中心可见典型的瘢痕表现，囊腔数量不多，其直径均小于 1.0 cm。该肿瘤绝大多数是单发性，多发性或弥漫性病变与 VHL（Von Hippel-Lindau）综合征有关

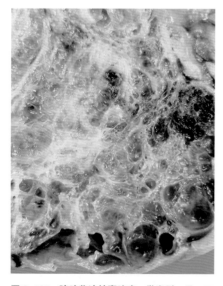

图 6-107　**胰腺浆液性囊腺瘤**，微囊型。男，73 岁，查体发现胰腺占位性病变 10 天。多房囊性肿物，直径 7.0 cm，切面蜂窝状。大体表现上，该肿瘤边界清楚，主要由小囊腔组成，周围囊腔直径较中心部位更大

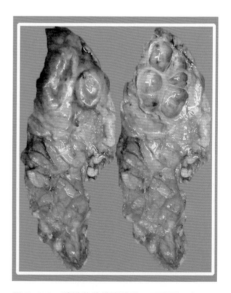

图 6-108　**胰腺浆液性囊腺瘤**，巨囊型。女，51 岁，体检发现胰腺占位性病变 1 个月。多房囊性肿物，直径 4.0 cm，缺乏瘢痕表现，且单个囊腔直径超过 1.0 cm。该肿瘤通常由 1~10 个大囊肿组成

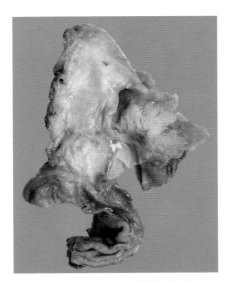

图 6-109　胰腺导管内乳头状黏液性肿瘤（intraductal papillary mucinous neoplasm），伴低级别异型增生。男，70 岁。主胰管型肿物，胰腺导管扩张，其内可见乳头状肿物，直径 5.0 cm，切面灰白色。该肿瘤主要位于主胰管及其分支，多见于胰头部

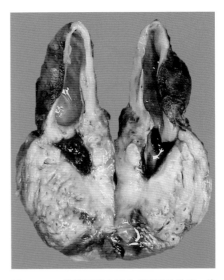

图 6-110　胰腺导管内乳头状黏液性肿瘤，伴低级别异型增生。女，33 岁，腹痛伴恶心呕吐 1 周。分支胰管型肿物，直径 2.5 cm，囊性表现，内含灰褐色黏液。主胰管型病变乳头状表现为主，分支导管型病变可形成多房囊性表现

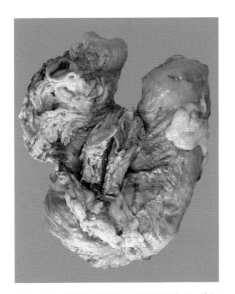

图 6-111　胰腺导管内乳头状黏液性肿瘤，伴低级别异型增生。男，64 岁，发现胰腺占位性病变 1 年。主胰管型肿物，直径 5.0 cm，切面表现为多房囊性，囊壁局灶略粗糙，囊内容物已流失

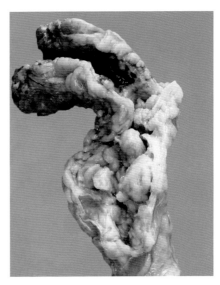

图 6-112　胰腺导管内管状乳头状肿瘤（intraductaltubulopapillary neoplasm），伴相关浸润性癌。男，77 岁，发现肝占位性病变 1 周。胰腺导管扩张，其内可见结节状肿物，直径 5.0 cm，切面灰黄色。胰管内息肉样肿物是该肿瘤典型大体表现

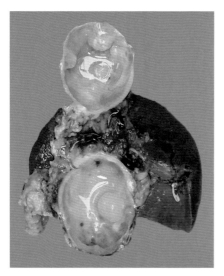

图 6-113　**胰腺黏液性囊性肿瘤（mucinous cystic neoplasm）**，伴低级别异型增生。女，44 岁，囊性肿物，直径 5.5 cm，可见黏液成分。该肿瘤主要见于胰体尾部，多数患者是中年女性

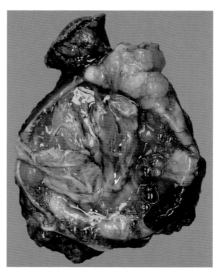

图 6-114　**胰腺黏液性囊性肿瘤**，伴低级别异型增生。女，36 岁，间断性上腹痛 2 年。囊性肿物，直径 10.0 cm，可见乳头状结构。低级别病变通常囊内壁光滑，很少出现乳头状结构

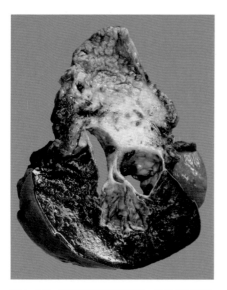

图 6-115　**胰腺黏液性囊性肿瘤**，伴相关浸润性癌。女，46 岁，腹部不适半年。囊实性肿物，直径 6.0 cm，边界不清。恶变通常是局灶性的，对此类型标本应该充分取材

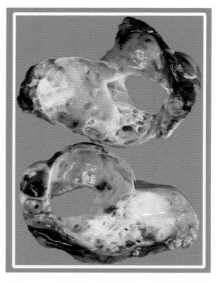

图 6-116　**胰腺黏液性囊性肿瘤**，伴相关浸润性癌。女，73 岁，发现胰腺占位性病变 1 个月。囊实性肿物，直径 8.0 cm，边界不清，下图可见灰白色肿物与灰黄色胰腺交界区域

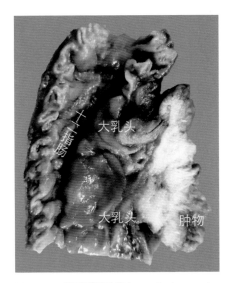

图 6-117　**胰腺导管腺癌（ductal adenocarcin-oma）**，非特殊型。男，61 岁，上腹部疼痛伴皮肤黄染半个月。胰头部肿物，直径 4.0 cm，切面灰黄色。该患者术后死亡。周围组织侵犯是胰腺癌常见表现，本例是胰头部肿物侵犯十二指肠

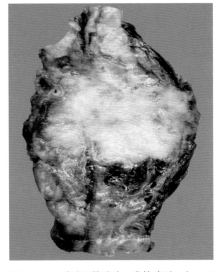

图 6-118　**胰腺导管腺癌**，非特殊型。女，82 岁，上腹部及脐周隐痛 2 个月。胰体尾部肿物，直径 3.5 cm，缺乏出血及坏死等继发表现。多数肿瘤是进展期病变，诊断时常伴有局部侵犯、淋巴结转移及远处转移

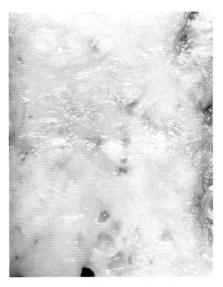

图 6-119　**胰腺导管腺癌**，非特殊型。男，70 岁，体检发现胰腺占位性病变 1 周。胰体尾部肿物，直径 8.3 cm，切面灰黄色，质地较硬，可见小囊腔。多数肿瘤 2.0~4.0 cm，胰体尾部肿瘤体积更大

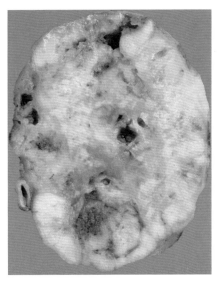

图 6-120　**胰腺导管腺癌**，非特殊型。男，54 岁，体检发现胰腺占位性病变 1 天。胰体尾结节状肿物，直径 10.5 cm，切面灰黄色，伴有坏死及囊性变，质地较硬。本例大体表现相对少见

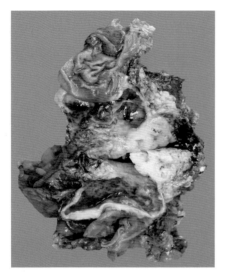

图 6-121　**胰腺导管腺癌**，非特殊型。男，67 岁，胰体尾部肿物，直径 7.0 cm，囊实性，切面灰白色。伴淋巴结转移。CT 检查诊断为"胰腺囊腺瘤"。该肿瘤表现为囊性者少见

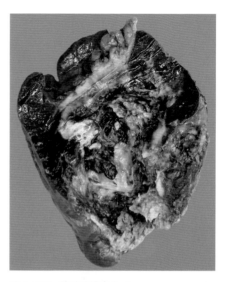

图 6-122　**胰腺腺鳞癌**（adenosquamous carcinoma）。女，79 岁，发现左上腹包块 3 个月。囊实性肿物，直径 8.0 cm，切面灰白至灰黄色，伴出血及坏死，边界不清。多数肿物位于胰头部；鳞状细胞癌生长较快，导致出血及坏死等表现

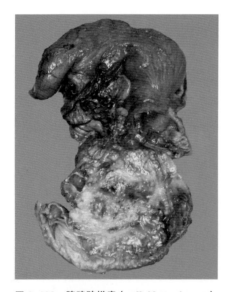

图 6-123　**胰腺胶样癌**（colloid carcinoma）。女，84 岁，全身皮肤黄染 3 周。胰头部肿物，直径 5.0 cm，切面灰白至灰黄色，半透明状。该肿瘤主要见于老年人，发生于胰头部，几乎总是伴有导管内乳头状黏液性肿瘤

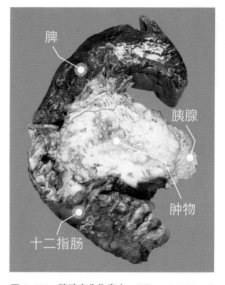

图 6-124　**胰腺未分化癌**（undifferentiated carcinoma）。男，52 岁，上腹部疼痛 4 个月。胰尾部肿物，直径 10.0 cm，切面灰白色，质地较硬，广泛浸润周围组织。该肿瘤预后极差，平均生存时间仅为 5 个月

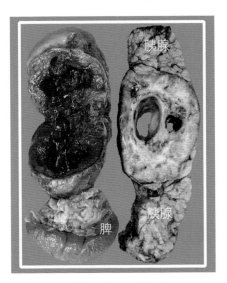

图 6-125　胰腺实性假乳头状肿瘤（solid-pseudopapillary neoplasm）。女，34 岁，结节状肿物，直径 11.5 cm，切面灰红色。图右侧标本切面灰黄色。该肿瘤常见于年轻女性，胰尾部最常见

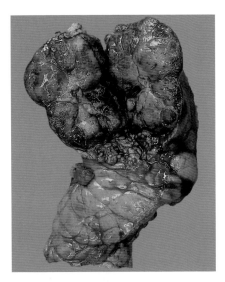

图 6-126　胰腺实性假乳头状肿瘤。女，17 岁，发现胰腺占位性病变 1 周。分叶状肿物，直径 5.0 cm，切面灰红色。新鲜标本。体积较小的肿瘤呈实性生长，较大者伴出血及坏死

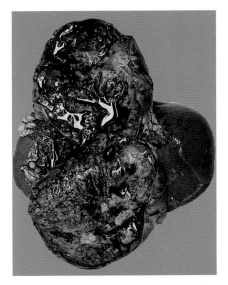

图 6-127　胰腺实性假乳头状肿瘤。女，32 岁，体检发现胰腺占位性病变 12 天。结节状肿物，直径 11.0 cm，切面灰红色，可见大量血性液体，表现为"一包血"现象

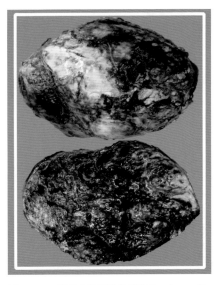

图 6-128　胰腺实性假乳头状肿瘤。女，16 岁，左上腹疼痛 8 天。胰腺肿物，直径 12.0 cm，切面灰红至灰黄色，质地较软。该肿瘤多数预后较好，仅有少数病例发生转移

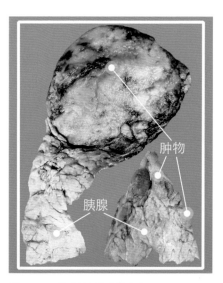

肿物

胰腺

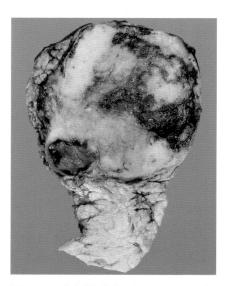

图 6-129　胰腺神经内分泌瘤（neuroendocrine tumor），G2。男，35 岁，体检发现胰腺占位性病变 1 周。多发性结节状肿物，直径 0.5~6.0 cm，切面灰黄至灰红色，伴出血表现，边界清楚

图 6-130　胰腺神经内分泌瘤，G2。男，35 岁，发现胰体尾占位性病变 1 周。结节状肿物，直径 6.0 cm，切面灰黄色，伴出血。体积较大肿物呈分叶状，切面质软、肉样或较硬，颜色为黄色、棕色及红色不等

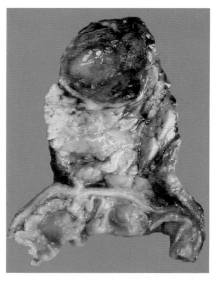

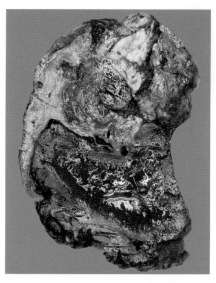

图 6-131　胰腺神经内分泌癌（neuroendocrine carcinoma）。男，46 岁，胰体部结节状肿物，直径 2.5 cm，切面红褐色，质地中等，边界清楚。本例尽管肿瘤体积较小，仍然具有较高的增殖活性

图 6-132　胰腺神经内分泌癌。男，60 岁，间断性发热 7 天，腹痛 3 天。不规则形肿物，直径 8.5 cm，切面灰白色，可见大片坏死，侵犯周围脂肪组织。该肿瘤体积较大，边界不清

第7章　内分泌系统病变

刘潇阳　王英炜　刘　静　王功伟

▌本章目录

概　述

在甲状腺疾病中，**桥本甲状腺炎**导致甲状腺"大、黄、硬"，即甲状腺弥漫性对称性增大，切面灰黄色，质地较硬，可伴有结节。**木样甲状腺炎**导致甲状腺质地异常坚硬。**弥漫性毒性甲状腺肿**大体表现为"宽、红、大、亮"：甲状腺病变范围宽泛，切面红色，体积较大，颜色鲜亮。**结节性甲状腺肿**导致甲状腺形态扭曲，非对称性增大，切面可见大小不等的结节。**滤泡性腺瘤**大体特征可以概括为"单、薄、圆，白、红、褐"：通常是单发孤立性结节，圆形或椭圆形；肿瘤表面被覆一层单薄的包膜；典型切面颜色是灰白色，新鲜标本灰红色，胶质丰富或继发出血表现为褐色。Hürthle **细胞肿瘤**典型切面为灰红色。**乳头状癌**典型大体特征是"小、白、硬"：影像学所能发现的肿瘤的体积越来越小；切面灰白色，新鲜标本灰红色；质地较硬，纤维组织反应显著，切开时可伴沙砾感。**甲状腺滤泡癌**的重要特征是包膜增厚；广泛浸润型累及周围组织。多数**甲状腺髓样癌**发生在甲状腺中部，边界清楚，缺乏包膜，切面灰白至灰褐色。

甲状旁腺腺瘤绝大多数单发，包膜完整，蚕豆形或肾形，略呈分叶状；切面棕至橘红色，周围可见黄棕色的正常组织。**甲状旁腺癌**的两个特征尤为重要：切面灰白色和质地较硬。

肾上腺皮质增生通常累及双侧，弥漫性或结节状。**皮质腺瘤**通常是单发性，病变边界清楚，包膜完整。切面上关注黄、橘、棕、黑4种颜色；无功能性腺瘤呈金黄色；产生醛固酮的肿瘤呈橘色；产生皮质醇的肿瘤呈褐色；黑色腺瘤呈黑色。**皮质腺癌**肿瘤体积更大，常有包膜侵犯；切面淡黄至褐色，颜色斑驳；肿瘤内结节形成，常伴出血和坏死。**嗜铬细胞瘤**无包膜或有假包膜，典型切面灰黄色或灰红色；该肿瘤血供丰富，常伴出血表现；经福尔马林固定切面可变成棕黄色。**节细胞神经瘤**大体表现为"白、实、均"：肿瘤切面灰白色，实性，质地均匀。**髓脂肪瘤**中脂肪成分灰黄色，造血成分红褐色；肿瘤以某种颜色为主，也可两种颜色混合，完全取决于两种成分的数量和混合方式。**继发性肿瘤**以转移癌为主，肾上腺是人体肿瘤第四常见的转移部位。

甲状腺

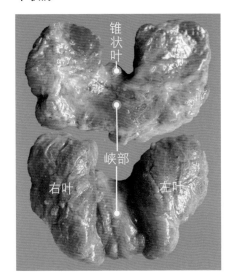

图 7-1 正常甲状腺（normal thyroid）。男，30 岁，心源性猝死。甲状腺质量 32.0 g，大小为 7.0 cm×5.0 cm×1.6 cm，表面被膜完整光滑，切面灰红色，实性，质地较软。甲状腺位于颈部甲状软骨下方，气管两旁，形似蝴蝶，由左右两叶、峡部及锥状叶组成

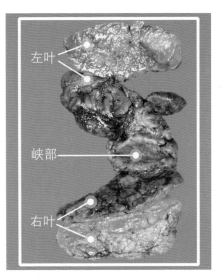

图 7-2 桥本甲状腺炎（Hashimoto thyroiditis）。女，58 岁，甲状腺结节 10 余年。病变直径 10.0 cm，切面灰黄色，多结节状，质地较硬。典型表现是甲状腺弥漫对称性增大，但有些病例表现为甲状腺非对称性增大

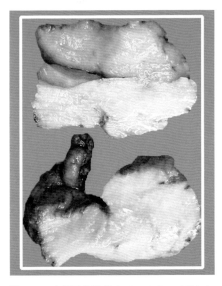

图 7-3 木样甲状腺炎（Riedel thyroiditis）。女，60 岁，发现甲状腺肿物 7 年。结节状肿物，直径 7.0 cm，切面灰白色，坚硬如石。该病变并不对称，而是发生在甲状腺局灶区域，质地坚硬是其显著特征

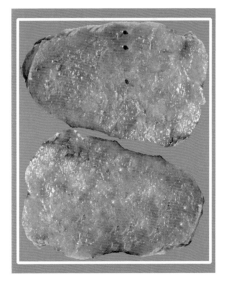

图 7-4 弥漫性毒性甲状腺肿（Graves disease）。女，55 岁，甲状腺弥漫性增大，直径 7.0 cm，切面灰红色，均匀一致，质地较软。甲状腺对称性病变，未经治疗切面深红色，治疗后颜色变浅

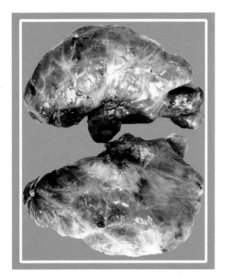

图 7-5　**结节性甲状腺肿（nodular goiter）**。女，53 岁，甲状腺形态扭曲，包膜完整，表面光滑。本病又称结节性增生，不对称性是其重要的大体特征，双侧结节数量不同；甲状腺被膜通常紧张，但保持完整

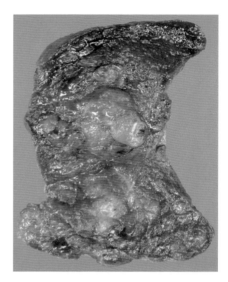

图 7-6　**结节性甲状腺肿**。男，62 岁，体检发现甲状腺结节 5 年。甲状腺组织多结节状，直径 11.0 cm，切面鲜红色。有时，滤泡性腺瘤与结节性甲状腺肿的优势结节鉴别困难

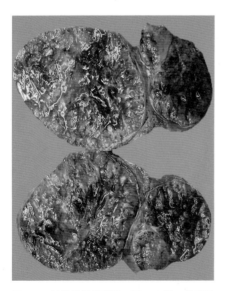

图 7-7　**结节性甲状腺肿**。男，30 岁，发现甲状腺结节 2 个月。甲状腺组织结节状，切面暗红色，质地较软。本例结节边界清楚，包膜完整，结节之间可见增生的纤维组织

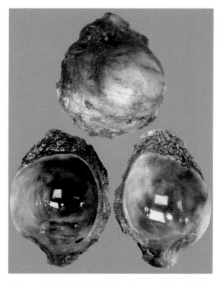

图 7-8　**结节性甲状腺肿**。女，37 岁，发现甲状腺结节 3 个月。囊性肿物，直径 2.0 cm，内壁光滑。本例为该病变继发性改变，以出血、钙化和囊性变最常见

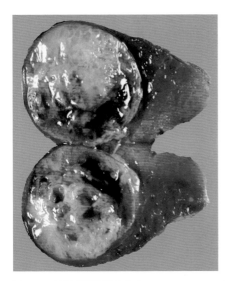

图 7-9　**甲状腺滤泡性腺瘤（follicular adeno-ma）**。圆形肿物，边界清楚，包膜完整；切面灰白色，是典型腺瘤的切面颜色，与周围正常甲状腺组织形成对比；局灶伴出血，切面呈红褐色

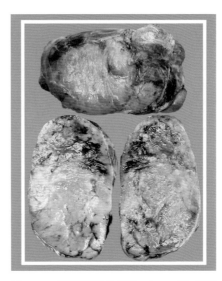

图 7-10　**甲状腺滤泡性腺瘤**。女，55 岁，发现甲状腺肿物 3 个月。分叶状肿物，直径 9.5 cm，带部分包膜，切面灰红色。本例切面质地均匀，与结节性甲状腺肿的不均一性形成对比

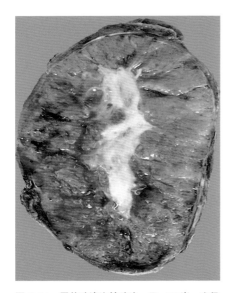

图 7-11　**甲状腺滤泡性腺瘤**。男，37 岁，直径 4.5 cm，椭圆形肿物，切面灰红色，可见纤维性瘢痕。在结节性甲状腺肿中，如果存在瘢痕样表现，多位于结节之间，与滤泡性腺瘤的中心性瘢痕表现不同

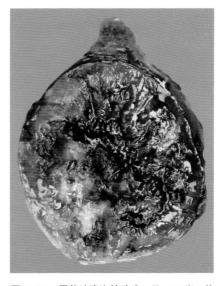

图 7-12　**甲状腺滤泡性腺瘤**。男，82 岁，体检发现右侧甲状腺结节 3 年。结节状肿物，直径 7.0 cm，切面褐色。由于肿瘤有丰富的胶质成分，导致切面颜色较深

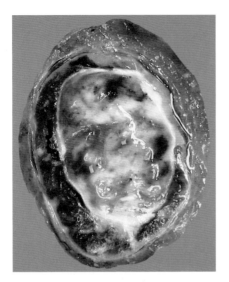

图 7-13　甲状腺滤泡性腺瘤。女，42 岁，发现右侧甲状腺结节 10 年。结节状肿物，直径 6.0 cm，切面灰红色，伴囊性变。本例囊壁较厚，最初可能是发生了肿瘤内出血，然后经历了漫长的吸收过程

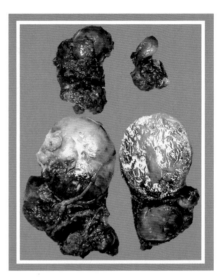

图 7-14　甲状腺滤泡性腺瘤。女，21 岁，心动过缓及心悸 7 年，发现甲状腺肿物 2 个月。多发性肿物，直径 1.0~3.0 cm，包膜完整，切面灰红色。本例是蛋白酪氨酸磷酸酶基因（PTEN）错构瘤性肿瘤综合征的甲状腺表现

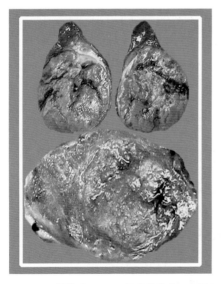

图 7-15　甲状腺 Hürthle 细胞腺瘤（**Hürthle cell adenoma**）。女，55 岁，体检发现甲状腺肿物半年。肿物结节状，直径 2.5 cm，切面灰红色，边界清楚。图下方标本切面灰红色

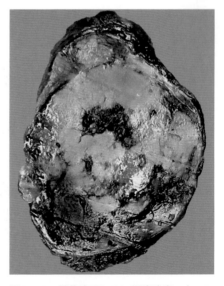

图 7-16　甲状腺 Hürthle 细胞腺瘤。女，75 岁，发现甲状腺结节 60 年。结节状肿物，直径 4.5 cm，切面棕红色，伴出血表现。本例肿瘤经过漫长的生长过程，仍然没有发生恶变

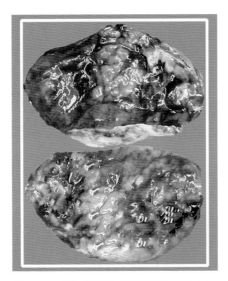

图 7-17　甲状腺透明变梁状肿瘤（hyalinizing trabecular tumor）。男，64 岁，甲状腺结节 8 年。肿物椭圆形，直径 7.0 cm，切面灰红色，伴出血及钙化。新鲜标本。该肿瘤通常呈模糊不清的分叶状

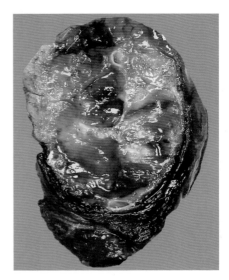

图 7-18　甲状腺恶性潜能未确定的滤泡性肿瘤（follicular tumor of uncertain malignant potential）。女，55 岁，结节状肿物，直径 5.5 cm，伴囊性变。该肿瘤局灶可疑包膜或血管侵犯，但不具备细胞核特征

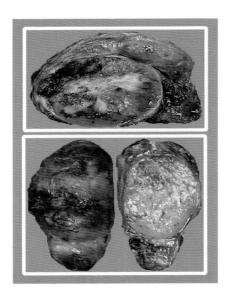

图 7-19　甲状腺恶性潜能未确定的高分化肿瘤（well-differentiated tumor of uncertain malignant potential）。男，46 岁，发现颈部肿物，直径 4.8 cm，椭圆形。下图标本切面灰红色。该肿瘤局灶可疑包膜或血管侵犯，并具备细胞核特征

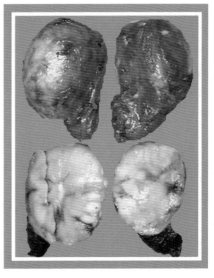

图 7-20　伴乳头样细胞核特征的非浸润滤泡性甲状腺肿瘤（non-invasive follicular thyroid neoplasm with papillary-like nuclear features）。女，43 岁，结节状肿物，直径 4.5 cm，切面灰黄色。该肿瘤通常包膜较薄

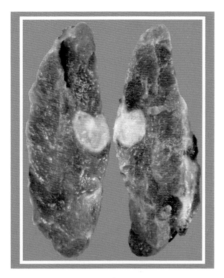

图 7-21 **乳头状甲状腺癌（papillary thyroid carcinoma）**，非特殊型。女，23 岁，发现甲状腺肿物半年。肿物结节状，直径 2.0 cm，切面灰白色，质地中等，边界较清。近些年，乳头状甲状腺癌发病数量迅速增加，但肿瘤体积越来越小

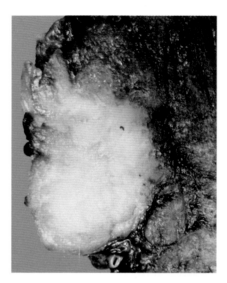

图 7-22 **乳头状甲状腺癌**，非特殊型。女，35 岁，甲状腺功能减退 10 年，发现甲状腺结节 1 年。结节状肿物，直径 2.3 cm，切面灰黄色，边界不清。浸润性生长也是乳头状甲状腺癌的重要特征

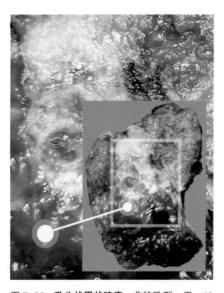

图 7-23 **乳头状甲状腺癌**，非特殊型。男，65 岁，发现甲状腺肿物 1 年。肿物形状不规则，直径 3.7 cm，切面灰白色，伴钙化。该肿瘤轮廓并不清晰，这种情况通常出现在肿瘤体积较大的病例中

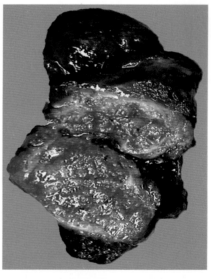

图 7-24 **乳头状甲状腺癌**，非特殊型。女，20 岁，发现左侧甲状腺肿物 3 年。结节状肿物，直径 2.8 cm，切面灰红色。本例为新鲜标本，掩盖了切面颜色，切面质地较硬

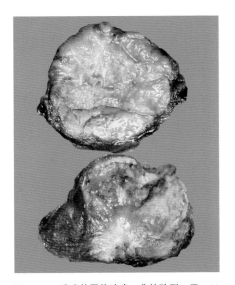

图 7-25　**乳头状甲状腺癌**，非特殊型。男，33岁，发现甲状腺肿物 6 年。结节状肿物，直径 4.5 cm，切面灰白色，边界清楚。图下方标本肿瘤边界不清

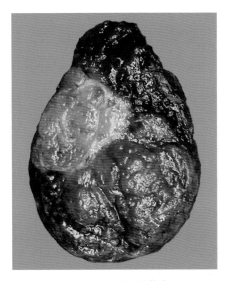

图 7-26　**乳头状甲状腺癌**，非特殊型。女，24岁，体检发现甲状腺肿物 2 周。结节状肿物，直径 3.8 cm，切面上可见多个结节，部分灰黄色，部分灰红色，边界清楚

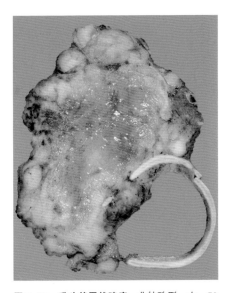

图 7-27　**乳头状甲状腺癌**，非特殊型。女，70岁，部分气管及甲状腺全切术标本，肿瘤直径 3.7 cm，切面分叶状，灰白色，质地较硬；肿瘤组织穿透软骨，侵入气管腔内

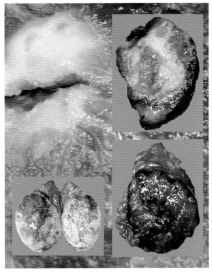

图 7-28　**乳头状甲状腺癌**，非特殊型。该肿瘤典型表现是切面灰白色，质地较硬，边界不清。右上图显示纤维性瘢痕；右下图伴有黏液变；左下图肿瘤边界清楚

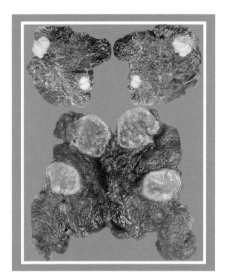

图 7-29　**乳头状甲状腺癌**，非特殊型。上方图可见两枚结节状肿物，切面灰白色，边界较清。图下方可见两枚肿物，切面灰黄色。本组图片展示多中心性肿物，这种现象并不少见

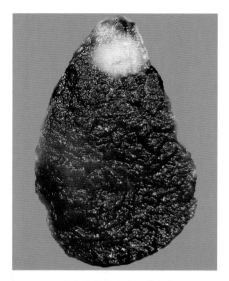

图 7-30　**乳头状甲状腺癌**，微小癌。女，52岁，发现甲状腺肿物 9 年。结节状肿物，直径0.9 cm，切面灰白色，质地中等，缺乏包膜，边界较清。该肿瘤体积较小，大体检查时容易被忽视

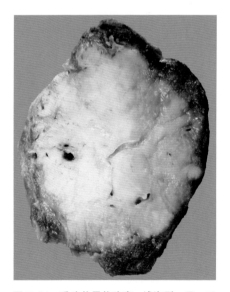

图 7-31　**乳头状甲状腺癌**，滤泡型。男，33岁，发现甲状腺肿物 6 年。结节状肿物，直径6.0 cm，切面灰白色，质地细腻，边界较清。该肿瘤主要有浸润和包裹伴浸润两种表现

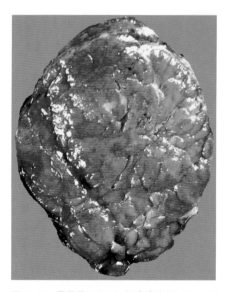

图 7-32　**甲状腺 Hürthle 细胞癌（Hürthle cell carcinoma）**。结节状肿物，切面灰红色，质地中等，边界清楚。与甲状腺 Hürthle 细胞腺瘤相比，该肿瘤通常体积更大，包膜厚且不规则

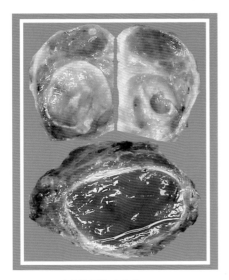

图 7-33　**滤泡性甲状腺癌**（**follicular thyroid carcinoma**），微小浸润型。女，45 岁，发现甲状腺结节 1 个月。结节状肿物，直径 3.5 cm，切面灰红色，部分区域边界不清。图下方标本切面灰红色

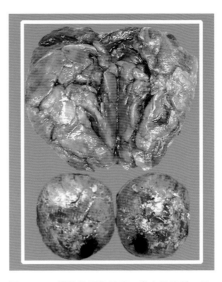

图 7-34　**滤泡性甲状腺癌**，微小浸润型。男，29 岁，体检发现甲状腺结节 2 个月。结节状肿物，直径 6.0 cm，切面灰红色，质地较软。图下方标本边界清楚。本组肿瘤包膜增厚不明显

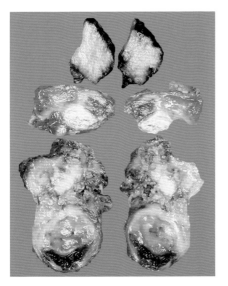

图 7-35　**甲状腺鳞状细胞癌**（**squamous cell carcinoma**）。男，59 岁。图上方标本：不规则形肿物，直径 7.0 cm，切面灰白色，质地较硬，肿物边界不清。图中间和下方标本均显示典型的灰白色切面，并有坏死

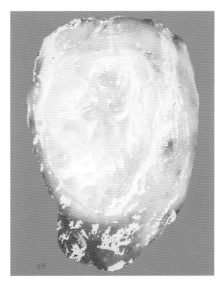

图 7-36　**间变性甲状腺癌**（**anaplastic thyroid carcinoma**）。男，70 岁，发现甲状腺结节 20 天。结节状肿物，直径 5.0 cm，切面灰白色，鱼肉样，边界不清。多数病例肿瘤取代甲状腺实质，侵犯周围软组织和邻近器官

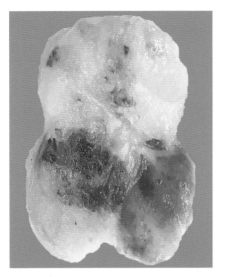

图 7-37　髓样甲状腺癌（medullary thyroid carcinoma）。女，58 岁，无意中发现颈前肿物 7 天。分叶状肿物，直径 4.0 cm，切面灰黄色，部分区域有出血表现，质地中等。本例边界清楚，未侵犯周围甲状腺组织

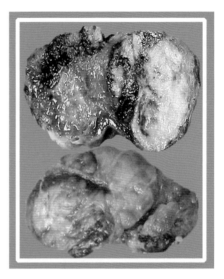

图 7-38　髓样甲状腺癌。女，72 岁，发现甲状腺结节 4 年，自觉增大 2 年。结节状肿物，直径 6.0 cm，切面灰白色，部分灰褐色。图下方标本切面灰黄色

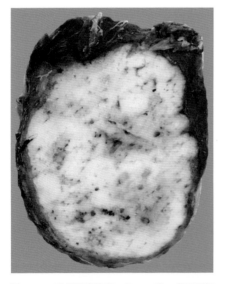

图 7-39　髓样甲状腺癌。女，60 岁。发现颈部肿物 7 天。结节状肿物，直径 3.0 cm，切面灰黄色，质地中等，边界清楚。本例伴颈部淋巴结转移，是肿瘤常见表现

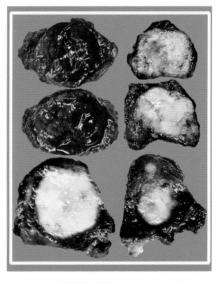

图 7-40　髓样甲状腺癌。图左上方标本：男，61 岁，发现甲状腺肿物 8 天。结节状肿物，直径 2.5 cm，切面灰红色，边界清楚。本组其他图片展示了多种切面颜色，如灰白色和灰黄色

甲状旁腺

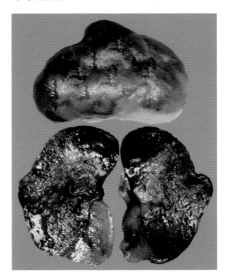

图 7-41　**甲状旁腺腺瘤（parathyroid adenoma）**。男，37 岁，发现血钙升高 1 个月。结节状肿物，直径 1.5 cm，包膜完整，切面灰红色。本例形状呈肾形，周围可见残留的灰黄色甲状旁腺组织

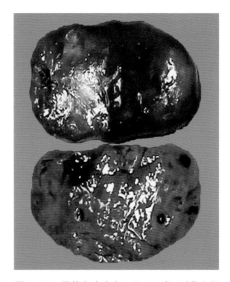

图 7-42　**甲状旁腺腺瘤**。男，18 岁，肿物直径 4.5 cm，椭圆形，包膜完整，切面灰褐色，质地较软，伴出血，可见小囊腔。本例展示了新鲜标本中典型的大体表现

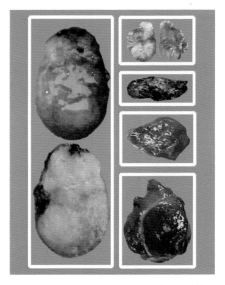

图 7-43　**甲状旁腺腺瘤**。男，73 岁，纳差伴乏力半年，发现血钙升高 1 个月。结节状肿物，直径 2.8 cm，切面灰黄色，包膜完整。图右侧展示本病其他大体特征

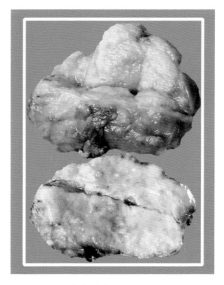

图 7-44　**甲状旁腺癌（parathyroid carcinoma）**。男，46 岁，双膝关节疼痛 1 年，继发性血钙升高 3 周。结节状肿物，直径 5.0 cm，切面灰白色，质地较硬。本例切面颜色是与甲状旁腺腺瘤鉴别的关键点

肾上腺

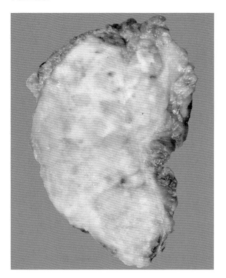

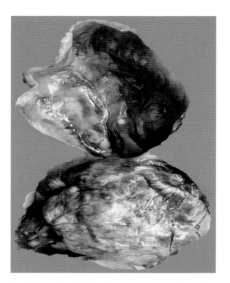

图 7-45　**肾上腺结核（tuberculosis）**。女，35岁，肾上腺直径 5.5 cm，切面灰黄至灰白色，质地较韧，病变边界不清。结核的后果是肾上腺皮质激素分泌不足，术后除了进行抗结核治疗之外，还应考虑替代疗法

图 7-46　**肾上腺囊肿（adrenal cyst）**。男，42 岁，发现肾上腺占位性病变 1 个月。囊性肿物，直径 3.0 cm，壁厚 0.1 cm，内外壁光滑。该部位囊肿分为内皮细胞性（脉管性）囊肿和出血性或假性囊肿两类，可能的来源分别是血管和淋巴管

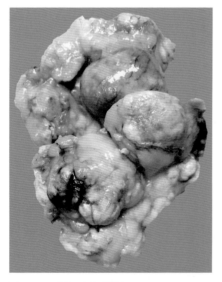

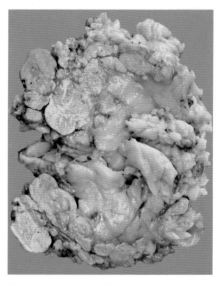

图 7-47　**肾上腺皮质增生 (adrenal cortical hyperplasia)**。男，49 岁。发现双侧肾上腺多发结节半个月。送检为一侧肾上腺，可见大小不等的结节，直径 0.5~1.5 cm，包膜完整。肾上腺皮质增生可表现为弥漫性或结节性增生

图 7-48　**肾上腺皮质增生**。男，43 岁，皮质醇增多症病史，双侧肾上腺肿物多次复发。送检为右侧肾上腺肿物，切面上可见多个结节，金黄色，边界清楚

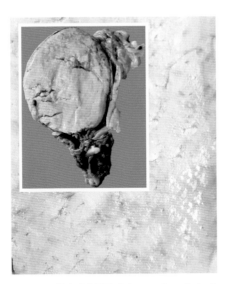

图 7-49　肾上腺皮质腺瘤（adrenal cortical adenoma）。女，38 岁，发现肾上腺占位性病变 1 个月，临床上缺少典型激素相关症状。结节状肿物，直径 5.0 cm，切面金黄色。本例为无功能性腺瘤，是从患者体检时影像学检查中偶然发现

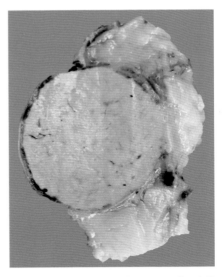

图 7-50　肾上腺皮质腺瘤。女，53 岁，查体发现肾上腺占位病变 49 天。结节状肿物，直径 4.5 cm，切面棕黄色，质地柔软。本例是醛固酮增多症患者，该肿瘤的典型切面为金黄色

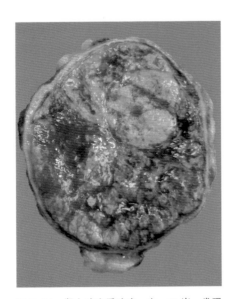

图 7-51　肾上腺皮质腺瘤。女，45 岁，发现肾上腺占位性病变 3 个月。椭圆形肿物，直径 5.5 cm，切面棕黄色，部分区域透明。本例是库欣综合征患者，肿物切面颜色较深

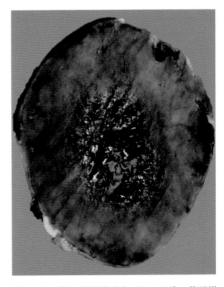

图 7-52　肾上腺皮质腺瘤。男，18 岁，体重增加 1 年。结节状肿物，直径 3.0 cm，切面灰黑色。这类肿瘤称为色素性（黑色）腺瘤，多数是非功能性腺瘤，偶尔伴有醛固酮增多症或库欣综合征

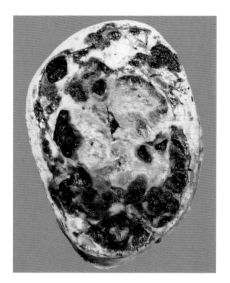

图 7-53 **肾上腺皮质腺瘤**。男，50 岁，发现腹膜后占位性病变半个月。结节状肿物，直径 11.0 cm，切面呈多结节状，散在出血病灶，类似糯米藕外观，容易被误诊为血管源性肿瘤

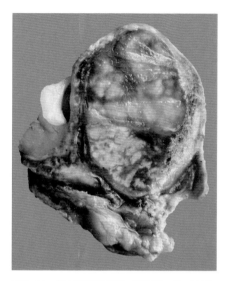

图 7-54 **肾上腺皮质腺瘤**，黏液型。男，44 岁，发现左肾上腺结节伴血压升高 9 个月。结节状肿物，直径 2.6 cm，切面灰白至灰黄色，部分区域半透明表现，肿瘤界限清楚

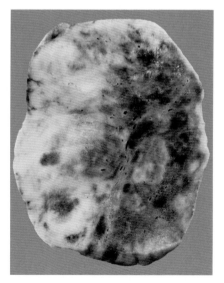

图 7-55 **肾上腺皮质腺瘤**，嗜酸细胞型。女，36 岁，发现肾上腺占位性病变 10 个月。椭圆形肿物，直径 6.0 cm，切面灰黄色，部分区域出血表现，未见明确坏死区域，肿瘤包膜完整

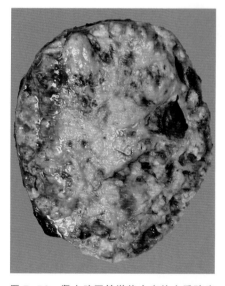

图 7-56 **肾上腺恶性潜能未定的皮质肿瘤** (adrenal cortical carcinoma of uncertain malignant potential)。女，22 岁，发现肾上腺占位性病变 1 年。结节状肿物，直径 8.5 cm，切面灰黄色，局灶囊性变。本例大体表现更接近于肾上腺皮质腺癌

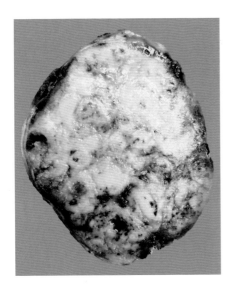

图 7-57 肾上腺皮质腺癌（adrenal cortical car-cinoma）。女，56 岁，发现肾上腺结节伴阵发性高血压 1 年。结节状肿物，直径 7.0 cm，切面灰黄色，伴坏死表现。本例周围组织侵犯表现不明显

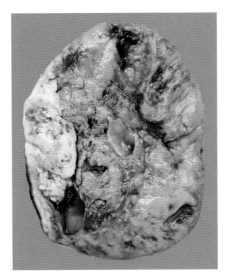

图 7-58 肾上腺皮质腺癌。女，67 岁，肾上腺结节状肿物，直径 12.0 cm，切面灰白至灰红色，伴有出血及囊性变。本例经过福尔马林固定后大部分切面表现为灰黄色，这种表现容易误诊为嗜铬细胞瘤

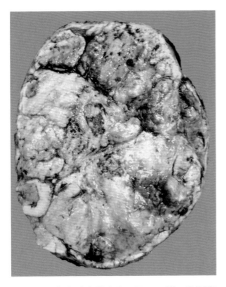

图 7-59 肾上腺皮质腺癌。男，55 岁，发现腹部肿物 1 个月。巨大肿物，直径 16.0 cm，切面灰红色，伴出血及坏死。与肾上腺皮质腺瘤相比，该肿瘤体积较大。肿瘤内结节形成是重要的大体特征

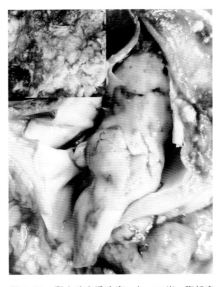

图 7-60 肾上腺皮质腺癌。女，45 岁，腹部疼痛 2 周。结节状肿物，直径 8.0 cm，可见静脉内瘤栓。肿瘤常侵犯周围器官，进展期容易出现淋巴结转移，远处转移的常见部位是肝、肺、骨及脑

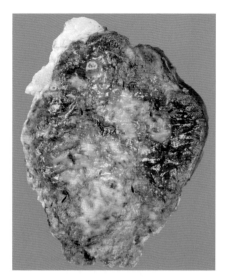

图 7-61　**肾上腺嗜铬细胞瘤（phaeochromocytoma）**。男，64 岁，体检发现肾上腺占位性病变 3 个月。椭圆形肿物，直径 10.5 cm，切面灰红色。该肿瘤血流丰富，血流情况往往决定大体表现

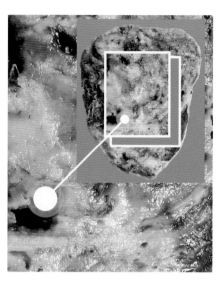

图 7-62　**肾上腺嗜铬细胞瘤**。男，29 岁，阵发性高血压 1 个月。肿物直径 8.5 cm，切面灰红色。与皮质腺瘤对比，该肿瘤切面为非均质性，这也是典型表现；颜色多样，通常呈斑驳状

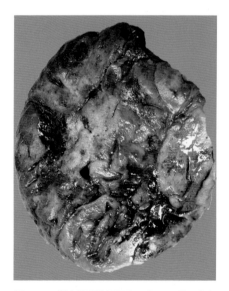

图 7-63　**肾上腺嗜铬细胞瘤**。女，64 岁。高血压 2 年，间断头晕、心悸 1 年余。结节状肿物，直径 7.5 cm，切面棕黄色，局灶灰红色。本例肿物经过福尔马林固定颜色发生改变

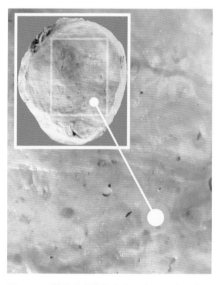

图 7-64　**肾上腺嗜铬细胞瘤**。女，30 岁，发现双侧肾上腺结节 6 年，左侧术后 5 年，目前送检为右侧肿瘤。结节状肿物，直径 7.0 cm，切面淡黄色。本例大体表现类似于皮质腺瘤

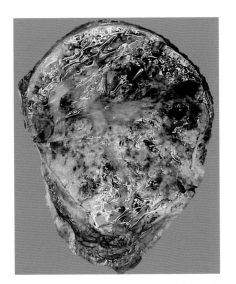

图 7-65　**肾上腺嗜铬细胞瘤**。男，38 岁，发作性胸闷心悸 1 个月。椭圆形肿物，直径 12.0 cm，切面灰红色，伴有大片出血。该肿瘤的继发性表现多样，以出血最为常见

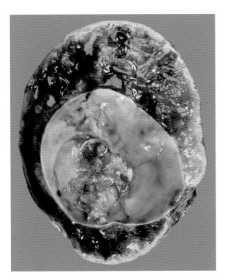

图 7-66　**肾上腺嗜铬细胞瘤**。女，46 岁，发现肾上腺占位性病变 2 个月。结节状肿物，直径 12.0 cm，包膜完整，切面灰红色，中心可见囊腔，直径 5.0 cm，囊壁厚 0.2 cm，囊内可见坏死物

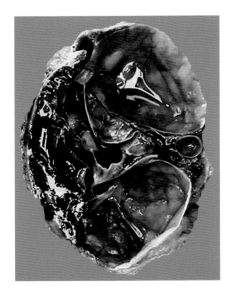

图 7-67　**肾上腺嗜铬细胞瘤**。男，60 岁，间断性头痛、心悸 20 年。多房囊性肿物，直径 7.5 cm，囊壁较薄，呈灰褐色，伴囊内出血。该肿瘤囊性变多见，但完全囊性者少见

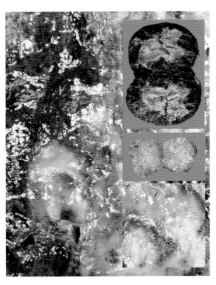

图 7-68　**肾上腺嗜铬细胞瘤**。该肿瘤切面主要表现为灰红色，有时呈现灰白色（右下图），很少出现均质性表现（右中图），也可表现为广泛性出血及坏死（右上图）

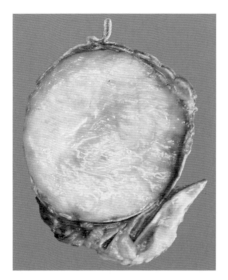

图 7-69　肾上腺节细胞神经瘤（ganglioneur-oma）。男，19 岁，发现肾上腺肿物 1 个月。结节状肿物，直径 6.5 cm，切面灰白色，实性，质地均匀，周围可见残留的正常肾上腺组织环绕

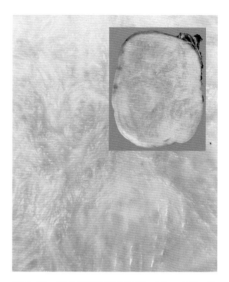

图 7-70　肾上腺节细胞神经瘤。男，18 岁，发现肾上腺占位性病变 1 个月。结节状肿物，直径 8.5 cm，包膜完整，切面灰白色，质地中等。本例大体表现类似于平滑肌瘤

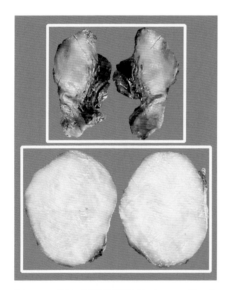

图 7-71　肾上腺节细胞神经瘤。男，30 岁，体检发现左侧肾上腺肿物 1 个月。2 个肿物，直径分别为 4.5 cm 和 2.5 cm，切面灰白色，半透明状，包膜完整。该病变很少表现为多发性肿物

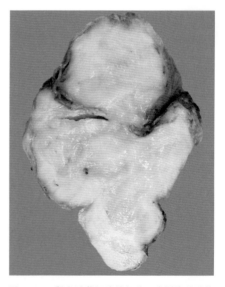

图 7-72　肾上腺节细胞神经瘤。本例为分叶状肿物，大体表现类似神经纤维瘤。如果发现颜色和质地不同的区域，应进行取材排除节细胞神经母细胞瘤。后纵隔和腹膜后的肿瘤数量多于肾上腺

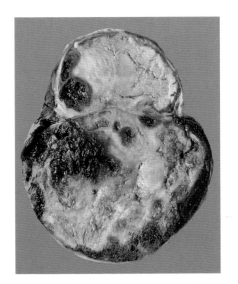

图 7-73　肾上腺髓脂肪瘤（myelolipoma）。男，37 岁，结节状肿物，直径 8.0 cm，切面灰黄至灰红色，可见小囊腔，局灶可见钙化。本例伴出血及囊性变，类似某些嗜铬细胞瘤的大体表现

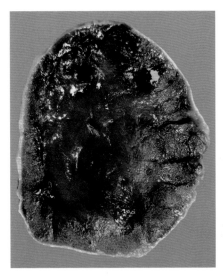

图 7-74　肾上腺髓脂肪瘤。女，56 岁，体检发现肾上腺占位性病变 1 个月。结节状肿物，直径 4.5 cm，切面周围黑褐色，中心灰红色。本例肿瘤中心是脂肪组织，周围是骨髓成分

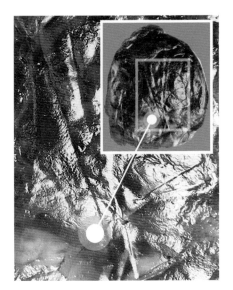

图 7-75　肾上腺髓脂肪瘤。女，59 岁。椭圆形肿物，直径 9.5 cm，切面灰褐色，局灶呈灰黄色，边界清楚。本例骨髓成分较多，呈现以褐色为主的表现，基本掩盖了脂肪细胞的黄色

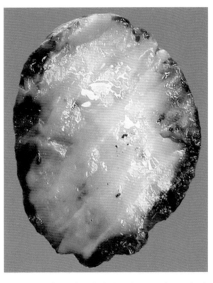

图 7-76　肾上腺髓脂肪瘤。女，53 岁，B 超发现右肾上腺占位性病变 10 天。结节状肿物，直径 11.0 cm，切面主要为淡黄色，局部呈暗红色。本例以成熟的脂肪细胞成分为主

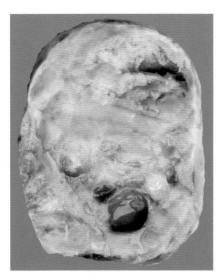

图 7-77　肾上腺神经鞘瘤（schwanoma）。女，
55 岁，发现右肾上腺肿物 10 天。巨大结节状肿
物，直径 18.0 cm，切面灰白至淡黄色，可见大
小不等的囊腔，部分囊壁钙化，肿瘤边界清楚

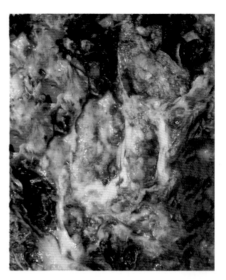

图 7-78　肾上腺神经母细胞瘤（neuroblastoma）。
男，1 岁，发现腹部肿物 10 天。肾上腺不整形肿
物，直径 9.0 cm，切面灰红色，伴有出血及坏死。
该肿瘤预后较差，N-myc 基因表达者预后更差

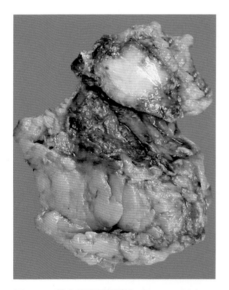

图 7-79　肾上腺腺瘤样瘤（adenomatoid tum-
our）。男，58 岁，血压升高 7 年，发现左侧肾
上腺占位性病变 1 年。不规则形肿物，直径
4.0 cm，切面灰白色，边界不清。该肿瘤通常是
灰白色结节，偶有囊性变

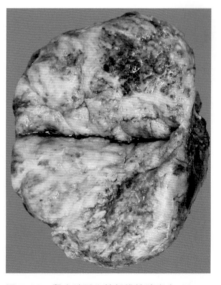

图 7-80　肾上腺孤立性纤维性肿瘤（solitary
fibrous tumor）。男，66 岁，发现腹部肿物 1 个
月。巨大结节状肿物，直径 12.0 cm，椭圆形，
切面灰黄色，质地中等，伴出血及囊性表现，边
界清楚

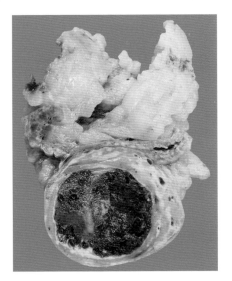

图 7-81　肾上腺血管瘤（haemangioma）。女，64 岁，发现肾上腺占位性病变 3 天。肿物直径 2.0 cm，切面灰红色，海绵状，边界清楚。该肿瘤发生在女性患者，海绵状血管瘤是最常见的组织学类型

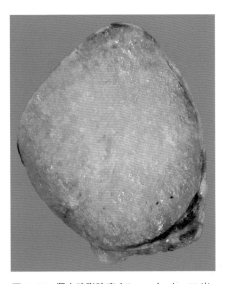

图 7-82　肾上腺脂肪瘤（lipoma）。女，39 岁，体检发现左肾上腺占位性病变 2 周。结节状肿物，直径 3.0 cm，切面淡黄色，质地较软，油腻感，包膜完整。应该仔细寻找骨髓成分，以排除髓脂肪瘤

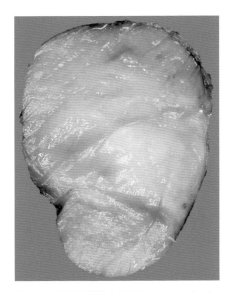

图 7-83　肾上腺脂肪肉瘤（liposarcoma）。女，61 岁，结节状肿物，直径 5.5 cm，切面灰白色，质地较软，有油腻感，边界清楚，包膜完整。本例显微镜下是高分化脂肪肉瘤，该部位脂肪肉瘤非常少见

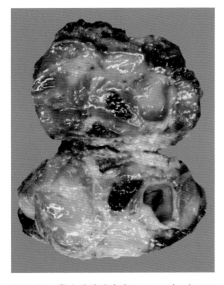

图 7-84　肾上腺畸胎瘤（teratoma）。女，31 岁，囊实性肿物，直径 5.0 cm，切面以淡黄色为主，部分区域灰白色，局灶可见出血表现，周围可见肾上腺组织。显微镜下伴有成熟脑组织。肾上腺畸胎瘤较为罕见

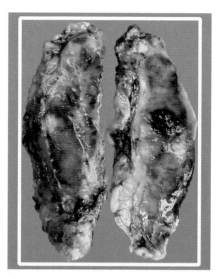

图 7-85 肾上腺弥漫大 B 细胞淋巴瘤（diffuse large B-cell lymphoma）。女，76 岁，发现左肾上腺占位性病变 2 个月。肿物直径 8.0 cm，切面灰褐色，部分区域出血。肾上腺淋巴瘤患者以老年女性为主，单侧或双侧病变

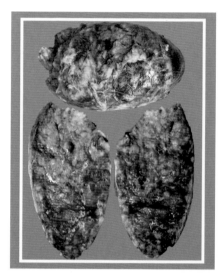

图 7-86 肾上腺弥漫大 B 细胞淋巴瘤。女，72 岁，确诊弥漫大 B 细胞淋巴瘤 6 个月。椭圆形肿物，直径 12.0 cm，切面多结节样，灰红色。肾上腺原发性淋巴瘤罕见，多为继发性病变

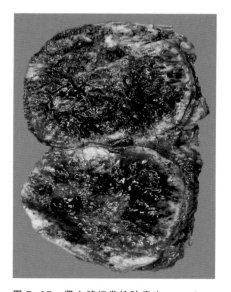

图 7-87 肾上腺继发性肿瘤（secondary tumor），肾细胞癌。男，70 岁，肾细胞癌术后 2 年。结节状肿物，直径 2.0 cm，切面灰白至灰褐色。肾上腺是肾细胞癌常见转移部位，需要与肾上腺皮质肿瘤进行鉴别

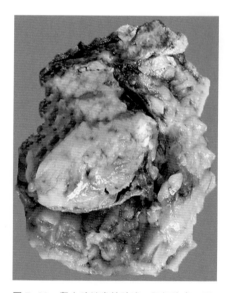

图 7-88 肾上腺继发性肿瘤，肝细胞癌。男，69 岁，肝癌术后 2 年，发现肾上腺占位性病变 3 个月。结节状肿物，直径 4.0 cm，切面灰黄色，质地较软，周围可见正常肾上腺组织。术后 1 年患者死亡

第 8 章　肠系膜、腹膜、腹膜后及网膜病变

张　彤　李宝慧　王功伟

本章目录

概　述

肠系膜 IgG4 相关性病变可以呈结节状生长。**淋巴管瘤**表现为单房或多房肿物。**纤维瘤病**以单个结节状病变为主，边界清楚或不清，切面灰白色，质地较韧。**脂肪肉瘤**以高分化亚型多见。

腹膜播散性平滑肌瘤病表现为数量众多的灰白色结节，大小不等，直径数毫米至数厘米。**腹膜假黏液瘤**弥漫性生长，呈黏液状或胶冻样，灰白色或淡褐色。**恶性间皮瘤**早期病变表现为腹膜内灰白色结节或斑块，随后病灶互相融合，呈弥漫片状，切面灰白色，质地坚硬。

腹膜后**高分化脂肪肉瘤**具有"黄、软、油"的特征。**炎症性肌纤维母细胞瘤**多结节状，切面呈灰白色或灰黄色，质地坚韧，旋涡状，可伴有黏液样变性等，少数钙化。**孤立性纤维性肿瘤**圆形或卵圆形，切面呈灰白色，边界清楚；恶性者继发性表现突出。**平滑肌肉瘤**体积较大，切面灰白色，鱼肉状；部分肿瘤类似平滑肌瘤。**横纹肌肉瘤**切面呈灰白色，质地软，鱼肉样，常浸润周围的软组织，体积较大者可见出血和坏死灶。**淋巴管瘤**常呈单房性或多房性，囊壁较薄，其内充满清亮的液体，推动时有波动感；海绵状淋巴管瘤较弥漫，边界不清，切面呈海绵状。**神经鞘瘤**和**神经纤维瘤**大体表现相似，呈球形至椭圆形，包膜完整，切面呈淡黄色或灰白色，半透明状，体积较大的肿瘤常伴有继发性表现。**恶性周围神经鞘膜瘤**肿块体积较大，多被覆一层厚薄不均的纤维性假包膜，切面呈灰白色或灰红色，常伴有出血和坏死。**节细胞神经瘤**边界清楚，切面灰白色。**副神经节瘤**边界相对清楚，切面呈灰白色、淡褐色或暗红色，部分病例可伴有出血和坏死，偶见囊性变和钙化。

肠系膜

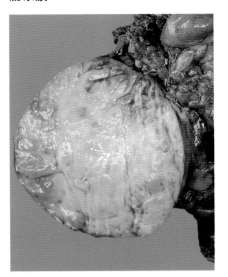

图 8-1 **肠系膜 IgG4 相关性病变（IgG4-related disease）**。男，77 岁，血清学 IgG4 水平升高。结节状病变，直径 10.8 cm，切面灰白至灰黄色，质地细腻，边界清楚。该病变大体表现类似肿瘤，旧称炎性假瘤

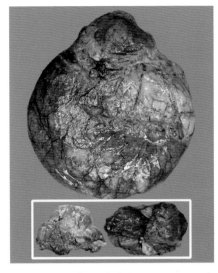

图 8-2 **肠系膜淋巴管瘤（lymphangioma）**。女，85 岁，发现腹部包块半年，自觉增大 2 个月。肠系膜巨大肿物，直径 19.0 cm，表面光滑，单房囊性，内含大量清亮液体。下图是多房囊性肿物

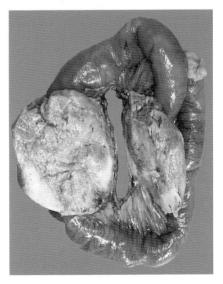

图 8-3 **肠系膜神经纤维瘤（neurofibroma）**。小肠系膜肿物，边界清楚，切面灰白色，质地中等，未侵犯肠壁组织。该肿瘤相对少见，属于内脏型神经纤维瘤病，常有皮肤牛奶咖啡斑，少数肿瘤可以发生恶变

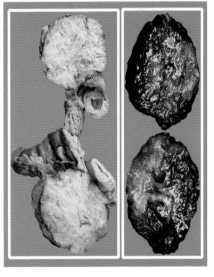

图 8-4 **肠系膜钙化性纤维性肿瘤（calcifying fibrous tumor）**。男，44 岁，胃癌术后 2 年，查体发现右下腹部肿物 1 个月。结节状肿物，直径 7.5 cm，切面灰白色，质地中等，边界清楚。右图为送检的冰冻标本

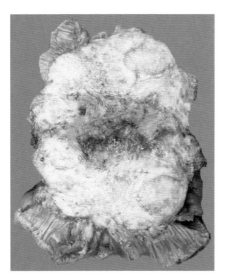

图 8-5 肠系膜纤维瘤病（fibromatosis）。 男，28 岁，腹痛 5 年，加重 7 个月。不规则形肿物，直径 16.0 cm，切面灰白色，实性，质地较韧，边界欠清。该肿瘤主要发生在肠系膜，腹膜后和网膜相对少见

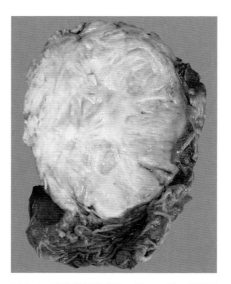

图 8-6 肠系膜纤维瘤病。 男，65 岁，发现下腹部肿物一个半月。肠系膜肿物，直径 10.5 cm，切面灰白色，侵犯周围肠管。该肿瘤的显著特征是浸润性生长，手术切除复发率较高

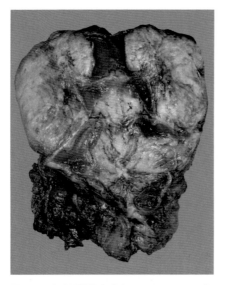

图 8-7 肠系平滑肌肉瘤（leiomyosarcoma）。 女，63 岁，腹部肿物术后 5 个月复发行肠系膜肿物切除。结节状肿物，直径 12.0 cm，切面灰红色，质地略韧。本例为新鲜标本

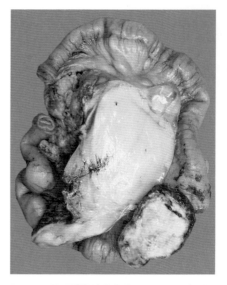

图 8-8 肠系膜脂肪肉瘤（liposarcoma）。 女，57 岁，发现腹部包块 1 个月。肠系膜多结节状肿物，直径 13.0~26.0 cm，切面淡黄色及灰白色，质地较软。腹膜后脂肪肉瘤比肠系膜脂肪肉瘤更常见

腹膜

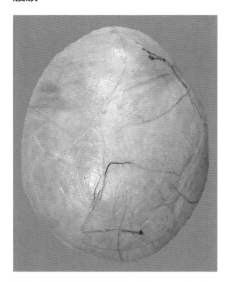

图 8-9　**腹膜孤立性囊肿（solitary cyst）**。女，56 岁，发现腹腔囊肿 1 个月。巨大囊性肿物，直径 12.0 cm，表面光滑，囊壁菲薄，囊内含大量清亮液体。囊肿附着于腹壁或游离于盆腔下部。该病变可能与慢性炎症有关

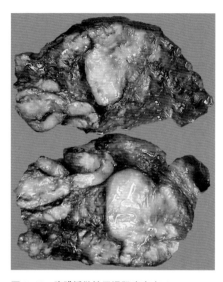

图 8-10　**腹膜播散性平滑肌瘤病（leiomyomatosis peritonealis disseminata）**。女，51 岁，肿物由大小不等的结节组成，直径 0.3~5.0 cm，切面灰白色，质地较韧。该病变容易误诊为转移性平滑肌肉瘤

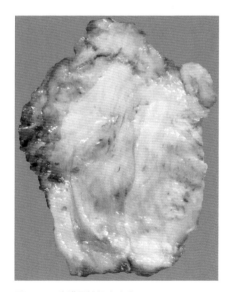

图 8-11　**腹膜恶性间皮瘤（malignant mesothelioma）**。男，57 岁。肿物直径 7.0 cm，切面灰黄色，质地中等，边界不清。患者常有石棉接触史；大体表现为多发性斑块和结节，孤立性肿块少见；常导致严重的腹腔内粘连

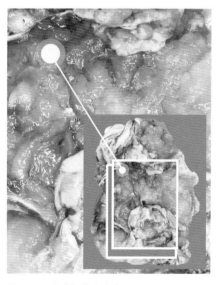

图 8-12　**腹膜假黏液瘤（pseudomyxoma peritonei）**。女，55 岁，腹痛 4 小时。巨大黏液性肿物，直径 17.0 cm，可见囊壁样结构，囊壁厚 0.2~0.4 cm。患者同时合并卵巢肿物。该病变多来自阑尾肿瘤的种植

腹膜后

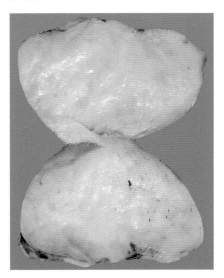

图 8-13　腹膜后高分化脂肪肉瘤（**well-differentiated liposarcoma**）。女，52 岁，腹膜后肿物切除术 5 年。肿物直径 11 cm，切面淡黄色，实性，质软。脂肪肉瘤是腹膜后最常见的原发性软组织肿瘤，肾周围部位肿瘤体积往往较大

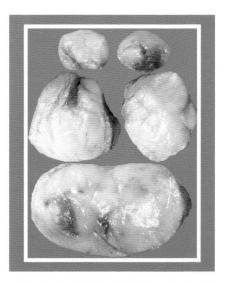

图 8-14　腹膜后高分化脂肪肉瘤。男，67 岁，多发性肿物，直径 5.5~12.0 cm，切面灰黄色，质地较软，细腻，包膜完整。腹膜后脂肪肉瘤最常见的亚型是高分化脂肪肉瘤和多形性脂肪肉瘤

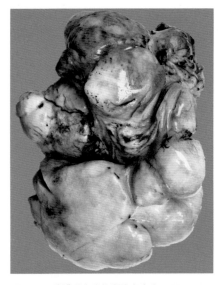

图 8-15　腹膜后去分化脂肪肉瘤（**dedifferentiated liposarcoma**）。巨大肿物，表现为脂肪性肿瘤典型的分叶状生长方式，表面光滑。该部位肿瘤中出现多形性成分时，应该充分取材寻找高分化脂肪肉瘤成分

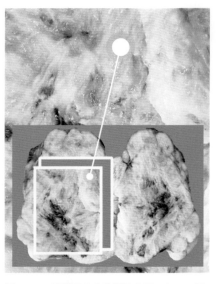

图 8-16　腹膜后去分化脂肪肉瘤。女，67 岁，结节状肿物，直径 10.0 cm，切面灰白色，实性，局灶出血表现，边界清楚。该肿瘤中的去分化成分也容易被误诊为多形性未分化肉瘤

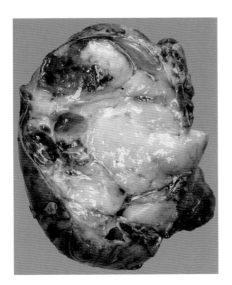

图 8-17　腹膜后黏液样脂肪肉瘤（myxoid lipo-sarcoma）。男，45 岁，结节状肿物，直径 8.0 cm，切面淡黄色，部分区域半透明，可见出血及囊性变。在做出诊断之前应排除继发性黏液变性的可能性

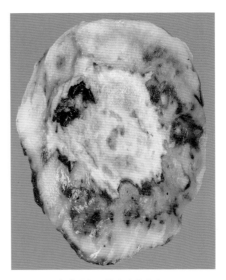

图 8-18　腹膜后多形性脂肪肉瘤（pleomorphic liposarcoma）。女，47 岁，腹膜后脂肪肉瘤肿瘤术后复发 5 个月。结节状肿物，直径 17.0 cm，切面灰黄色，质地较脆，有油腻感，伴出血及坏死

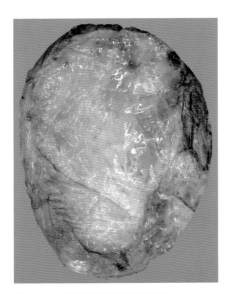

图 8-19　腹膜后混合型脂肪肉瘤（mixed-type liposarcoma）。女，50 岁，腹部肿瘤术后 1 年复发。巨大肿物，直径 20.0 cm，切面灰白色，质地较软，细腻，包膜完整。镜下为高分化脂肪肉瘤与黏液型脂肪肉瘤混合

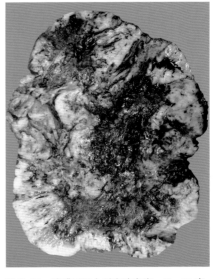

图 8-20　腹膜后混合型脂肪肉瘤。男，67 岁，分叶状肿物，直径 35.0 cm，切面灰黄至灰褐色，质地细腻，伴广泛出血及坏死。镜下见黏液型脂肪肉瘤与去分化脂肪肉瘤混合

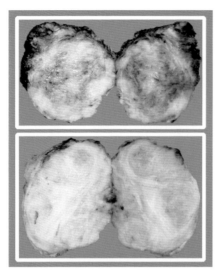

图 8-21　腹膜后纤维瘤病（fibromatosis）。男，17 岁，结节状肿物，直径 13.0 cm，切面灰白色，伴出血表现，质地较硬，边界不清。下图切面灰白色，边界相对清楚。腹膜后纤维瘤病不如肠系膜纤维瘤病多见

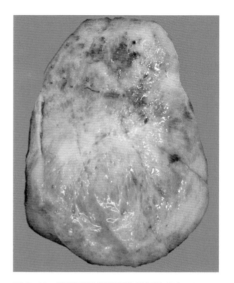

图 8-22　腹膜后炎性肌纤维母细胞瘤（inflammatory myofibroblastic tumor）。男，49 岁，巨大结节状肿物，直径 15.0 cm，切面灰白至灰黄色，部分区域半透明表现，质地中等，局灶可见出血，包膜完整

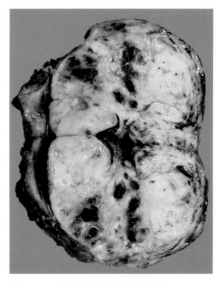

图 8-23　腹膜后孤立性纤维性肿瘤（solitary fibrous tumor）。男，49 岁，结节状肿物，直径 7.5 cm，切面呈分叶状，灰白至灰黄色，质地中等，伴出血及囊性变。本例肿瘤边界清楚，包膜完整，表面光滑

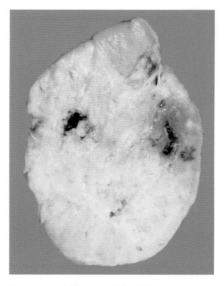

图 8-24　腹膜后孤立性纤维性肿瘤。男，85 岁，发现盆腔占位性病变 3 年。结节状肿物，直径 11.0 cm，切面灰白色，质地中等，边界清楚。患者术后死于感染

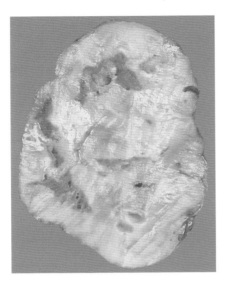

图 8-25　**腹膜后平滑肌瘤（leiomyoma）**。女，45 岁，结节状肿物，直径 13.0 cm，切面灰白色，质地韧，可见小囊腔，包膜完整。该肿瘤主要见于中青年女性；腹膜后平滑肌瘤比肠系膜平滑肌瘤和网膜平滑肌瘤多见

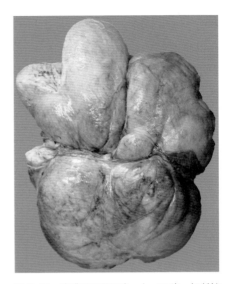

图 8-26　**腹膜后平滑肌瘤**。女，25 岁，间断性腹痛 2 个月。分叶状肿物，直径 34.0 cm，切面灰白色，结节状，质地中等，包膜完整。发生在腹膜后的肿瘤往往体积较大

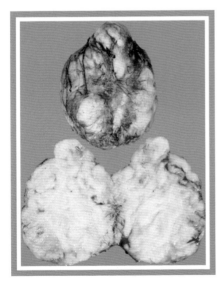

图 8-27　**腹膜后平滑肌肉瘤（leiomyosarcoma）**。女，46 岁，结节状肿物，直径 9.0 cm，切面灰白色，质地中等，编织状，边界清楚。该肿瘤在腹膜后比肠系膜和网膜更多见；本例大体表现类似平滑肌瘤

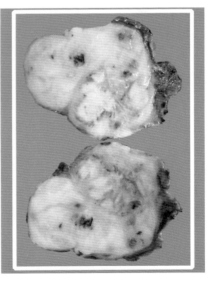

图 8-28　**腹膜后平滑肌肉瘤**。女，68 岁，发现腹部包块 3 个月。结节状肿物，直径 13.0 cm，带部分包膜，切面灰白色。软组织平滑肌肉瘤的最常见部位是腹膜后

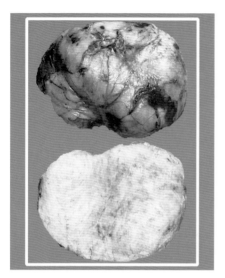

图 8-29　腹膜后血管平滑肌瘤（angioleiomyoma）。女，26 岁。结节状肿物，直径 11.0 cm，切面灰白色，质地中等，边界清楚。该肿瘤女性多于男性，四肢是好发部位，尤其是下肢，腹膜后少见

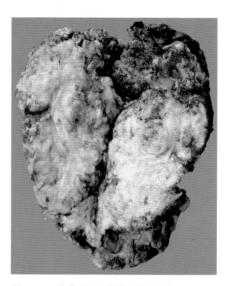

图 8-30　腹膜后多形性横纹肌肉瘤（pleomorphic rhabdomyosarcoma）。女，32 岁，发现腹膜后占位性病变 1 年。不规则形肿物，直径 19.0 cm，切面灰白至灰红色，质地较硬，伴广泛坏死，边界不清

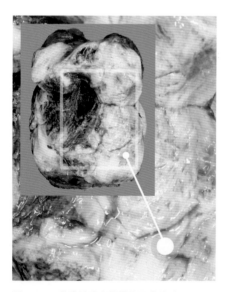

图 8-31　腹膜后腺泡状横纹肌肉瘤（alveolar rhabdomyosarcoma）。女，47 岁，发现腹部占位性病变 2 个月。分叶肿物，直径 15.0 cm，切面灰白色，伴有出血及坏死等，边界清楚

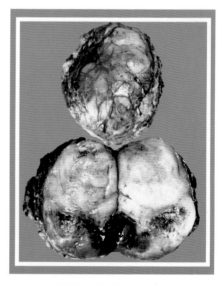

图 8-32　腹膜后胚胎性横纹肌肉瘤（embryonal rhabdomyosarcoma）。男，14 岁，结节状肿物，直径 6.0 cm，切面鱼肉样，灰黄色，实性，部分区域可见出血表现，边界清楚，包膜完整

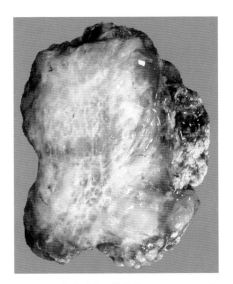

图 8-33 腹膜后淋巴管瘤（lymphangioma）。女，26 岁。肿瘤直径 11.0 cm，切面蜂窝状，质地较软，内含清亮淡黄色液体。腹膜后发生该肿瘤的概率低于肠系膜和网膜

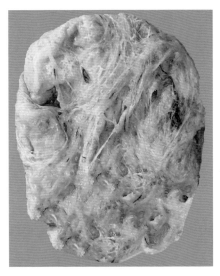

图 8-34 腹膜后血管瘤（haemangioma）。男，67 岁，体检发现腹膜后肿物半个月。囊性肿物，直径 10.0 cm，切面灰白色，可见大小不等的囊腔。显微镜下所见以蔓状血管瘤为主，局部海绵状血管瘤表现

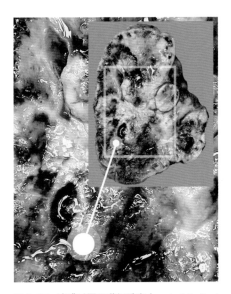

图 8-35 腹膜后胃肠道间质瘤（gastrointestinal stromal tumor）。男，62 岁，体检发现腹膜后肿物 2 周。分叶状肿物，直径 18.0 cm，切面灰红色，伴出血、坏死及囊性变，肿瘤边界清楚。诊断之前应排除转移性肿瘤

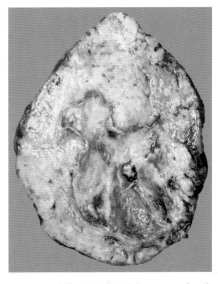

图 8-36 腹膜后胃肠道间质瘤。男，45 岁，腹部隐痛 1 个月。结节状肿物，直径 18.0 cm，切面灰白色，伴大片坏死。本病与消化管同名肿瘤大体表现相似，但体积更大

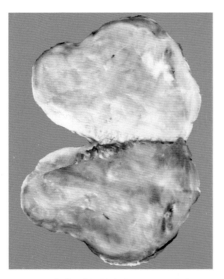

图 8-37　**腹膜后神经鞘瘤（schwannoma）**。男，61 岁，发现盆腔肿物 3 个月。结节状肿物，直径 8.0 cm，切面淡黄色，质地中等，边界清楚。腹膜后也是神经鞘瘤的常见发生部位，本例是该肿瘤的典型表现

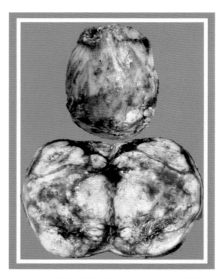

图 8-38　**腹膜后神经鞘瘤**。女，28 岁，体检发现盆腔肿物 4 个月。结节状肿物，直径 6.0 cm，切面灰黄色，实性，质地中等，部分半透明状；边界清楚，包膜完整，表面光滑

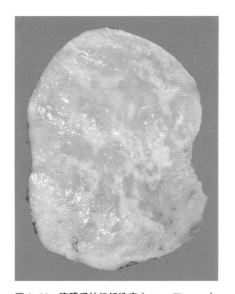

图 8-39　**腹膜后神经纤维瘤（neurofibroma）**。女，28 岁，腹膜后肿瘤术后 11 年后复发。结节状肿物，直径 9.0 cm，包膜完整，切面金黄色，实性，质地细腻。腹膜后神经纤维瘤切除后容易复发

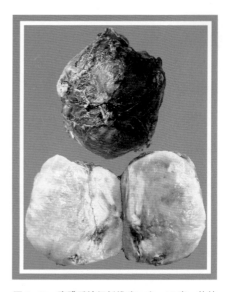

图 8-40　**腹膜后神经纤维瘤**。女，50 岁，体检发现腹膜后占位性病变 1 个月。结节状肿物，直径 7.5 cm，切面灰黄色，部分区域半透明状，局灶出血表现，质地中等，边界清楚，包膜完整

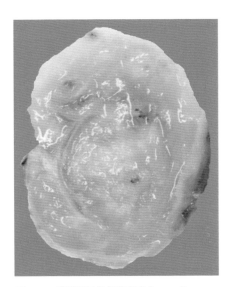

图 8-41 **腹膜后神经纤维瘤病（neurofibromatosis）**。女，52 岁，发现双下肢肿物 3 年。结节状肿物，直径 5.0 cm，切面淡黄色，半透明状，边界清楚。该肿瘤大体表现类似神经纤维瘤

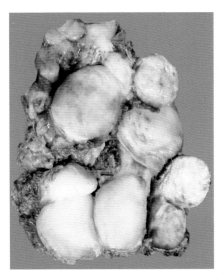

图 8-42 **腹膜后恶性外周神经鞘瘤（malignant peripheral nerve sheath tumor）**。女，51 岁，体检发现右下腹肿物 1 年。多结节肿物，直径 0.5~4.5 cm，切面灰白色，实性，肿瘤边界清楚。本例为神经纤维瘤病发生恶变

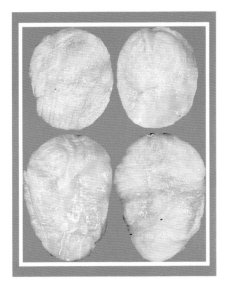

图 8-43 **腹膜后节细胞神经瘤（ganglioneuroma）**。腹膜后多发结节状肿物，直径 5.0~7.0 cm，圆形或卵圆形，切面灰白色，质地均匀，缺乏出血及坏死等继发性反应。该肿瘤主要见于成年人，腹膜后较肠系膜多见

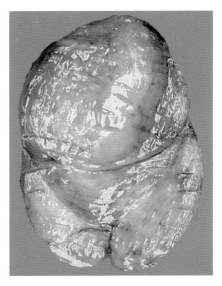

图 8-44 **腹膜后节细胞神经瘤**。男，29 岁，体检发现腹膜后肿物 1 个月。结节状肿物，略呈分叶状，直径 11.0 cm，切面灰红色，边界清楚。该肿瘤显微镜下主要的鉴别诊断是分化型的节细胞神经母细胞瘤

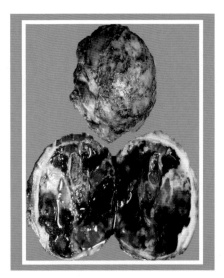

图 8-45　腹膜后副神经节瘤（paragangli-oma）。男，73 岁，发现腹膜后占位性病变半年。囊实性肿物，直径 6.0 cm，包膜完整，切面灰褐色，质软，伴出血。该肿瘤男女比例相当；腹膜后多于肠系膜

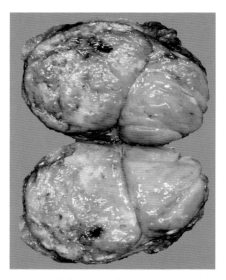

图 8-46　腹膜后副神经节瘤。男，51 岁，发现腹膜后肿物 1 年。结节状肿物，直径 6.0 cm，切面分叶状，灰红色，边界清楚。本例切面颜色相对均匀，出血等继发性表现轻微

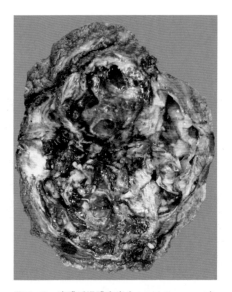

图 8-47　腹膜后滑膜肉瘤（synovial sarcoma）。女，17 岁，腹膜后肿瘤术后 4 个月。结节状肿物，直径 11.0 cm，切面可见多个囊腔，灰黄灰红色，质地较软，伴有大量出血及坏死表现，边界清楚

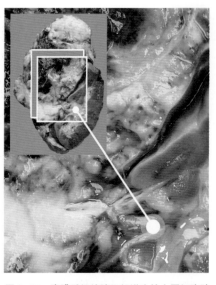

图 8-48　腹膜后促结缔组织增生性小圆细胞肿瘤（demoplastic small round cell tumor）。男，37 岁，发现腹膜后肿物 14 天。巨大结节状肾周围肿物，直径 14.0 cm，切面灰白色，伴出血及坏死。该肿瘤患者以男性为主，预后极差

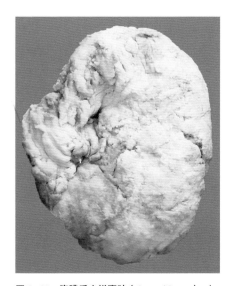

图 8-49 腹膜后皮样囊肿（dermoid cyst）。 女，24 岁，间断性右上腹疼痛 1 个月，发现腹腔占位性病变 1 个月。囊性肿物，直径 7.0 cm，切面灰白色，伴有大量角化物。该肿瘤常见于成年女性，儿童病例相对较少

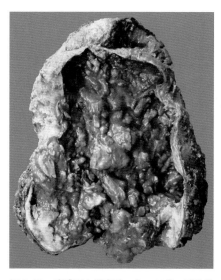

图 8-50 腹膜后皮样囊肿。 女，46 岁。囊性肿物，直径 9.0 cm，壁厚 0.3~0.5 cm，囊内可见大量角化物，部分区域呈黄绿色，提示本例伴有继发性感染。腹膜后皮样囊肿发病率高于畸胎瘤

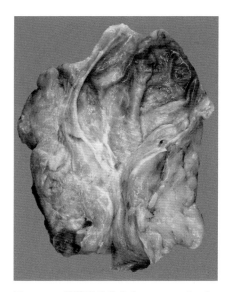

图 8-51 腹膜后畸胎瘤（teratoma）。 女，38 岁，右腰部酸疼 1 年。囊实性肿物，直径 17.0 cm，实性区切面淡黄色，囊内壁光滑，未见明确头结成分。该肿瘤主要见于未成年人，且女性较男性更多见

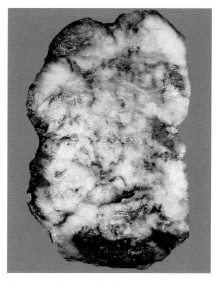

图 8-52 腹膜后经原细胞瘤（seminoma）。 男，46 岁，反复腰疼半年。巨大结节状肿物，直径 18.0 cm，质地较软，切面灰白色，伴出血及坏死。该肿瘤好发于中年男性；诊断该病变首先应该排除转移性病变

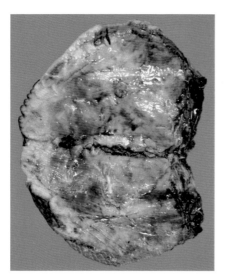

图 8-53　腹膜后 Castleman 病（Castleman disease）。男，32 岁，结节状肿物，直径 12.0 cm，切面灰黄至灰红色，质地细腻，伴出血，边界清楚。新鲜标本。腹膜后 Castleman 病主要的组织学类型是玻璃样血管型

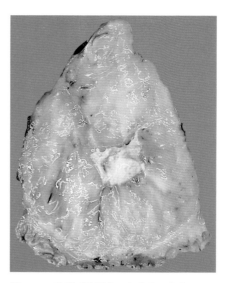

图 8-54　腹膜后弥漫大 B 细胞淋巴瘤（diffuse large B-cell lymphoma）。男，64 岁。肿物直径 19.0 cm，切面灰白色，质地较软，细腻，中心可见坏死区。本例被误诊为阑尾周围脓肿。腹膜后淋巴瘤患者以女性多见，大部分是非霍奇金淋巴瘤

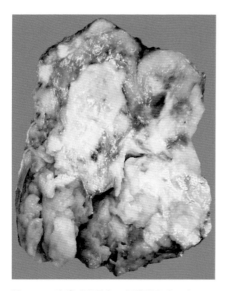

图 8-55　腹膜后弥漫大 B 细胞淋巴瘤。女，61 岁，腰部不适 3 个月，发现腹膜后肿物半个月。不规则形肿物，直径 8.5 cm，切面灰白色，质地细腻，伴大片坏死

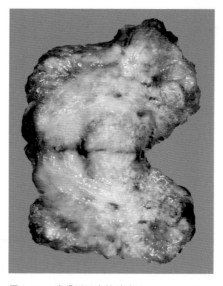

图 8-56　腹膜后继发性肿瘤（secondary tumour），鳞状细胞癌。女，33 岁，右下肢肿胀伴疼痛 2 个月。不规则形肿物，直径 10.0 cm，切面灰黄色，质地中等，边界不清

网膜

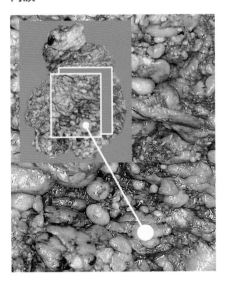

图 8-57　网膜继发性肿瘤（secondary tumour），胃肠道间质瘤。女，52 岁，发现空肠占位性病变 1 周。大网膜组织内可见大量弥漫性分布的结节状肿物，直径 0.5~10.0 cm，切面灰红色，质地较软

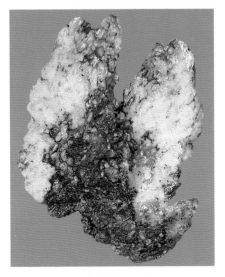

图 8-58　网膜继发性肿瘤，黏液腺癌。女，67 岁，病变直径 15.0 cm，送检大网膜呈饼状或团块状，肿瘤与脂肪组织混合，切面呈灰黄色，质地中等。本例阑尾及卵巢均发现黏液腺癌。术后化疗

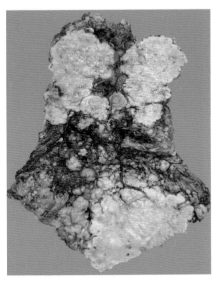

图 8-59　网膜继发性肿瘤，浆液性癌。女，72 岁，病变直径 32.0 cm，大网膜内可见大小不等的结节数枚，部分结节融合，切面灰红色，质地较脆，可见坏死。该患者有卵巢癌病史

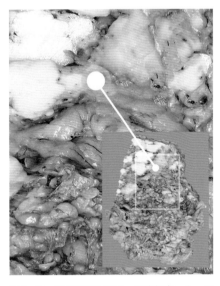

图 8-60　网膜继发性肿瘤，肉瘤样癌。女，67 岁，大网膜组织中散在大小不等、数量众多的小结节，部分小结节融合成较大结节，直径 0.5~3.0 cm，切面灰白色，质地较硬

第9章　泌尿系统病变

李玉红　杨　丽　王　波　王功伟

本章目录

概　述

　　肾破裂是由损伤性或非损伤性原因所导致。**肾挫伤**往往造成肾实质内淤血或血肿。**肾移植急性排斥反应**时肾切面通常呈灰红色；**肾移植慢性排斥反应**时肾纤维化明显，肾切面为灰白色。**透明细胞癌、乳头状癌和嫌色细胞癌**典型的切面颜色是"红、黄、白"。嫌色细胞癌的特征颜色是灰红色，经过甲醛固定后呈棕灰色。透明细胞癌切面为淡黄色或金黄色，伴继发性表现可呈多彩状。灰白色是乳头状癌的主色调，常因为出血而被掩盖；其他特征包括多结节状和组织破碎等。**低度恶性潜能的多房囊性肾肿瘤**囊腔大小不等，内含浆液或血性液体，肿瘤边界清楚。如果发现黄色结节可排除该诊断。**集合管癌**通常以髓质为中心，肿瘤切面呈灰白色，但边界不清。**黏液小管梭形细胞癌**常是孤立性病变，切面灰白色，质地均匀，通常边界清楚。**管状囊性癌**呈海绵状。**透明细胞乳头状癌**以囊性病变常见，实性少见，切面灰白色。**嗜酸性细胞瘤**中心瘢痕是特征性表现。**肾母细胞瘤**通常是孤立性病变，边界清楚，切面灰白色或灰红色，突入肾盂可形成葡萄状外观。

　　血管平滑肌脂肪瘤表现为 3 个类似：①以脂肪样成分为主，类似脂肪瘤；②平滑肌瘤样成分为主，类似平滑肌瘤；③介于两者之间，类似透明细胞癌。**混合性上皮和间叶性肿瘤**的大体表现介于囊性和实性之间，切面灰白色。

　　在肾盂、输尿管、膀胱及尿道中，尿路上皮肿瘤按大体表现可分成隆起型、扁平型和浸润型 3 个类型，以隆起型最多见。**非浸润性乳头状尿路上皮癌**是隆起型肿物，典型表现是水草样。**尿路上皮原位癌**是扁平型尿路上皮肿瘤的代表，突出特点是肿物呈红斑状。**浸润性尿路上皮癌**大体表现多样；菜花样表面可见大量绒毛状结构，常填满膀胱或肾盂；乳头状和息肉样表面相对光滑，多结节状表现，缺乏绒毛结构；浸润型尿路上皮肿瘤呈广泛浸润性生长，有时类似皮革胃表现。**鳞状细胞癌**通常体积较大，息肉样、溃疡性或浸润性生长，切面灰白色，质地糟碎。识别**脐尿管癌**最重要的是病变切面上常有大量黏液成分。**副神经节瘤**多为边界清楚的结节状病变，切面灰红色。

肾

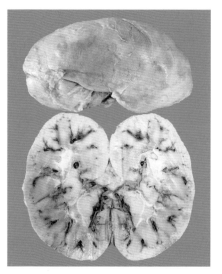

图 9-1　正常肾（normal kidney）。女，27 岁，死于失血性休克。肾脏质量 134.0 g，大小为 11.0 cm×5.5 cm×4.0 cm，表面被膜易剥离，切面肾皮质髓质分界清，皮质厚 1.0~1.2 cm，切面灰白色，质地中等

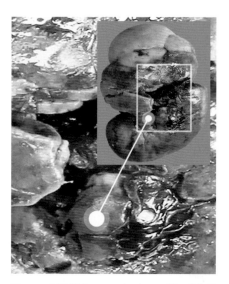

图 9-2　肾破裂（rupture）。女，19 岁，外伤后腰部疼痛伴血尿 21 小时。肾实质破裂，破裂口直径 4.0 cm，可见大量暗红色凝血块，为周围肾组织广泛出血。肾破裂可由创伤和非创伤因素导致，包括肾实质、肾盂和血管破裂

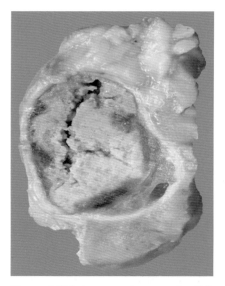

图 9-3　肾挫伤（contusion）。男，54 岁，体检发现肾肿物 15 天。血肿机化，直径 4.0 cm，囊性肿物，切面灰黄色，质地较软。肾组织损伤较轻，肾包膜和肾盂大多完整，肾实质内有淤血或者血肿

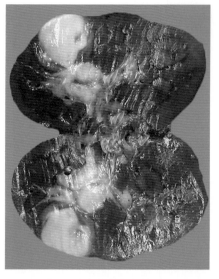

图 9-4　肾 IgG4 相关性病变（IgG4-related disease）。男，66 岁，腰部间断性疼痛 2 个月。病变位于肾上极，直径 4.0 cm，切面奶白色，质地较细腻，边界欠清。该病变包括多种形式，本例类似炎性假瘤

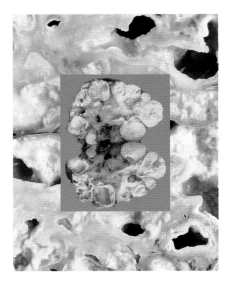

图 9-5　肾结核（tuberculosis）。女，27 岁，腰痛乏力 10 年。肾切面上可见多个囊腔，直径为 1.0~3.0 cm，囊腔内为大量坏死物。结核杆菌主要经血液途径到达肾脏，多数是单侧发病，双侧同时发病少见

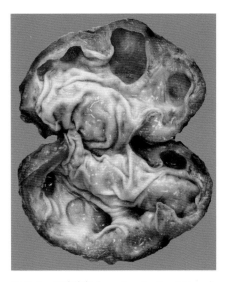

图 9-6　无功能肾（nonfunctioning kidney）。女，44 岁，发现肾积水 10 年。肾组织呈囊性，肾皮质变薄，厚度 0.1~0.5 cm。导致无功能肾的原因很多，本例由重度肾积水所致

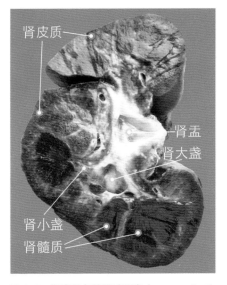

图 9-7　肾移植急性排斥反应（acute rejection）。女，56 岁，肾移植术后 2 个月发现间断性血尿。肾脏切面灰红色，伴出血。本病通常发生在移植术后 3 个月内，包括抗体介导和 T 细胞介导两个类型

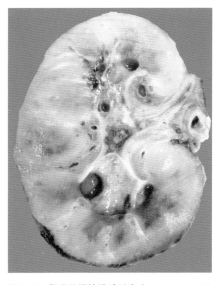

图 9-8　肾移植慢性排斥反应（chronic rejection）。男，40 岁，肾移植术后 5 年。肾脏切面灰白色，肾盂呈囊性外观，该患者出现肾衰竭表现。肾移植慢性排斥反应通常出现在移植术后 6~12 个月，往往是导致肾衰竭的主要原因

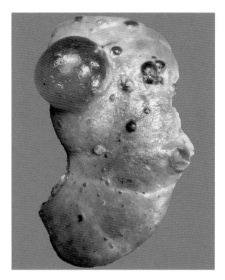

图 9-9　获得性肾囊肿性疾病（acquired renal cystic disease）。 男，87 岁，体检发现双肾多发性囊肿，直径 0.2~3.0 cm，囊壁菲薄，囊内容物为清亮液体。患者长期接受透析治疗。该病变通常累及双侧肾，位于表面或皮质内，囊肿体积通常较小

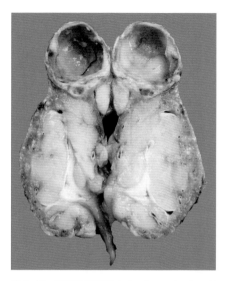

图 9-10　肾单纯性囊肿（simple cyst）。 女，40 岁，发现肾占位性病变半个月。直径 2.6 cm，囊壁质地较硬，伴有钙化，厚度 0.5~1.2 cm。该病变是最常见的肾囊性病变，多为单发性，囊壁通常较薄，感染及出血等原因可以导致囊壁增厚

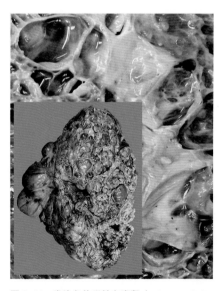

图 9-11　常染色体显性多囊肾（autosomal dominant polycystic kidney disease）。 男，41 岁，全程无痛性血尿 2 个月。肾脏大小为 24.0 cm×13.0 cm×13.0 cm，可见大小不等的囊性结构。本病又称成人型多囊肾，囊腔内充满清亮液体，继发感染时液体混浊

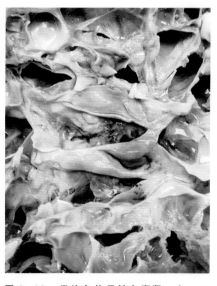

图 9-12　常染色体显性多囊肾。 女，52 岁，体检发现肾多发囊肿。肾脏大小为 18.0 cm×10.5 cm×10.0 cm，切面呈多囊性，囊内含大量淡黄清亮液体。约 60% 的患者有家族遗传史，主要致病基因为 *PKD1* 和 *PKD2*

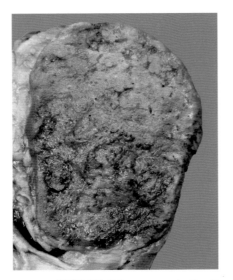

图 9-13　**肾嗜酸细胞瘤（oncocytoma）**。男，47岁，体检发现肾占位性病变 1 周。肾下极肿物，直径 3.5 cm，切面灰红色，质地中等，边界清楚。该肿瘤患者男性较女性多见；多数肿瘤呈球形，边界清楚，可以突向肾周脂肪或肾门

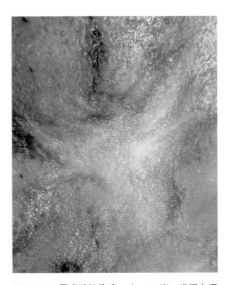

图 9-14　**肾嗜酸细胞瘤**。女，41 岁，发现左肾占位性病变 1 个月。肾下极肿物，直径 3.8 cm，可见典型的星状纤维性瘢痕。尽管瘢痕是重要的大体性征，但非所有肿瘤都具备该特征，仅见于1/3 的病例可见瘢痕

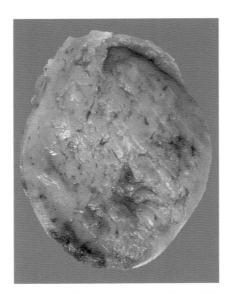

图 9-15　**肾嗜酸细胞瘤**。女，47 岁，偶然发现右肾占位性病变 10 天。结节状肿物，直径3.0 cm，切面灰黄色，质地较软，紧邻肾纤维膜。本例切面颜色类似透明细胞癌

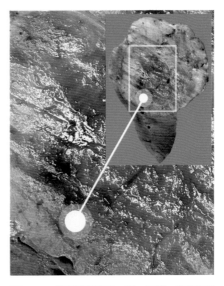

图 9-16　**肾嗜酸细胞瘤**。男，66 岁，发现左肾占位性病变 10 天。肾下极肿物，直径 4.0 cm，切面灰红色，与周围肾组织分界清楚。本例是未经固定的标本，切面颜色与嫌色细胞癌相似

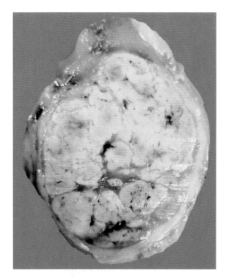

图 9-17　透明细胞肾细胞癌（clear cell renal cell carcinoma）。男，52 岁，体检发现肾占位性病变 10 天。结节状肿物，直径 3.5 cm，切面金黄色，质地较软。该肿瘤典型表现是肾皮质孤立性肿瘤，圆形或椭圆形，通常边界清楚

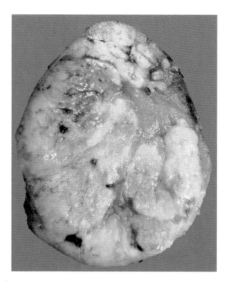

图 9-18　透明细胞肾细胞癌。女，67 岁，查体发现肾占位性病变 9 天。结节状肿物，直径 5.5 cm，切面以金黄色为主，部分区域淡黄色，周边呈灰白色，局灶可见半透明表现，显微镜下是纤维间质水肿区域

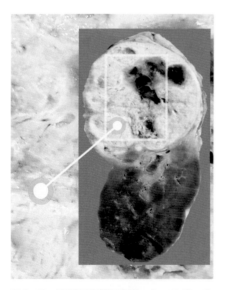

图 9-19　透明细胞肾细胞癌。女，52 岁，体检发现肾占位性病变 2 周。结节状肿物，直径 5.0 cm，切面部分淡黄色，部分灰白色，伴出血及囊性变。肿瘤位于肾实质，突向肾被膜，少数肿瘤向肾门方向生长

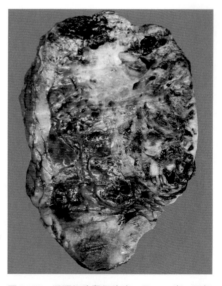

图 9-20　透明细胞肾细胞癌。男，58 岁，腰部疼痛 2 个月。结节状肿物，直径 6.0 cm，切面多彩状，可见纤维性瘢痕。多彩状是肾细胞癌的常见表现，主要由出血及坏死所致

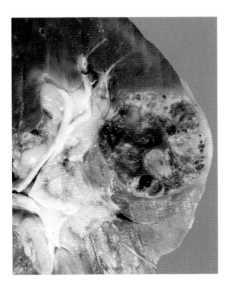

图 9-21　**透明细胞肾细胞癌**。女，63 岁，体检发现右肾占位性病变 3 天。肾中上极肿物，直径 3.0 cm，切面多彩状，肿瘤紧邻肾纤维膜，未累及肾盂及肾窦脂肪组织。位于肾实质内的肿瘤通常较小

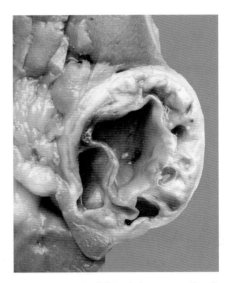

图 9-22　**透明细胞肾细胞癌**。男，78 岁，囊实性肿物，直径 2.5 cm。囊性区囊腔直径 0.1~1.0 cm，囊内壁光滑，实性区切面金黄色。本例大体上应与低度恶性潜能的多房囊性肾肿瘤进行鉴别

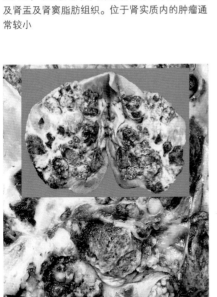

图 9-23　**透明细胞肾细胞癌**。女，48 岁，肉眼血尿伴尿痛 2 小时。肾脏结节状肿物，直径 8.0 cm，切面多彩状，纤维组织分隔肿瘤组织，形成独特的石榴样外观

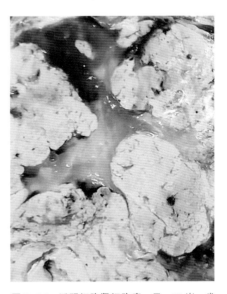

图 9-24　**透明细胞肾细胞癌**。男，52 岁，发现肾占位性病变 3 周。肾脏结节状肿物，直径 6.0 cm，切面金黄色，可见纤维性瘢痕形成。纤维性瘢痕在肾透明细胞癌中也是常见表现，可位于肿瘤中心或周围

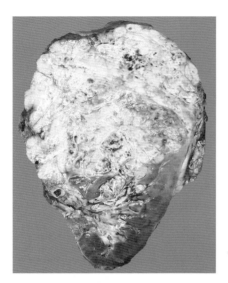

图 9-25　透明细胞肾细胞癌。男，42 岁，不规则形肿物，直径 13.0 cm，取代大部分肾组织，切面灰黄色，可见多个卫星结节，病变广泛累及肾窦、肾纤维膜及肾周脂肪组织

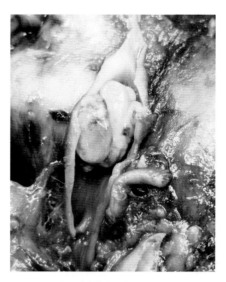

图 9-26　透明细胞肾细胞癌。男，56 岁，体重下降 2 个月，发现肾占位性病变 1 个月。肿瘤侵犯肾静脉，直径 1.2 cm，表面金黄色。肾静脉是肾肿瘤常规检查和取材部位

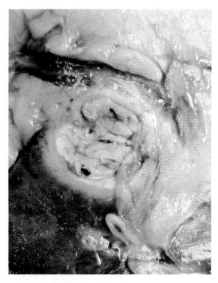

图 9-27　透明细胞肾细胞癌。男，60 岁，发现肾占位性病变 1 个月。本例展示肾窦侵犯，结节状肿瘤，直径 1.8 cm，切面淡黄色。日常工作中注意观察易忽略的肾窦侵犯，将提高肿瘤病理分期的准确性

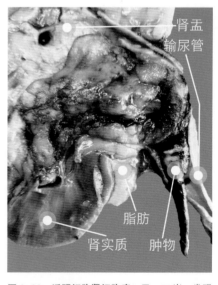

图 9-28　透明细胞肾细胞癌。男，57 岁，发现肉眼血尿 10 天。不规则形肿物，直径 4.6 cm，切面淡黄色至灰红色。该肿瘤发生在肾皮质内，随后占据整个肾盂，沿着输尿管向下生长

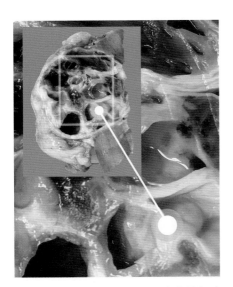

图 9-29 低度恶性潜能的多房囊性肾肿瘤（multilocular cystic renal neoplasm of low malignant potential）。男，58 岁，查体发现右肾肿物 1 个月。肿物位于中极，直径 4.0 cm，多囊状，与周围组织分界尚清。该肿瘤通常单发，男性患者多于女性患者

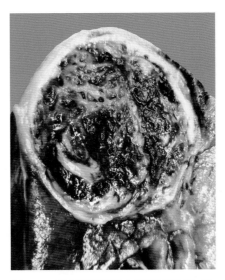

图 9-30 低度恶性潜能的多房囊性肾肿瘤。男，65 岁，查体发现肾占位性病变 3 个月。结节状肿物，直径 3.5 cm，切面上可见大小不等的囊腔。囊内液体可以清亮或混浊，有时为血性液体

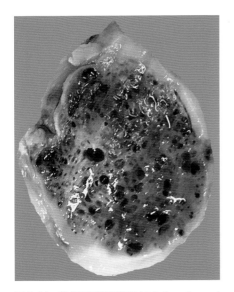

图 9-31 管状囊性肾细胞癌（tubulocystic renal cell carcinoma）。该肿瘤主要见于男性，常见于左肾，通常是偶然发现，边界清楚，切面呈典型的蜂窝状或海绵状，可伴出血表现。该肿瘤累及肾皮质或皮质髓质交界

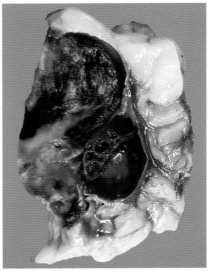

图 9-32 管状囊性肾细胞癌。男，58 岁，体检发现肾占位性病变半个月。多房囊性肿物，直径 4.5 cm，切面灰红色，伴出血。该肿瘤通常单发，边界清楚，由小到中等大小的囊组成

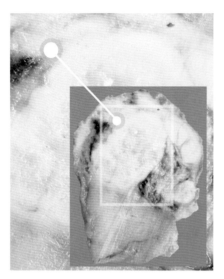

图 9-33 乳头状肾细胞癌（papillary renal cell carcinoma）。女，69 岁，腹部不适伴血尿 5 个月。肾下极肿物，直径 2.5 cm，切面多呈结节状，灰白色，质地较软。本例除了典型的切面颜色之外，多结节状表现也是其重要特征

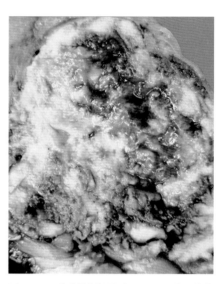

图 9-34 乳头状肾细胞癌。男，71 岁，体检发现肾占位性病变 2 周。结节状肿物，直径 3.5 cm，切面灰白至灰红色，质地较软，糟碎。本例由于出血等继发性表现掩盖了真实颜色

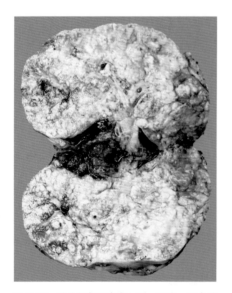

图 9-35 乳头状肾细胞癌。男，49 岁，巨大肿物，肿瘤占据整个肾组织，直径 18.0 cm，切面灰白色，多结节表现。本例伴有肾门及腹主动脉旁淋巴结转移和下腔静脉侵犯

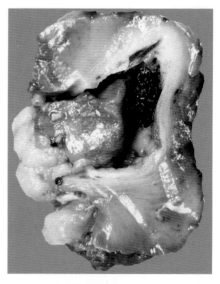

图 9-36 乳头状肾细胞癌。男，68 岁，体检发现右肾占位性病变 3 个月。囊实性肿物，直径 2.2 cm，囊内出血表现。有时，乳头状癌的大体表现类似于乳腺的导管内乳头状肿瘤

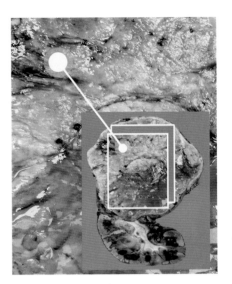

图 9-37 **嫌色肾细胞癌**（chromophobe renal cell carcinoma）。女，24 岁，体检发现左肾占位性病变半个月。巨大肿物，直径 13.5 cm，切面灰红色是该肿瘤最显著的大体特征

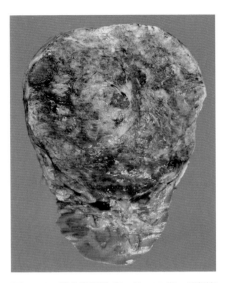

图 9-38 **嫌色肾细胞癌**。男，47 岁，腰部疼痛 1 个月，发现肉眼血尿 10 天。右肾巨大肿物，直径 16.0 cm，切面灰红至灰黄色，质地中等。本例大体表现类似嗜铬细胞瘤

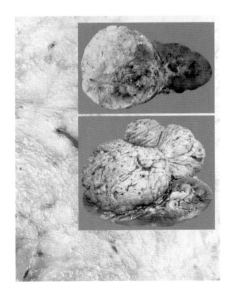

图 9-39 **嫌色肾细胞癌**。男，45 岁，巨大肿物，直径 12.0 cm，切面灰红至灰白色（右上图），边界清楚。该肿瘤经过福尔马林溶液固定后颜色可以发生变化，如浅灰色和棕灰色（右下图）

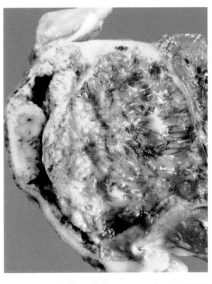

图 9-40 **嫌色肾细胞癌**。男，66 岁，体检发现肾占位性病变 13 天。左肾肿物，直径 5.0 cm，切面灰红色，质地糟碎，伴囊性变。本例为新鲜标本切面典型表现，伴有出血及囊性变等继发性改变

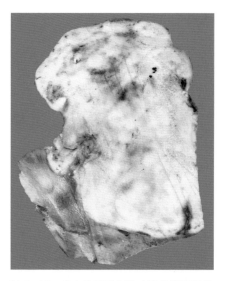

图 9-41 杂合性嗜酸细胞 / 嫌色肾细胞肿瘤（hybrid oncocytic/chromophobe renal cell tumor）。女，76 岁，左肾中下极结节状肿物，直径 7.5 cm，切面灰白色，质地中等，边界清楚

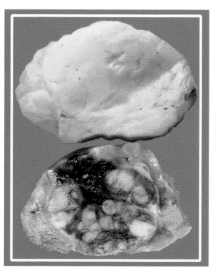

图 9-42 杂合性嗜酸细胞 / 嫌色肾细胞肿瘤。男，62 岁，发现双肾占位性病变 12 天。多发性肿物，直径 0.2~2.0 cm，切面颜色并不相同，大部分区域呈灰白色，少部分区域呈灰黑色

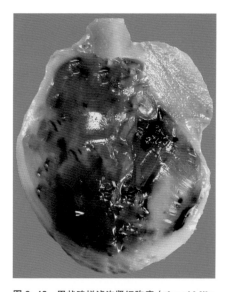

图 9-43 甲状腺样滤泡肾细胞癌（thyroid-like follicular renal cell carcinoma）。男，54 岁，发现左肾占位性病变 1 年。结节状肿物，直径 2.5 cm，切面灰红色，半透明。该肿瘤大体表现与卵巢甲状腺肿瘤有许多相似之处

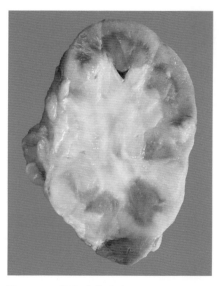

图 9-44 肾集合管癌（collecting duct carcinoma）。女，72 岁，发现肾占位性病变 2 周。不规则形肿物，直径 6.0 cm，切面灰白色，累及肾盂及肾实质。该肿瘤起源于肾髓质，以不规则方式侵犯肾皮质

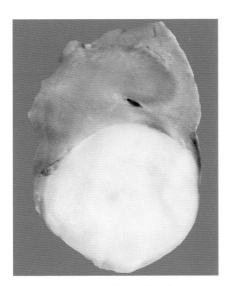

图 9-45 肾黏液小管梭形细胞癌（**mucinous tubular and spindle cell carcinoma**）。女，63 岁，体检发现右肾占位性病变 1 周。结节状肿物，直径 2.5 cm，切面灰白色，边界清楚。该肿瘤女性发病多于男性。本例为典型的大体表现

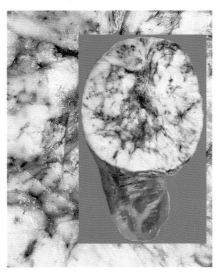

图 9-46 肾黏液小管梭形细胞癌。男，55 岁，无明显诱因出现肉眼血尿 1 个月。肾上极肿物，直径 12.0 cm，切面灰白色，伴出血表现，边界清楚。该肿瘤很少出现继发性表现

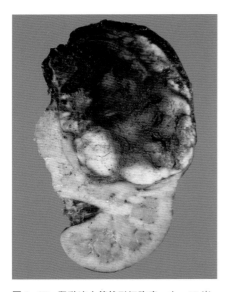

图 9-47 肾黏液小管梭形细胞癌。女，58 岁，右下腹疼痛 20 小时。肾巨大结节状肿物，直径 13.0 cm，切面灰白至灰红色，伴广泛出血表现。本例肿瘤已发生破裂。类似本例的大体表现相对少见

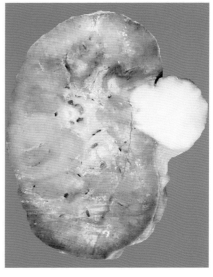

图 9-48 肾黏液小管梭形细胞癌。男，60 岁，结节状肿物，直径 3.0 cm。切面灰白色，边界较清。本例伴骨转移。该肿瘤预后较好，很少出现复发和远处转移

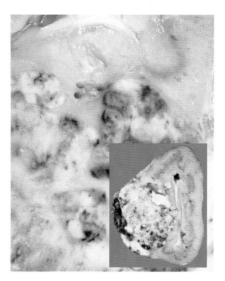

图 9-49　Xp11 易位肾细胞癌（Xp11 transloca-tion renal cell carcinoma）。男，68 岁，不规则形肿物，直径 6.5 cm，切面灰白色，侵犯肾周脂肪及肾窦组织。该肿瘤常见于儿童和年轻患者

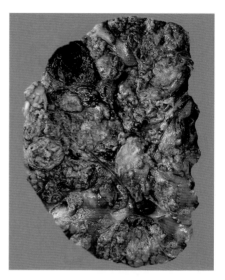

图 9-50　Xp11 易位肾细胞癌。女，68 岁，肿物直径 16.0 cm，在肾组织中呈多结节状生长，占据整个肾脏，切面灰红色，伴出血表现。本例多结节状生长，类似乳头状癌的大体表现

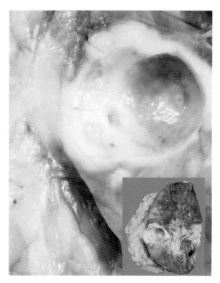

图 9-51　Xp11 易位肾细胞癌。男，43 岁，体检发现肾肿物 2 周。囊实性肿物，直径 3.0 cm。切面灰白色，侵犯周围脂肪组织。尽管本例肿瘤体积较小，但还是出现了侵犯表现

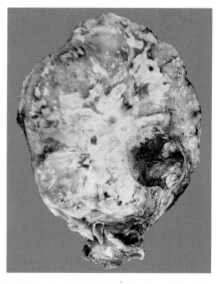

图 9-52　Xp11 易位肾细胞癌。男，37 岁，体检发现左肾肿物 7 个月。巨大肿物，直径 16.0 cm，切面灰白色，伴囊性变及广泛坏死，正常肾组织几乎消失，侵犯肾周围脂肪组织

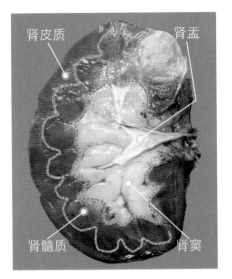

图 9-53　**透明细胞乳头状肾细胞癌（clear cell papillary renal cell carcinoma）**。女，67 岁，左肾下极肿物，直径 2.0 cm，切面灰白色，边界较清。该肿瘤通常体积较小，偶然发现，通常有完整包膜

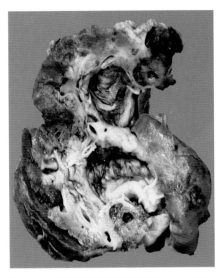

图 9-54　**透明细胞乳头状肾细胞癌**。女，49 岁，多房囊性肿物，直径 5.0 cm，囊内壁光滑，可见小乳头状结构。囊性变是该肿瘤的常见表现，需与其他肾囊性肿瘤鉴别

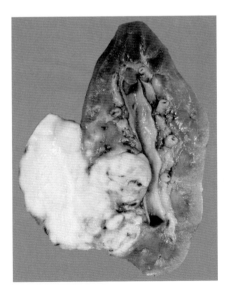

图 9-55　**未分类肾细胞癌（unclassified renal cell carcinoma）**。男，66 岁，腰部疼痛 1 周。外生型肿物，直径 6.0 cm，切面灰白色，质地较硬，侵犯周围脂肪组织。本例为肉瘤样癌的典型表现，肿瘤体积较大，常有侵犯表现

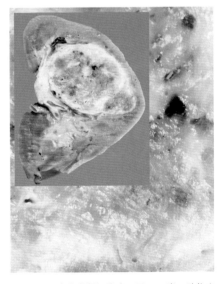

图 9-56　**未分类肾细胞癌**。男，30 岁，肿物直径 6.5 cm，肾中极肿物，切面灰红色，部分灰白色，质地中等，边界欠清。本例肿物主体位于肾实质内，肿瘤突向肾窦，侵犯周围脂肪组织

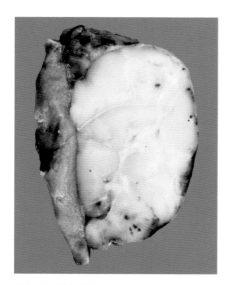

图 9-57 肾母细胞瘤（nephrobalstoma）。 男，27 岁，发现左肾占位性病变 2 年。结节状肿物，直径 4.0 cm，切面灰白色，质地中等，局灶出血表现。患者术后进行化疗。本例切面颜色是典型表现

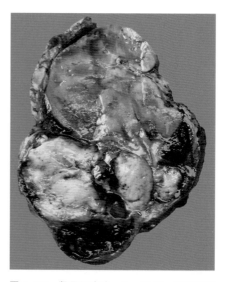

图 9-58 肾母细胞瘤。 女，10 岁，肿瘤直径 9.5 cm，占据整个肾脏，切面灰红色，鱼肉样，可见大片出血，侵犯肾周围脂肪组织。该肿瘤典型表现是多结节状肿物；同时，肿瘤边界清楚，常有假包膜

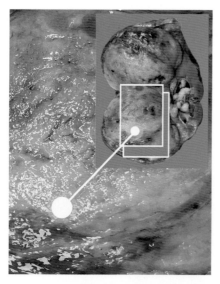

图 9-59 肾母细胞瘤。 男，2 岁，偶然发现右侧腹部包块 3 天。结节状肿物，直径 8.5 cm，切面灰红色，可见出血、坏死及囊性变，边界清楚。该肿瘤发生于肾实质内，局部突入肾盂生长

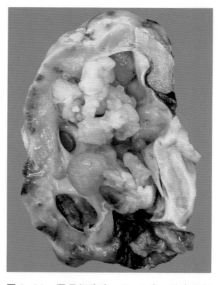

图 9-60 肾母细胞瘤。 男，1 岁，肿瘤直径 6.0 cm，切面大部分灰白色，细腻，鱼肉状，局灶可见出血、坏死，部分区域呈葡萄状。该肿瘤向肾盂生长，葡萄状外观具有特征性，并导致肾盂囊性扩张

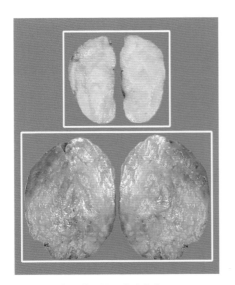

图 9-61　肾血管平滑肌脂肪瘤（angiomyolip-oma）。 女，54 岁，发现腹腔肿物 1 周。结节状肿物，直径 3.5 cm，切面淡黄色。下图切面金黄色。本组图片展示的肿瘤大体表现类似脂肪瘤

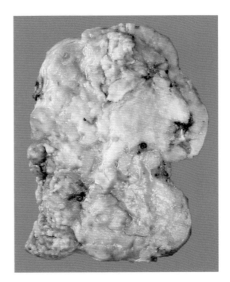

图 9-62　肾血管平滑肌脂肪瘤。 女，44 岁，右侧腰痛 11 天。不规则形肿物，直径 13.0 cm，切面灰白至淡黄色。本例肿瘤中含有数量相当的平滑肌样和脂肪样成分

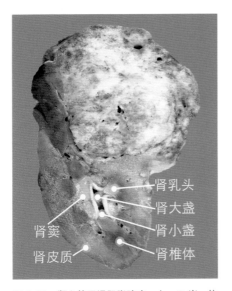

肾窦
肾皮质
肾乳头
肾大盏
肾小盏
肾椎体

图 9-63　肾血管平滑肌脂肪瘤。 女，62 岁，体检发现右肾肿瘤 1 天。肾下极结节状肿物，直径 5.5 cm，切面灰白色，边界清楚。该肿瘤以平滑肌样成分为主，而脂肪样成分比例非常低

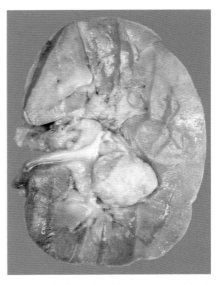

图 9-64　肾血管平滑肌脂肪瘤。 男，58 岁，体检发现肾盂肿物 2 周。肿物位于肾门，直径 2.0 cm，切面灰白色，质地中等，边界清楚。本例发生部位与肾髓质肿瘤或肾盂肿瘤类似

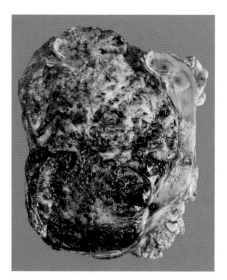

图 9-65 肾尤因肉瘤（Ewing sarcoma）。男，15岁，肉眼间断性血尿 3 个月，右侧腰部疼痛 10天。巨大肿物，几乎占据整个肾脏，直径 15.5 cm，切面灰红至红褐色，质地糟脆，伴有广泛出血表现

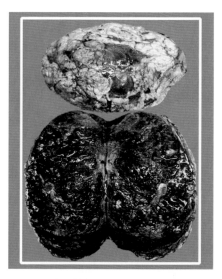

图 9-66 肾血管肉瘤（angiosarcoma）。女，78岁，腰部疼痛 1 周。巨大肿物，直径 20.4 cm，切面灰红色，以出血坏死表现为主；正常肾组织几乎完全消失；侵犯周围脂肪组织

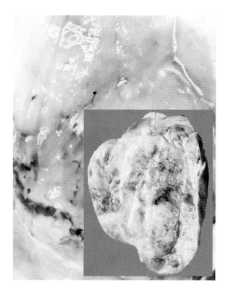

图 9-67 肾未分化肉瘤（undifferentiated sarcoma）。男，60 岁，巨大肿物几乎取代整个肾，直径 15.0 cm，切面灰白色，实性，质地较硬，伴出血及囊性变，边界清楚，包膜完整

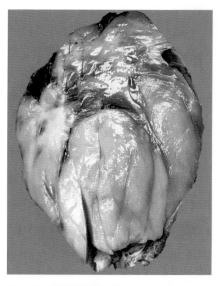

图 9-68 肾透明细胞肉瘤（clear cell sarcoa）。男，2 岁，发现左腹部包块 1 天。左肾肿物直径 12.0 cm，切片灰棕色，闪闪发亮，伴有囊性变，缺乏包膜，边界清楚。该肿瘤见于儿童，位于肾髓质中央，体积较大

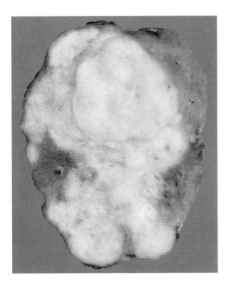

图 9-69　肾混合性上皮和间叶性肿瘤（mixed epithelial and stromal tumor）。女，52 岁，体检发现肾占位性病变 1 周。不规则形肿物，直径 5.5 cm，切面灰白色，质地中等。该肿瘤完全缺乏囊性结构，位于该肿瘤家族谱系的一端

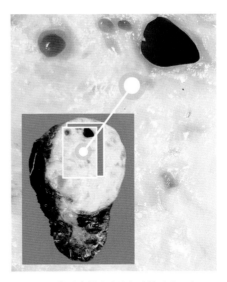

图 9-70　肾混合性上皮和间叶性肿瘤。女，27 岁，发现腹部肿物 4 年。肾上极肿物，直径 8.0 cm，切面灰白色，质地较韧，边界清楚，可见大小不等的小囊腔

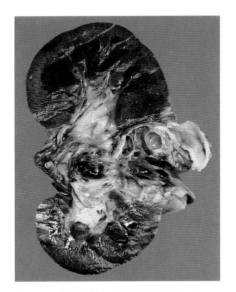

图 9-71　肾混合性上皮和间叶性肿瘤。男，64 岁，间断性右侧腰背部疼痛 3 年，间断性血尿 3 个月。多房囊性肿物，直径 5.0 cm，囊壁较薄，半透明状，内含清亮及血性液体，肿瘤界限清楚

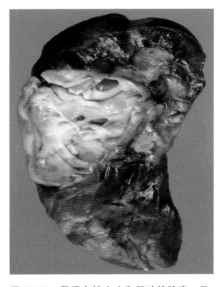

图 9-72　肾混合性上皮和间叶性肿瘤。男，48 岁，多房囊性肿物，直径 6.0 cm，囊壁厚 0.1~0.5 cm，囊内壁光滑。该肿瘤完全由囊腔组成，旧称囊性肾瘤，位于该肿瘤家族谱系的一端

肾盂

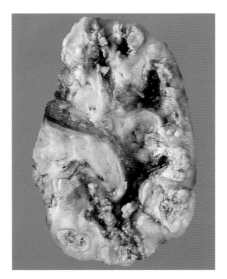

图 9-73　黄色肉芽肿性肾盂肾炎（xanthogranulo-matous pyelonephritis）。男，37 岁，右腰部间断性疼痛伴发热 1 年。肾脏切面上可见多个大小不等的灰黄色区域，直径 0.3~1.5 cm。该病变常累及肾髓质及皮质，类似透明细胞癌

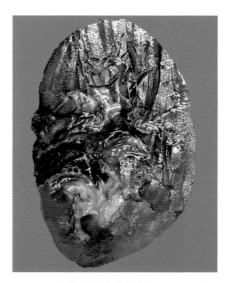

图 9-74　肾盂尿路上皮原位癌（urothelial carc-inoma in situ）。男，53 岁，全程肉眼血尿 13 天。肾盂内肿物不明显，部分区域灰红色，无明显隆起。该肿瘤通常表现是斑片状，可以是局灶性，也可以是弥漫性

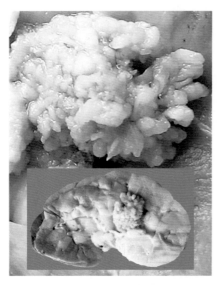

图 9-75　肾盂非浸润性乳头状尿路上皮癌（non-invasive papillary urothelial carcinoma）。男，73 岁，菜花样肿物位于肾盂内，表面灰白色，组织略糟碎。该肿瘤呈外生性生长，如乳头状或菜花样

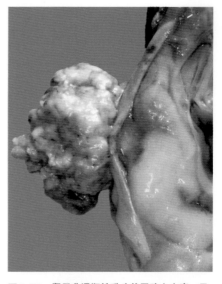

图 9-76　肾盂非浸润性乳头状尿路上皮癌。男，55 岁，息肉样肿物，直径 1.8 cm，切面灰白色，质地较软。高级别病变中，肿瘤常伴充血，也会失去半透明表现

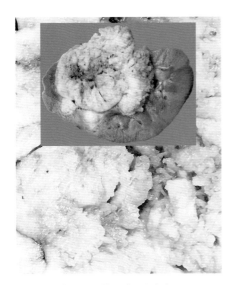

图 9-77 **肾盂浸润性尿路上皮癌（infiltrating urothelial carcinoma）**。男，52 岁，菜花样肿物，直径 5.0 cm，肿物充满整个肾盂，质地较软，组织糟碎。菜花样生长方式是该肿瘤常见表现，基底部仔细取材是诊断浸润性肿瘤的关键

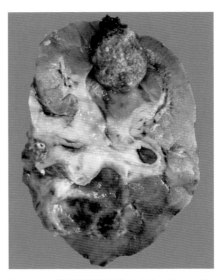

图 9-78 **肾盂浸润性尿路上皮癌**。女，55 岁，血尿 4 个月。息肉样肿物，直径 3.0 cm，突起于表面，带蒂，伴出血表现。息肉样生长方式相对少见，显微镜下常发生固有层浸润

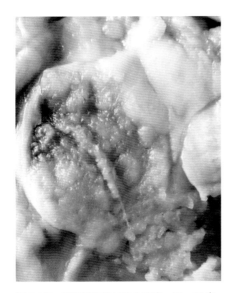

图 9-79 **肾盂浸润性尿路上皮癌**。男，48 岁，发现血尿 2 个月。肾盂内可见粗糙略隆起肿物，直径 2.0 cm，切面灰白色，质地中等。这种表现与尿路上皮原位癌类似

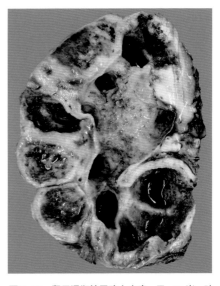

图 9-80 **肾盂浸润性尿路上皮癌**。男，72 岁，肿物直径 12.0 cm，沿肾盂肾盏浸润性生长，形成多房囊性外观，切面灰白色，质地较硬。本例伴淋巴结转移

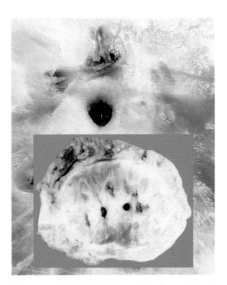

图 9-81　肾盂浸润性尿路上皮癌。男，81 岁，发现肾积水 20 个月。肿瘤几乎导致肾盂及肾盏完全消失，从肾髓质向肾皮质蔓延，弥漫浸润性生长，肿瘤边界很难辨认

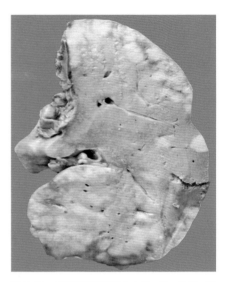

图 9-82　肾盂浸润性尿路上皮癌。男，69 岁。肿瘤组织散在分布于正常肾内，部分位于纤维膜下，切面灰黄色；本例肿瘤组织与正常肾组织切面颜色差异较小

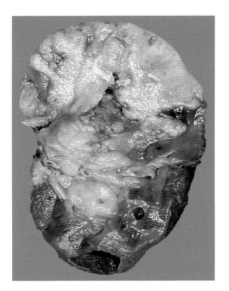

图 9-83　肾盂浸润性尿路上皮癌。男，82 岁，肉眼血尿 1 个月。肿物位于肾上极，直径 6.5 cm，肿物切面灰黄色；该肿瘤类似透明细胞癌，但肿瘤形状不规则，边界不清

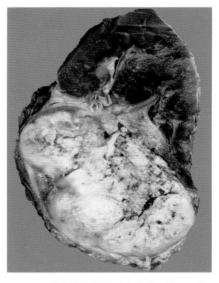

图 9-84　肾盂浸润性尿路上皮癌。男，51 岁，体检发现肾占位性病变 1 周。结节状肿物，直径 8.0 cm，切面灰白色，组织糟碎。本例生长方式少见，与肾实质肿瘤的大体表现类似

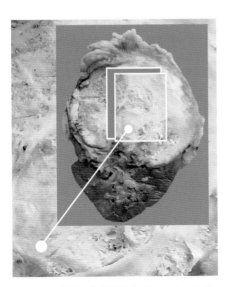

图 9-85　肾盂浸润性尿路上皮癌。男，40 岁，肿物直径 8.0 cm，切面灰白色，实性，质地糟碎，伴有腹膜后多个淋巴结转移。显微镜下是未分化类型，该肿瘤预后较差

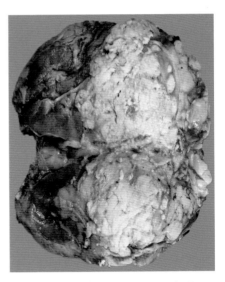

图 9-86　肾盂腺癌（adenocarcinoma）。男，45 岁，结节状肿物，直径 8.0 cm，切面灰白色，质地较韧，肿瘤侵犯肾实质及周围脂肪组织。该肿瘤大体表现与浸润性尿路上皮癌相似

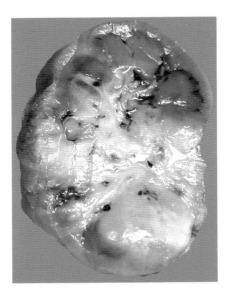

图 9-87　肾盂鳞状细胞癌（squamous cell carcinoma）。女，80 岁，体检发现肾盂占位性病变 2 年。结节状肿物，直径 6.0 cm，切面灰白色。本例肿瘤弥漫浸润性生长，缺乏典型鳞状细胞的角化碎片特征

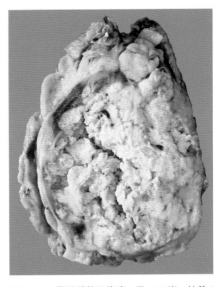

图 9-88　肾盂鳞状细胞癌。男，78 岁，纳差 2 个月，发现左肾占位性病变 7 天。肾盂肿物，直径 10.0 cm，切面灰白色，质地糟碎，肿瘤侵犯肾实质及周围脂肪组织。本例的角化碎片是高分化肿瘤的重要特征

输尿管

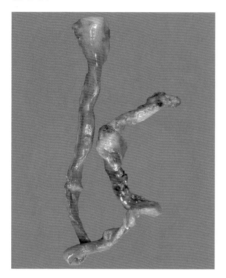

图 9-89　正常输尿管（normal ureter）。男，46岁，输尿管长 30.0 cm，直径 0.4~0.7 cm，表面光滑。输尿管上接肾盂，下连膀胱，是一对细长的管道，呈扁圆柱状，有 3 个狭窄部位

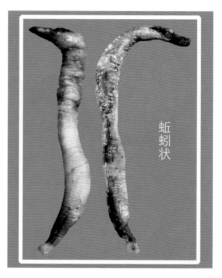

图 9-90　输尿管纤维上皮性息肉（fibroepithelial polyp）。女，58 岁，体检发现输尿管占位性病变 5天。肿物形似蚯蚓，长 9.0 cm，宽 0.5 cm，切面灰白色。此病患者多为女性，肿瘤体积较大时可沿输尿管生长

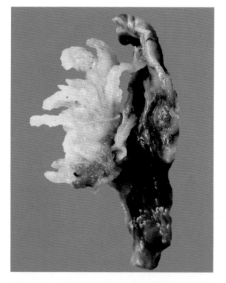

图 9-91　输尿管非浸润性乳头状尿路上皮癌（noninvasive papillary urothelial carcinoma）。男，43 岁，间断性血尿 1 年。水草样肿物，直径 2.8 cm，表面灰黄色。本例是该肿瘤典型的大体表现，乳头之间轻微融合

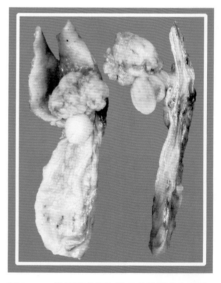

图 9-92　输尿管非浸润性乳头状尿路上皮癌。男，67 岁，肉眼血尿 3 周。输尿管隆起型肿物，直径 1.8 cm，部分菜花状，部分息肉样，切面灰白色，质地中等，根部表现为细蒂

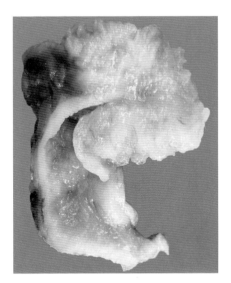

图 9-93　**输尿管浸润性尿路上皮癌**（**infiltrating urothelial carcinoma**）。男，33 岁，肿物充满输尿管腔，直径 6.0 cm，表面可见大量绒毛状结构，质地较软。本例肿瘤呈现典型的菜花样生长方式，是其最常见的表现形式

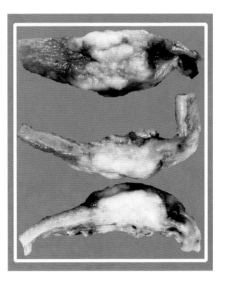

图 9-94　**输尿管浸润性尿路上皮癌**。男，76 岁，发现肉眼血尿 2 个月。肿物直径 2.1 cm，切面灰白色，质地较硬，侵及输尿管壁全层，与外生性乳头状肿瘤表现不同

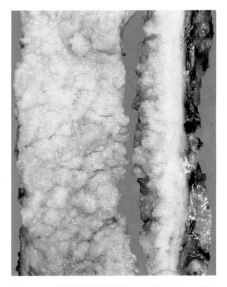

图 9-95　**输尿管浸润性尿路上皮癌**。男，68 岁，左腰腹部疼痛 1 个月。输尿管中下段肿物，直径 10.0 cm，输尿管壁均匀增厚，侵犯肌层。本例肿瘤为典型的绒毯样生长方式

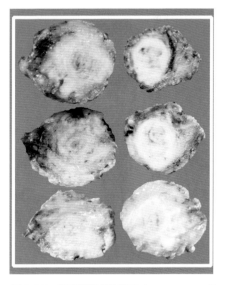

图 9-96　**输尿管鳞状细胞癌**（**squamous cell carcinoma**）。男，79 岁，腰背部疼痛 1 个月。不规则形肿物，直径 5.4 cm，阻塞管腔，切面灰白色；肿瘤弥漫浸润性生长，并侵犯输尿管周围脂肪组织

膀胱

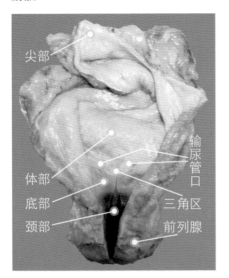

图 9-97　正常膀胱（normal bladder）。 男，48 岁，死于失血性休克。膀胱大小为 5.0 cm × 4.3 cm × 3.2 cm，沿前壁打开，膀胱厚 0.5~1.0 cm，黏膜光滑。膀胱是由平滑肌组成的一个囊性结构，位于骨盆内，其后端开口与尿道相通

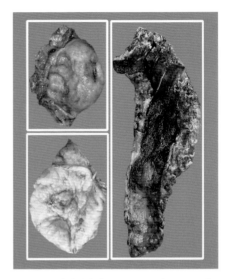

图 9-98　膀胱憩室（diverticulum）。 男，64 岁，发现膀胱憩室 20 天。囊壁样组织，直径 6.0 cm，内表面灰红色。左下图内表面为灰白色。该病变主要是由梗阻因素所致；常见部位是三角区后上部；可以并发炎症（右图）、结石及肿瘤等病变

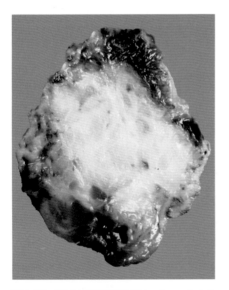

图 9-99　膀胱子宫内膜异位症（endometriosis）。 女，36 岁，月经相关性排尿疼痛 1 年。不规则形病变，直径 3.0 cm，切面灰白色，可见小囊腔。多数患者有手术史；膀胱镜下表现为紫蓝色结节

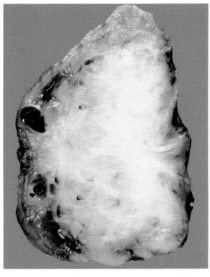

图 9-100　腺性 / 囊性膀胱炎（cystitis glandularis/ cystica）。 男，45 岁，腰部疼痛伴尿频尿急 6 个月。病变直径 3.0 cm，切面灰白色，质地中等，周围可见囊性扩张。该病变好发于膀胱三角区

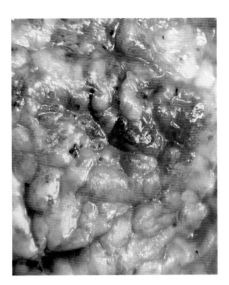

图 9-101　膀胱尿路上皮异型增生（urothelial dysplasia）。女，65 岁，尿频、排尿困难及尿不尽 20 天。本次送检膀胱切除标本，部分区域黏膜粗糙，呈鲜红色，肿物不明显

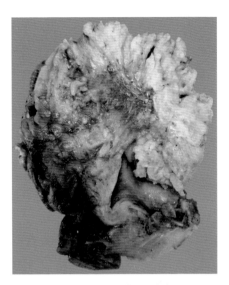

图 9-102　膀胱浸润性尿路上皮癌（infiltrating urothelial carcinoma）。男，74 岁，菜花样肿物，直径 4.5 cm，切面灰白色，组织糟碎，侵犯固有层。本例是新鲜标本的典型大体表现

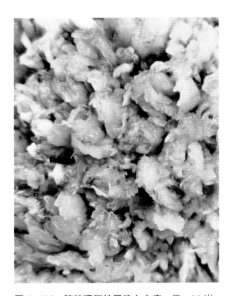

图 9-103　膀胱浸润性尿路上皮癌。男，38 岁，会阴部疼痛 5 个月。膀胱后壁可见菜花样肿物，直径 2.5 cm。肿瘤伴淋巴结及骨转移。本例高倍放大显示肿物表面有绒毛样特征

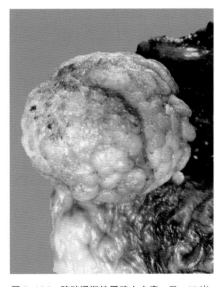

图 9-104　膀胱浸润性尿路上皮癌。男，87 岁，尿频、尿急 6 个月。乳头状肿物，直径 3.5 cm，表面凹凸不平。本例表现为典型的乳头状结构，表面缺乏绒毛或水草样表现

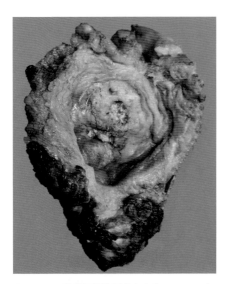

图 9-105　膀胱浸润性尿路上皮癌。男，84 岁，膀胱癌术后 19 年。隆起型肿物，直径 4.8 cm，表面灰红色，向深部浸润性生长。如果肿瘤范围较广泛，大体表现类似皮革胃

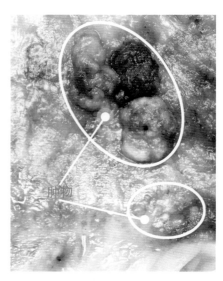

图 9-106　膀胱浸润性尿路上皮癌。男，70 岁，发热原因待查 1 天。送检膀胱切除标本，多发性肿物，直径 0.1~2.6 cm，乳头状或颗粒样生长。多发性病灶是该肿瘤的重要特征

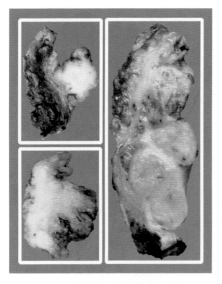

图 9-107　膀胱浸润性尿路上皮癌。本组图片展示该肿瘤的侵犯表现。左上图肿瘤侵犯膀胱壁浅肌层；左下图肿瘤侵犯膀胱周围脂肪组织；右图肿瘤侵犯前列腺组织

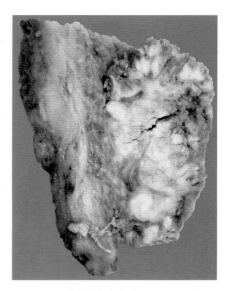

图 9-108　膀胱鳞状细胞癌（squamous cell carcinoma）。男，64 岁。膀胱癌术后 8 年复发。肿物位于膀胱后壁，菜花样，直径 8.5 cm，切面灰白色，质地较软，侵犯膀胱壁浅肌层

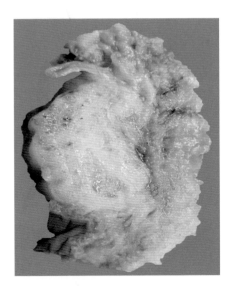

图 9-109　膀胱腺癌（adenocarcinoma），黏液型。男，66 岁，发现无痛性全程血尿 2 周。膀胱后壁隆起型肿物，直径 4.5 cm，切面灰白色，半透明状。本例肿瘤大体表现具有特征性

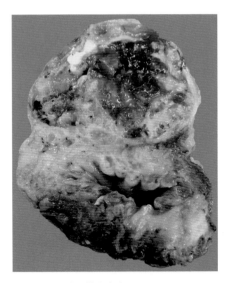

图 9-110　脐尿管腺癌（urachal adenocarcinoma），黏液型。女，61 岁，血尿 6 个月。肿物位于膀胱顶部，直径 4.5 cm，切面胶冻样，边界不清。该肿瘤位于典型的脐尿管残留部位，可以侵犯膀胱和周围组织

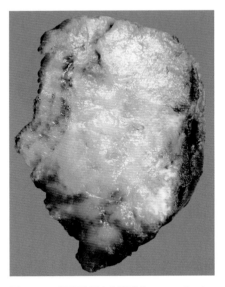

图 9-111　膀胱神经内分泌癌（neuroendocrine carcinoma）。男，59 岁，发现膀胱占位性病变 6 周。结节状肿物，直径 4.5 cm，切面灰白色，质地细腻，边界不清。该肿瘤男性好发，多数位于膀胱侧壁和膀胱顶部

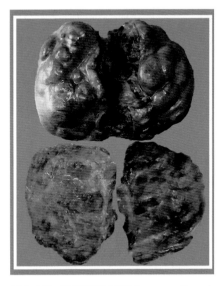

图 9-112　膀胱副神经节瘤（paraganglioma）。女，16 岁，发现膀胱占位性病变 20 天。结节状肿物，直径 4.7 cm，切面灰黄色，带部分包膜。该肿瘤好发于女性，以膀胱顶部和三角区肌壁内最常见

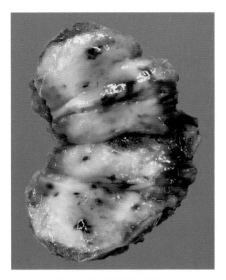

图 9-113 膀胱炎性肌纤维母细胞瘤（inflammatory myofibroblastic tumor）。该肿瘤多见于儿童和年轻人，女性患者略多，可见于膀胱任何部位，质地较软，黏液样。部分患者复发，少数发生转移。

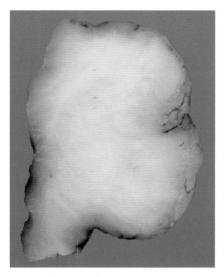

图 9-114 膀胱平滑肌瘤（leiomyoma）。女，56岁，体检发现膀胱占位性病变 1 周。结节状肿物，直径 4.0 cm，切面灰白色，质地较韧。该肿瘤多见于女性，缺乏出血及坏死等继发性表现

尿道

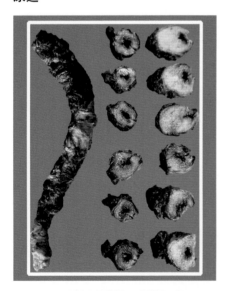

图 9-115 尿道浸润性尿路上皮癌（infiltrating urothelial carcinoma）。男，67 岁，发现尿道异常分泌物 1 个月。尿道切除标本可见肿物弥漫浸润性生长，导致管壁增厚，管腔几乎闭塞，切面灰白色，质地中等

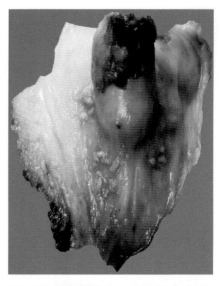

图 9-116 尿道腺癌（adenocarcinoma）。女，36岁，发现尿道口肿物 1 年。息肉样肿物，直径1.2 cm，表面粗糙，伴出血及溃疡形成，周围尿道表面覆盖灰黄色坏死物。发生在尿道部位的腺癌少见

第 10 章　男性生殖系统病变

张　娟　张继红　汪书娣　王功伟

本章目录

概　述

良性前列腺增生主要发生在移行区，周围区少见；典型表现是呈多结节状生长，所谓"无结节不增生"。**前列腺腺泡癌**好发于前列腺的周围区，边界不清，质地较硬，切面灰白色或灰黄色，部分肿瘤在大体标本中很难识别。**间质肉瘤**表现为孤立性结节，切面灰白色或灰黄色，质地较硬，可呈现分叶状生长方式。**平滑肌肉瘤**表现为边界清楚的结节状肿物，切面灰白色，质地较硬，可伴出血及坏死。**孤立性纤维性肿瘤**呈圆形或椭圆形，边界清楚，部分病例被覆纤维性包膜，切面灰白色，质韧而有弹性，可伴黏液样变性。

隐睾症睾丸体积较小，切面棕黄色，广泛玻璃样变者呈灰白色。**睾丸畸胎瘤**边界清楚，结节状，囊性或实性，囊内充满胶冻样黏液，可见软骨及骨等成分。**精原细胞瘤**大体表现为"三多一少"：肿瘤多分叶状，多灰白色，多质地均匀，通常缺乏继发性改变。**胚胎性癌**质地较软，颗粒状，灰白色或灰红色，常伴出血及坏死，边界不清。**卵黄囊瘤**的特征性表现是胶冻样，类似黏液性肿瘤。**Sertoli 细胞瘤**为圆形或椭圆形，切面可呈现多种颜色，坏死不常见。**神经内分泌肿瘤**切面典型表现为灰黄色。**睾丸淋巴瘤**大体表现为肿瘤弥漫浸润性生长，边界不清，切面灰白至灰黄色，质地细腻，鱼肉状，常伴出血及坏死。

慢性附睾炎可以导致睾丸组织受累。**附睾结核**典型表现是干酪样坏死。**腺瘤样瘤**为灰白色结节，通常界限不清。间叶来源的肿瘤中，**脂肪瘤和脂肪肉瘤**最常见，后者以高分化亚型最多；其他常见肿瘤包括**平滑肌瘤**等。

阴囊湿疹不同时期表现有所不同。**疥疮**的典型表现是红褐色质硬结节。**乳头状瘤**呈乳头状生长。**派杰（Paget）病**边界清楚，为红色斑片或斑块，伴糜烂或溃疡形成。

阴茎扁平苔藓为紫红色扁平丘疹，边界清楚。**阴茎梅毒**最常见的表现是硬下疳。**尖锐湿疣**初期仅为淡红色小丘疹，随着体积增大，表现为乳头状或菜花样。**鳞状细胞癌**好发部位依次为龟头、包皮黏膜及冠状沟黏膜的鳞状上皮，包皮及阴茎体皮肤罕见；主要分为内生型、外生型及表浅播散型。

前列腺

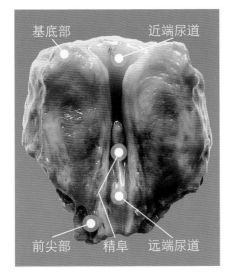

图 10-1　**正常前列腺（normal prostate）**。男，30 岁，前列腺大小 4.0 cm×3.0 cm×2.0 cm。上端平坦，是前列腺基底部；下端变细，是前列腺前尖部；沿尿道切开，后壁正中隆起处为精阜，将前列腺尿道平分

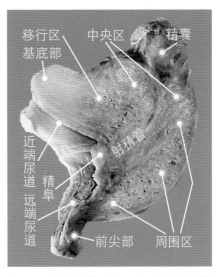

图 10-2　**正常前列腺**。男，28 岁。前列腺切面淡黄色，质地中等，可见多个小囊腔。尿道在前列腺中穿行，达到精阜后向前弯曲 35° 角；尿道后方上部是中央区，中部和下部是周围区

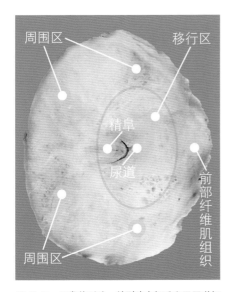

图 10-3　**正常前列腺**。前列腺中部垂直于尿道切开，尿道内向前突出的结构是精囊，导致尿道呈弧形裂隙样；移行区出现在前内侧的位置，其余大部分为周围区。该切面未见中央区成分

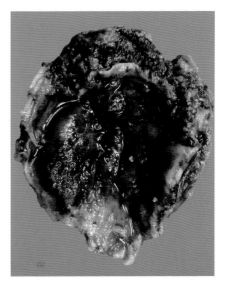

图 10-4　**前列腺囊肿（cyst）**。男，50 岁，发现前列腺囊肿 12 年。囊壁样组织，直径 4.0 cm，囊壁厚度 0.8~2.0 cm，囊内壁光滑，可见广泛出血。该病变由先天性或后天性原因导致，可并发感染和结石

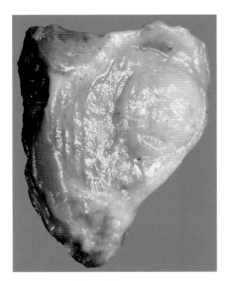

图 10-5 良性前列腺增生（benign prostatic hyperplasia）。男，76 岁，下腹部不适伴尿频 2 年。前列腺切面上可见多个结节，最大直径 1.2 cm，边界模糊不清，周围可见多个小囊腔

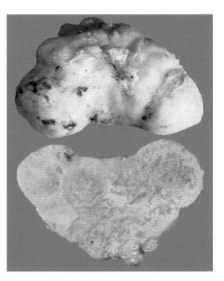

图 10-6 良性前列腺增生。男，78 岁，排尿困难 2 年。多结节状肿物，直径 5.0 cm，切面多灰白色，质地中等。该病变与年龄有关，好发于移行区，通常呈结节状生长，又称为结节状增生

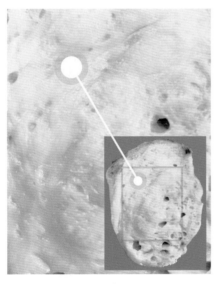

图 10-7 良性前列腺增生。男，55 岁，排尿困难 1 年。前列腺体积增大，切面灰白色，局灶可见淡黄色结节状，质地较软。病变主要分布在移行区，周围区可见大量小囊腔

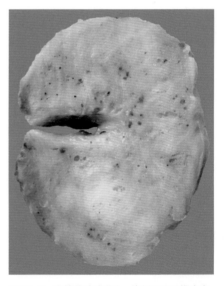

图 10-8 良性前列腺增生。本例属于早期病变，增生的结节体积较小，边界不清，切面灰白色，与周围海绵状正常组织形成对比。早期增生开始于移行区，特别是神经管进入尿道的部位

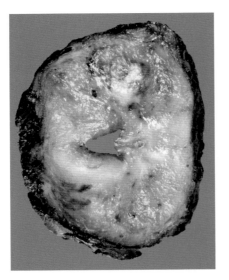

图 10-9　前列腺腺泡腺癌（**acinar adenocarcinoma**）。男，77 岁，排尿不畅 4 年。切面上可见多个灰白色小结节，直径 0.3~0.5 cm，边界较清。该肿瘤以前列腺周围区最常见，切面颜色可呈灰红色、灰白色或灰黄色

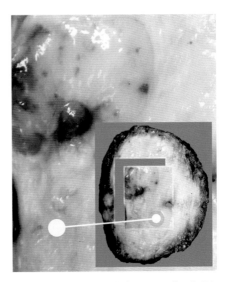

图 10-10　前列腺腺泡腺癌。男，81 岁，发现血清前列腺特异性抗原（PSA）升高 5 个月。周围区肿物，直径 1.1 cm，切面灰白色至灰红色，质地较硬，边界相对清楚

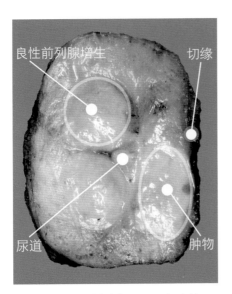

图 10-11　前列腺腺泡腺癌。男，79 岁，血清 PSA 升高 3 个月。尿道周围良性前列腺增生表现，结节边界相对清楚；周围区可见前列腺癌表现，切面灰白色，边界模糊，两者对比明显

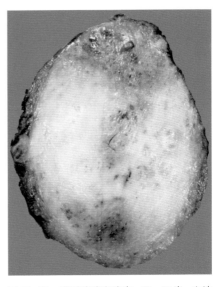

图 10-12　前列腺腺泡腺癌。男，65 岁，血清 PSA 升高 2 年。前列腺切面可见灰白色区域，直径 1.5 cm，质地中等。本例前列腺前部肿瘤区域与后部及侧部的正常组织形成鲜明对比

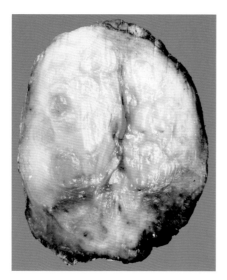

图 10-13　前列腺腺泡腺癌。男，76 岁，前列腺多灶性肿物，最大结节直径 0.9 cm，切面灰白至灰红色，边界不清。本例前列腺癌结节与良性前列腺增生结节混合存在，切面呈灰红色者为前列腺癌病灶

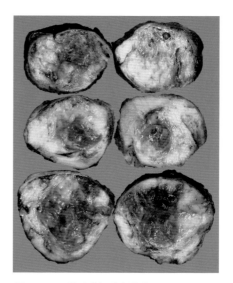

图 10-14　前列腺间质肉瘤（stromal sarcoma）。男，34 岁，发现前列腺占位性病变 8 天。肿物直径 7.7 cm，切面灰白色，鱼肉样，细腻，可见大片坏死。患者手术后接受化疗，5 个月后盆腔肿瘤复发

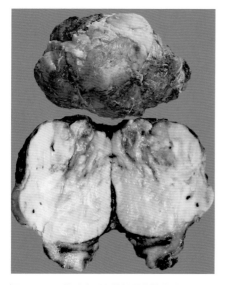

图 10-15　前列腺孤立性纤维性肿瘤（solitary fibrous tumor）。男，58 岁，尿频、尿痛半年。椭圆形肿物，直径 8.0 cm，切面灰白色，质地较细腻。尽管多数肿瘤具有良性组织学表现，但也应该对这些患者长期随访

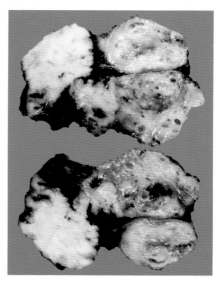

图 10-16　前列腺平滑肌肉瘤（leiomyosarcoma）。男，76 岁，直径 5.0 cm，切面灰白色，质地较韧，侵犯周围软组织。同时合并高分化前列腺癌。该肿瘤往往体积较大，常伴有前列腺外蔓延

精囊

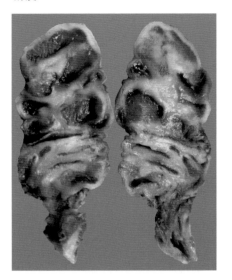

图 10-17　**正常精囊（normal seminal vesicle）**。男，58 岁。精囊大小 4.8 cm×1.5 cm×1.2 cm，切面多房囊性，囊内表面灰红色，囊壁厚 0.2~0.4 cm。精囊是椭圆形的囊状器官，位于膀胱底的后方，输精管壶腹的外侧，左右各一

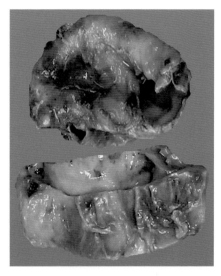

图 10-18　**精囊囊肿（cyst）**。男，17 岁，间断性下腹痛 4 年，肉眼血尿 2 个月。囊性肿物，直径 8.0 cm，囊壁厚 0.1~0.2 cm，囊内壁光滑。该病变位于直肠和膀胱之间；先天性囊肿通常双侧，并伴有肾及输尿管异常

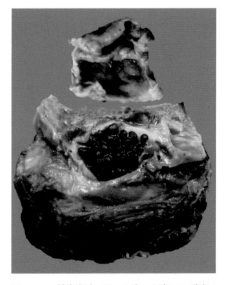

图 10-19　**精囊囊肿**。男，69 岁，血清 PSA 升高 4 个月。囊性肿物，直径 2.0 cm，其内可见多枚结石。合并前列腺泡癌。后天性病变主要由梗阻导致，如慢性前列腺炎。本例精囊囊肿的主要致病因素是前列腺癌和结石

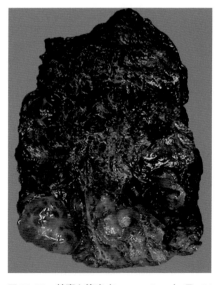

图 10-20　**精囊血管瘤（haemangioma）**。男，36 岁，发现左侧腹股沟难复性肿物 20 年，肿物进入阴囊；行疝修补术，治疗效果不佳。囊实性肿物，直径 10.5 cm，切面灰红色，蜂窝状，质地较软

睾丸

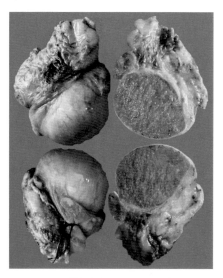

图 10-21 正常睾丸（normal testis）。男，45岁，睾丸直径 4.8~5.0 cm，切面棕黄色。正常睾丸位于阴囊内，被精索、附睾及阴囊韧带所悬吊，通常呈蛋形，平均长径 4.6 cm，平均短径 2.6 cm

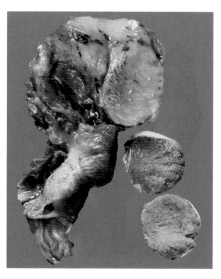

图 10-22 隐睾症（cryptorchidism）。男，52岁，右腹股沟疝伴隐睾 50 年。睾丸体积较小，直径 2.5 cm，切面灰白色，图右下方标本切面呈棕黄色。约 10% 的隐睾症患者发生生殖细胞肿瘤

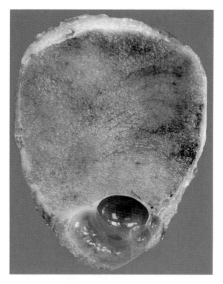

图 10-23 隐睾症。男，34 岁，发现右侧睾丸缺如 30 年。睾丸直径 5.0 cm，切面灰黄色，质地较软，伴睾丸网囊性扩张。本例隐睾症似乎并未影响发育，切面颜色与正常睾丸接近

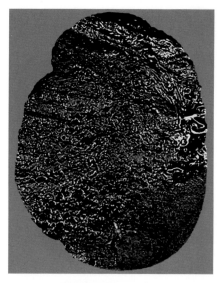

图 10-24 睾丸梗死（infarct）。男，15 岁，睾丸肿胀 5 天。睾丸直径 4.0 cm，切面灰黑色，质地较硬。导致睾丸梗死的最常见原因是精索扭转，外伤史是重要线索；本例病因不明

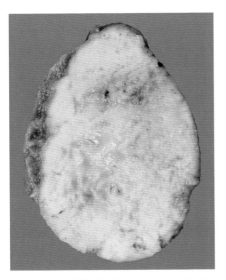

图 10-25 睾丸精原细胞瘤（seminoma）。男，30 岁，左侧阴囊胀大 5 个月。结节状肿物，直径 7.5 cm，切面灰白色，质地较软，缺乏继发性表现，周围可见正常睾丸组织。本例大体表现较为典型

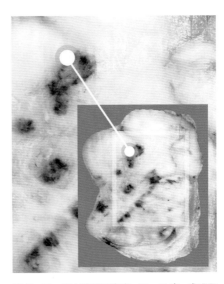

图 10-26 睾丸精原细胞瘤。男，49 岁，发现阴囊肿物 1 年，下腹坠胀明显。分叶状肿物，直径 6.0 cm，切面灰白色，质地稍硬，边界尚清。该肿瘤主要见于中青年患者，分叶状或多结节生长是其重要特征

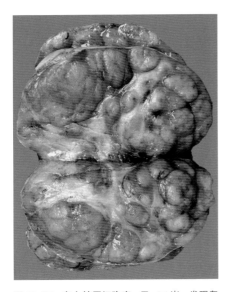

图 10-27 睾丸精原细胞瘤。男，36 岁。发现睾丸肿物 1 年，增大 2 个月。多结节状肿物，直径 11.0 cm，切面灰红色，侵犯周围组织，本例为新鲜标本。肿瘤形成多结节时，切面有结节膨出现象

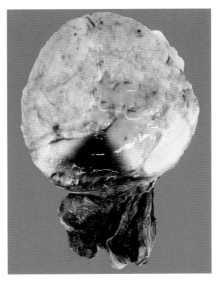

图 10-28 睾丸精原细胞瘤。男，18 岁，发现阴囊肿物 5 个月。球形肿物，直径 8.0 cm，包膜完整，切面灰黄色，质地较软，伴出血。该肿瘤切面颜色通常较淡，常为灰白色或淡黄色

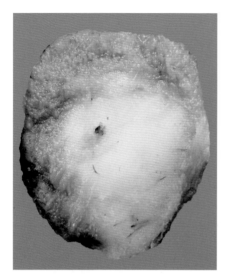

图 10-29　睾丸精原细胞瘤。男，26 岁，发现
睾丸占位性病变 3 个月。睾丸体积增大不明显，
其内可见肿物，直径 3.0 cm，切面灰白色，实
性，质地细腻，与周围正常睾丸组织边界不清

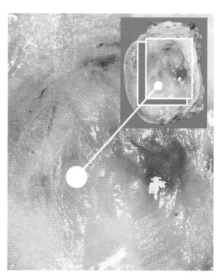

图 10-30　睾丸精原细胞瘤。男，20 岁。肿物
直径 6.5 cm，切面灰白至灰红色，质地较软，周
围正常的睾丸组织被挤压成带状。该肿瘤往往质
地均匀，很少伴继发性改变，如出现坏死及囊性
变等

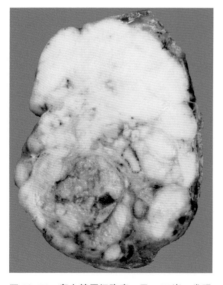

图 10-31　睾丸精原细胞瘤。男，47 岁，发现
阴囊肿物 3 年。结节状肿物，直径 6.8 cm，切面
灰白色，伴多灶状坏死表现。在继发性表现中，
坏死通常为局灶性，广泛性坏死少见

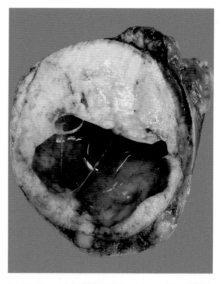

图 10-32　睾丸精原细胞瘤。男，56 岁，发现左
侧隐睾症 56 年，腹股沟区肿大 1 年。结节状肿
物，直径 7.8 cm，切面灰白色，伴囊性变，内含
淡黄色液体。该肿瘤发生囊性变者并不多见

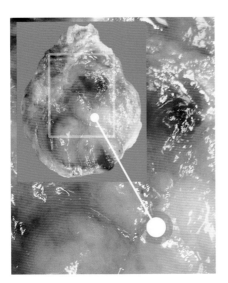

图 10-33　**睾丸卵黄囊瘤（yolk sactumor）**，青春期前型。男，2 岁，发现右侧睾丸增大 2 个月。结节状肿物，直径 2.8 cm，切面灰黄至灰红色，半透明。该肿瘤主要见于儿童；大体表现从实性到囊性，具有黏液样外观

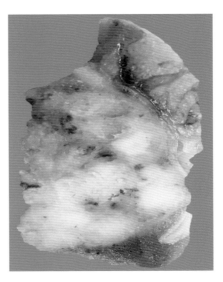

图 10-34　**睾丸胚胎性癌（embryonal carcinoma）**。男，53 岁，发现左侧睾丸包块 8 个月。肿物直径 2.5 cm，切面灰白色，伴有点状出血，质地稍硬，侵犯白膜。本例大体切面上出血表现相对较轻微

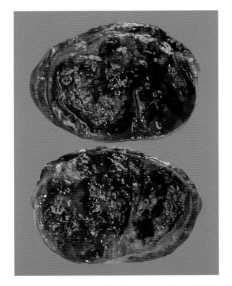

图 10-35　**睾丸胚胎性癌**。男，32 岁，发现睾丸发硬 2 年，坠胀感 2 个月。睾丸结节状肿物，直径 4.3 cm，切面灰红色，质地较软，糟碎，伴有广泛出血表现。出血表现是该肿瘤最重要的大体特征

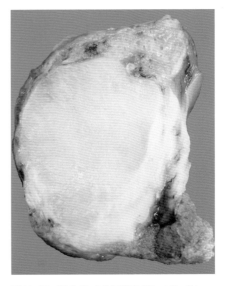

图 10-36　**睾丸 Stertoli 细胞瘤（Stertoli cell tumour）**。男，45 岁，右侧睾丸间断性疼痛半年。肿物直径 4.6 cm，切面灰白色，质地中等，边界清楚。该肿瘤通常单发，切面呈实性，继发性出血和坏死罕见，而囊性变常见

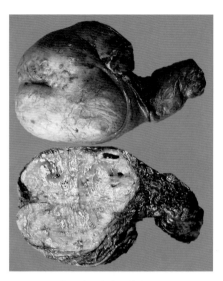

图 10-37　睾丸神经内分泌瘤（neuroendocrine tumor），G2。男，52 岁，发现睾丸肿物 6 个月。肿物直径 7.5 cm，切面灰黄色，鱼肉状，质地细腻，局灶出血，伴有囊性变

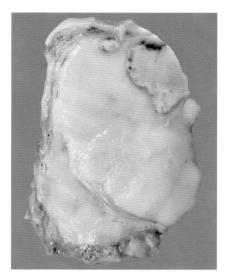

图 10-38　睾丸弥漫大 B 细胞淋巴瘤（diffuse large B-cell lymphoma）。男，60 岁，发现睾丸肿物半年。结节状肿物，直径 7.0 cm，切面灰白色，部分区域有坏死表现，侵犯周围组织。

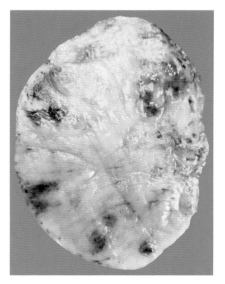

图 10-39　睾丸弥漫大 B 细胞淋巴瘤。男，79 岁，发现阴囊肿物 4 个月。肿物直径 13.5 cm，切面灰白色，质地较软细腻。通常该肿瘤几乎占据整个睾丸组织，并常穿透睾丸白膜

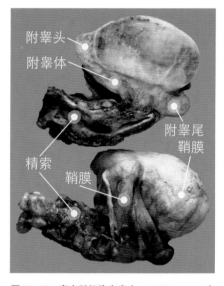

图 10-40　睾丸髓细胞肉瘤（myeloid sarcoma）。男，44 岁，急性髓系白血病骨髓移植术后 1 年。结节状肿物，直径 4.5 cm，切面灰白色至灰红色，质地较软。睾丸是髓细胞肉瘤的少见部位，通常表现为单侧肿物，双侧肿物少见

附睾

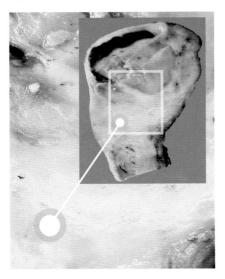

图 10-41　慢性附睾炎（chronic epididymitis）。男，74 岁，附睾肿大 5 个月。附睾直径 2.2 cm，切面灰白色，边界不清，病变累及睾丸组织。本例病变广泛，附睾和睾丸受累，大体表现类似恶性病变

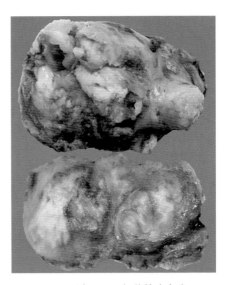

图 10-42　附睾 IgG4 相关性病变（IgG4-related disease）。男，63 岁，发现左侧附睾肿物 1 个月。病变直径 4.5 cm，中心灰黄色，周围灰白色，边界不清。本例病变以附睾为主，同时累及睾丸组织

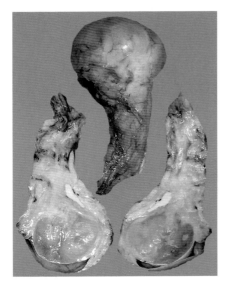

图 10-43　附睾结核（tuberculosis）。男，48 岁，睾丸增大 4 个月，切面灰白色，质地中等，边界不清，局灶可见典型干酪样坏死。该病变感染的途径是血行或经前列腺感染。附睾结核累及睾丸是常见现象

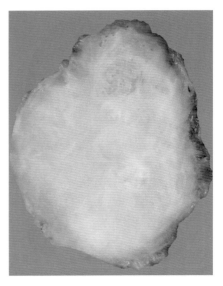

图 10-44　附睾腺瘤样瘤（adenomatoid tumor）。男，45 岁，发现附睾肿物 10 年。结节状肿物，直径 3.5 cm，切面灰白色，局部可见小囊腔。多数患者较为年轻，肿瘤体积通常较小

精索

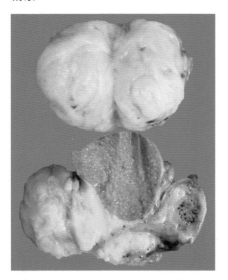

图 10-45　精索平滑肌瘤（leiomyoma）。男，63 岁，发现左侧阴囊肿物 8 年。结节状肿物，直径 4.0 cm，切面灰白色，质地中等，边界清楚。图下方标本肿物周围可见睾丸组织。

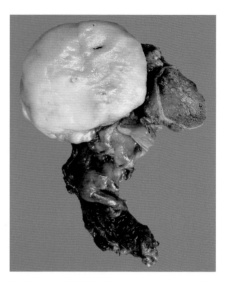

图 10-46　精索脂肪瘤（lipoma）。男，65 岁，左侧阴囊肿大坠胀 7 个月。结节状肿物，直径 8.0 cm，切面淡黄色，油腻感。本例荧光原位杂交检测 *MDM2* 基因无扩增，不支持高分化脂肪肉瘤的诊断

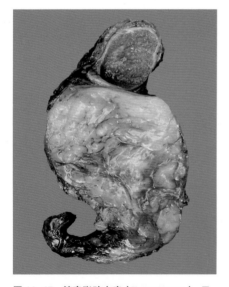

图 10-47　精索脂肪肉瘤（liposarcoma）。男，55 岁，送检附睾肿物，直径 11.5 cm，切面淡黄色，油腻感，界限清楚，包膜完整。高分化脂肪肉瘤是最常见类型；本例显微镜下伴有去分化成分

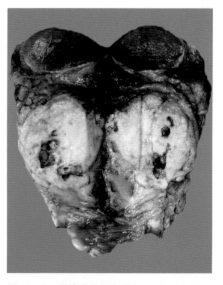

图 10-48　精索未分化肉瘤（undifferentiated sarcoma）。男，55 岁，结节状肿物，直径 5.0 cm，切面灰黄色，质地较韧，伴有囊性变，边界不清，未侵犯周围睾丸组织。2 年后出现双肺多发转移

阴囊

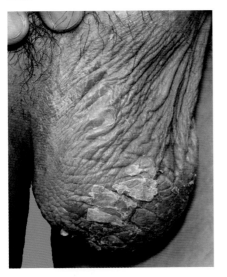

图 10-49　**阴囊湿疹（eczema）**。阴囊皮肤干燥、增厚，可见弥漫性暗红斑，边界欠清，部分上覆黄色痂屑，局灶糜烂表现。该病变分为急性期、亚急性期和慢性期，本例属于亚急性期

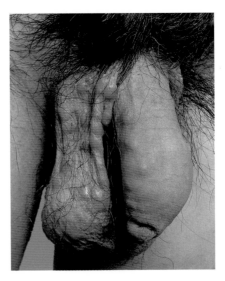

图 10-50　**阴囊疥疮（scabies）**。阴囊及阴茎多发性结节，绿豆大小，表面光滑，灰红色。该病变是疥螨引起的皮肤表皮层内传染性皮肤病，患者通常有直接或间接接触史

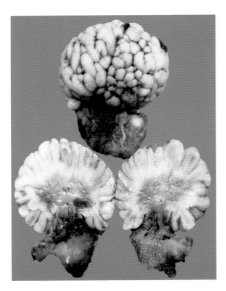

图 10-51　**阴囊鳞状上皮乳头状瘤（squamous epithelial papilloma）**。男，85 岁，带蒂肿物，直径 2.0 cm，表面呈乳头状，切面灰白色，部分灰红色，质地中等，周围阴囊皮肤灰褐色

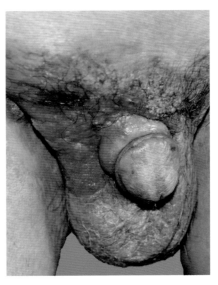

图 10-52　**阴囊佩吉特病（Paget disease）**。阴阜部、阴囊及阴茎可见直径约 12.0 cm 的红色斑片，边界不清，部分表面脱屑，覆盖黄色痂皮。该病变典型表现为红斑样脱屑性斑片或斑块，可伴糜烂及溃疡

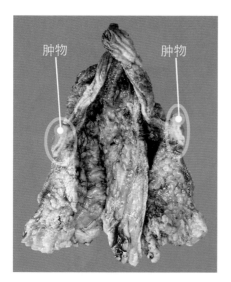

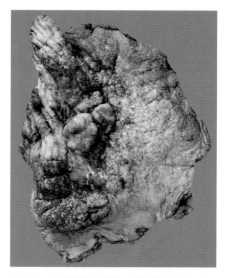

图 10-53 阴囊佩吉特病。男，65 岁，阴囊皮肤瘙痒 5 年。阴囊皮肤粗糙区，直径 5.0 cm，表面灰白色，边界不清；病变中心隆起，呈乳头状；切面灰白色，质地中等，侵犯周围脂肪组织

图 10-54 阴囊佩吉特病，伴浸润性腺癌。男，74 岁，阴囊皮肤粗糙区，直径 11.5 cm，皮面粗糙，伴脱屑，病变中心区域糜烂及溃疡，多处隆起，呈结节状。本例伴局部淋巴结转移

阴茎

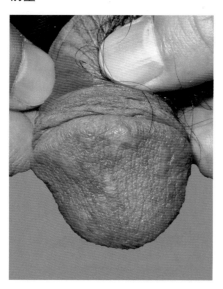

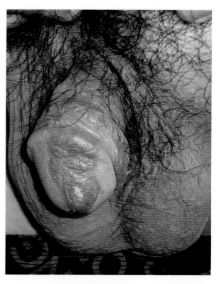

图 10-55 阴茎扁平苔藓（lichen planus）。龟头有数个大小不等的扁平丘疹，外观红色，表面有蜡样光泽。龟头是该病变常见部位，通常是多角形紫红色丘疹，表面有光滑发亮的蜡样薄膜

图 10-56 阴茎寻常型银屑病（vulgaris psoriasis）。龟头及阴茎多发亮红色斑块，边界清楚，表面鳞屑。急性期皮损多呈点滴状，鲜红色；静止期皮损常为斑块状或地图状等；消退期皮损常呈环状或半环状

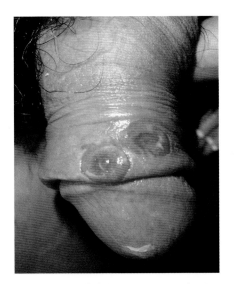

图 10-57　阴茎梅毒（primary syphilis），硬下疳。包皮两处黄豆大小红色斑块，表面溃疡，基底清洁，触诊有软骨样硬度。硬下疳是一期梅毒的标志性临床特征，阴茎是其常见发病部位

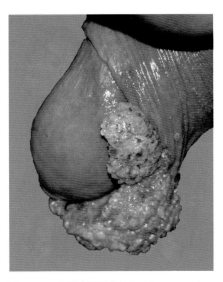

图 10-58　阴茎尖锐湿疣（condyloma acuminatum）。阴茎乳头状瘤样肿物，表面粗糙，伴点状出血。该病变属于人乳头瘤病毒（HPV）感染性病变，主要在尿道口、舟状窝及阴茎头出现乳头状或息肉样生长的肿物

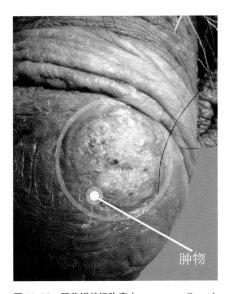

肿物

图 10-59　阴茎鳞状细胞癌（squamous cell carcinoma）。龟头部外生型肿物，直径 1.0 cm，扁平丘疹样，灰黄至灰红色，部分溃疡及结痂，周围稍隆起。该肿瘤多见于老年人，龟头是最常见的发病部位

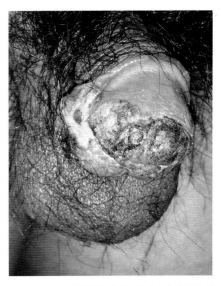

图 10-60　阴茎鳞状细胞癌。龟头部表浅扩散型肿物，直径 3.0 cm，部分菜花样，表面灰红至灰黄色，伴结痂及溃疡形成。本例从龟头经冠状沟向包皮扩散；也可以从包皮向龟头扩散

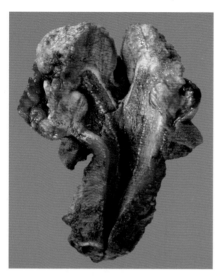

图 10-61　**阴茎鳞状细胞癌**。男，80 岁，外生型肿物，直径 4.0 cm；切面灰白色，侵犯阴茎海绵体。在新鲜标本中判断侵犯深度有困难，因为肿瘤组织与正常阴茎组织颜色接近

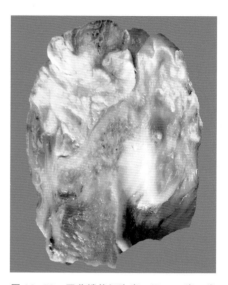

图 10-62　**阴茎鳞状细胞癌**。男，56 岁，发现阴茎肿物半年。龟头部内生型肿物，直径 1.8 cm，切面灰白色，质地中等，边界不清，侵及阴茎海绵体、尿道海绵体及尿道等部位

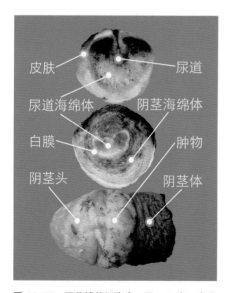

图 10-63　**阴茎鳞状细胞癌**。男，71 岁，发现龟头肿物 3 个月。龟头表浅播散型肿物，几乎沿着冠状沟环周生长，表面淡黄色，粗糙，略隆起，未侵犯阴茎海绵体

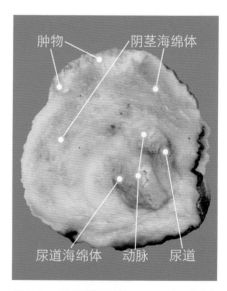

图 10-64　**阴茎鳞状细胞癌**。男，56 岁，发现龟头肿物 8 个月。表浅播散型肿物，直径 1.7 cm，切面灰白色，边界不清；肿瘤以表面生长为主，局灶浸润阴茎海绵体，尿道海绵体未见侵犯

第 11 章　女性生殖系统病变

张晓波　谢俊玲　刘　静　张　越

本章目录

概　述

外阴**硬化性苔藓**边界清楚，瓷白色，质地较硬。扁平湿疣是**外阴梅毒**的常见表现。典型的**尖锐湿疣**呈乳头或菜花样生长。**鳞状细胞癌**具有结节状、疣状和溃疡型3种表现。**佩吉特病**表现为脱屑性红斑。**血管肌纤维母细胞瘤**边界清楚，切面橡皮样。**表浅性血管黏液瘤**和**侵袭性血管黏液瘤**的共同特征是呈胶冻样，两者发生部位略有不同。

阴道**平滑肌瘤**可见于任何部位。**腺肉瘤**囊性或海绵状。**恶性黑色素瘤**形态多样。阴道的鳞状细胞癌常为**继发性肿瘤**。

宫颈鳞状细胞癌和**腺癌**进展期病变可分为外生型和内生型。外生型包括乳头状、息肉样和菜花样多种方式。内生型深部浸润性生长，可形成"桶状宫颈"。

子宫内膜样癌从大体上分为弥漫型和局灶型：前者多见，内膜弥漫增厚，也可呈多发息肉样或菜花样；后者少见，表现为内膜局灶隆起。**浆液性癌**的显著特点是"子宫小，肿瘤大"。在**平滑肌瘤**中，上皮样、非典型性及富于细胞等亚型切面呈淡黄色；水肿或黏液变性呈胶冻样；红色变性呈牛肉样。**平滑肌肉瘤**为鱼肉样，伴坏死和出血，边界不清。**子宫内膜间质结节**边界清楚。**子宫内膜间质肉瘤**边界不清，典型低级别者呈蠕虫样，高级别者继发性表现多见。**腺瘤样瘤**类似平滑肌瘤，但边界不清。

卵巢上皮性肿瘤大体分为囊腺型、乳头状囊腺型、表面乳头状型、腺纤维型及囊腺纤维型等类型。**浆液性、黏液性**及**浆液黏液性肿瘤**具有多种大体表现。**子宫内膜样肿瘤**以乳头状囊腺型和腺纤维型最常见。**透明细胞肿瘤**中腺纤维型最常见。Brenner**肿瘤**伴黏液性或浆液性囊腺瘤是其重要特征。卵巢性索-间质肿瘤中，纤维瘤、卵泡膜细胞瘤及粒层细胞瘤三者常需鉴别；**纤维瘤**切面灰白色，**粒层细胞瘤**切面灰黄色，**卵泡膜细胞瘤**颜色介于两者之间。除此之外，卵巢粒层细胞瘤出血及坏死等继发性表现更常见。**成熟性囊性畸胎瘤**通常单房，囊内充满油脂样物和毛发，常有 Rokitansky 头节。**未成熟性畸胎瘤**为鱼肉样，灰黄色或灰褐色，可伴出血和坏死。**卵黄囊瘤**囊性表现最常见。

输卵管浆液性癌可表现为腊肠样，也可表现不明显。

完全性葡萄胎绒毛有一致性水肿改变；**部分性葡萄胎**可见正常绒毛组织。

外阴

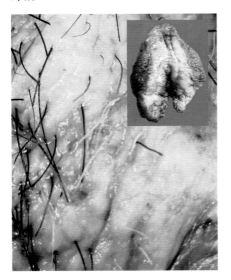

图 11-1　外阴硬化性苔藓（lichen sclerosus）。
女，82 岁，外阴瘙痒 40 余年，间断治疗 10 余
年。外阴部分区域灰白色，质地略硬，边界较
清。典型病变呈对称性，卷烟纸样；联合肛周病
变组成 8 字形

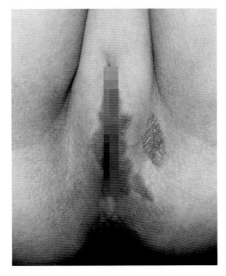

**图 11-2　外阴反转型银屑病（inverse psoria-
sis）。**外阴红色斑块，边界清楚，部分表面薄层鳞
屑。该病变老年人及儿童好发，女性多见，外阴
是常见发病部位，皮损表现为边界清楚的炎性红
斑，无鳞屑或少鳞屑

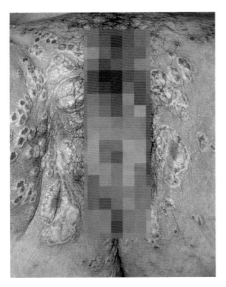

**图 11-3　外阴增殖性天疱疮（pemphigus vege-
tans）。**双侧股内侧、阴阜、会阴及大阴唇多发黄
豆大小红色斑块，表面糜烂，部分融合。皮损最
初为薄壁的水疱，破溃后在糜烂面上出现肉芽增
生，周围伴有新生水疱，范围逐渐扩大

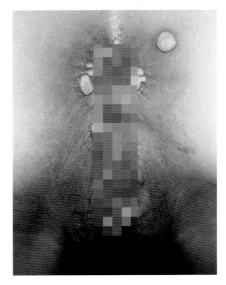

图 11-4　外阴二期梅毒（secondary syphilis）。
外阴及肛周多发性扁平湿疣，粟粒至黄豆大小，
表面灰白膜状。本例是二期梅毒的典型表现，扁
平湿疣通常对称性发病，皮损初为湿丘疹，随后
发展为扁平隆起性皮损

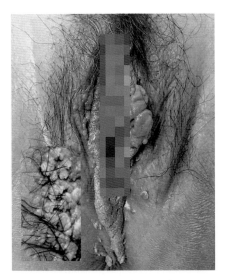

图 11-5　外阴尖锐湿疣（condyloma acumina-tum）。外阴及肛周多发疣状肿物，表面粗糙，大小不一。左下图病变大小相对均匀。该病变主要见于年轻女性，与 HPV 感染密切相关

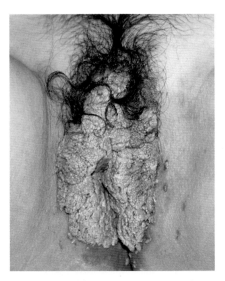

图 11-6　外阴尖锐湿疣。外阴肿物，菜花样，病变累及外阴及肛门周围，边缘散在乳头样丘疹。巨大尖锐湿疣通常与 HPV-6 感染有关，深部可能存在浸润性病变，甚至伴淋巴结转移

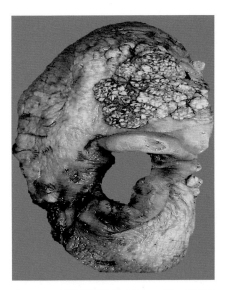

图 11-7　外阴尖锐湿疣。女，76 岁，外阴瘙痒 3 年，加重 2 个月。大阴唇疣状肿物，直径 3.0 cm，表面可见白色角化物。如果保守治疗效果不佳或病变广泛，该病变可以考虑手术治疗

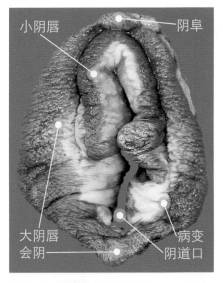

图 11-8　外阴鳞状上皮内病变（squamous intr-aepithelial lesion），分化型。女，53 岁，外阴瘙痒 20 年。小阴唇斑块状病变，直径 3.5 cm，灰白色，质地较硬。该病变与 HPV 感染无关

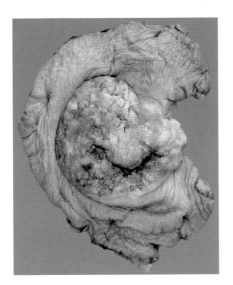

图 11-9　**外阴鳞状细胞癌（squamous cell carc-inoma）**。女，72 岁，外阴菜花样肿物，直径 6.5 cm，表面灰黄色，伴淋巴结转移。该肿瘤最常见的发病部位是大阴唇，其次是小阴唇，阴蒂少见

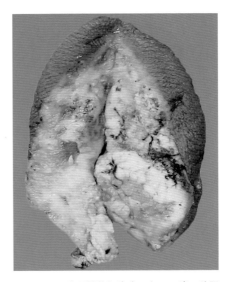

图 11-10　**外阴鳞状细胞癌**。女，71 岁，外阴白斑 40 余年。溃疡型肿物，直径 4.0 cm，位于左侧大阴唇，表面灰白色，质地较硬，边缘隆起，边界欠清。本例伴有硬化性苔藓和分化型 VIN 表现，提示这些病变之间的相关性

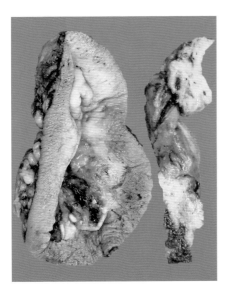

图 11-11　**外阴鳞状细胞癌**。女，81 岁，左侧小阴唇溃疡型肿物，直径 4.0 cm，表面灰黄至灰褐色，伴溃疡形成；切面灰白色，质地较硬。本例侵犯深度超过 1.0 cm，累及下 1/3 阴道，属于 pT_2 期肿瘤

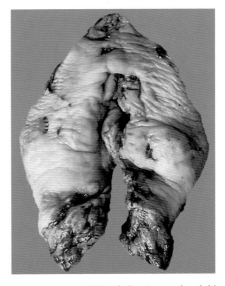

图 11-12　**外阴鳞状细胞癌**。女，75 岁，左侧大阴唇 3 点位有结节状肿物，直径 2.2 cm，表面光滑，局灶可见活检痕迹。术后 4 年肿瘤复发。该肿瘤疣状和溃疡型生长方式比结节状生长方式常见

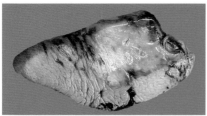

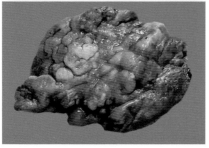

图 11-13　**外阴鳞状细胞癌**。在少见生长方式中，深部浸润性生长，表面黏膜光滑，缺乏溃疡形成（上图）；乳头状表面凹凸不平，与菜花样表现略有不同（下图）

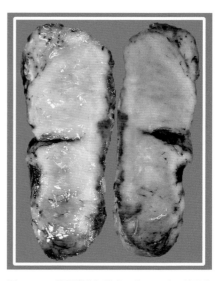

图 11-14　**外阴鳞状细胞癌**。女，72 岁，外阴癌根治术后 3 年，发现外阴肿物 1 个月。不规则形肿物，直径 8.0 cm，切面灰白色。手术切缘距离肿瘤 1.0 cm 以上可以降低复发率

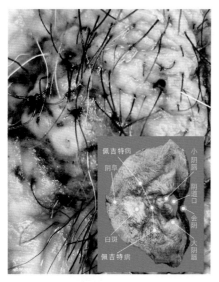

图 11-15　**外阴佩吉特病（Paget disease）**。女，63 岁，反复外阴瘙痒 4 年。病变呈多灶性分布，最大直径 3.5 cm，皮质潮红，质地较硬。大阴唇、小阴唇和会阴部均可受累

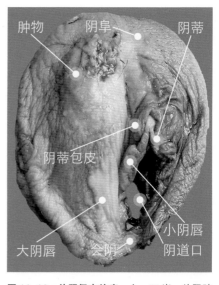

图 11-16　**外阴佩吉特病**。女，77 岁，外阴肿物伴疼痛 3 年，迅速增大 1 个月。结节状肿物，直径 3.3 cm，表面灰白色。多数肿瘤为表浅扩散。本例是浸润性生长

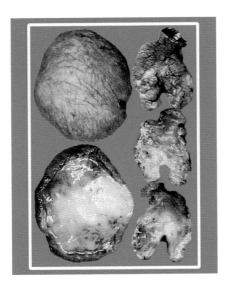

图 11-17　**外阴纤维上皮性息肉（fibroepithelial polyp）。**半球形肿物，直径 2.5 cm，切面灰白色，质地中等。图右侧标本是分叶状肿物。该病变可以表现为息肉样、乳头状或类似尖锐湿疣

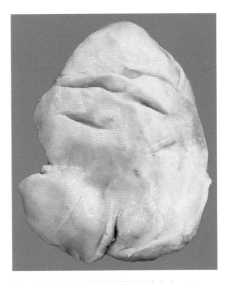

图 11-18　**外阴血管肌纤维母细胞瘤（angiomyo-fibroblastoma）。**女，56 岁，发现外阴肿物 6 年，肿物增大 1 年。结节状肿物，直径 5.8 cm，切面灰白色，富于弹性，呈橡皮样

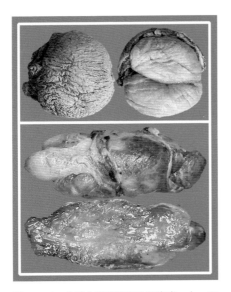

图 11-19　**外阴血管肌纤维母细胞瘤。**女，54 岁，结节状肿物，直径 5.0 cm，切面灰白色，质地较软，半透明状，有假包膜。上图肿瘤边界清楚。该肿瘤好发于女性外阴和阴道

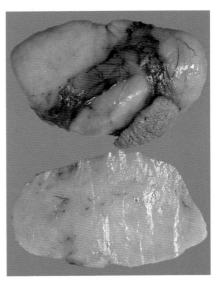

图 11-20　**外阴脂肪瘤（lipoma）。**女，54 岁，发现外阴肿物 6 年。巨大结节状肿物，直径 10.5 cm，包膜完整，切面淡黄色，油腻感。通常见于绝经期前的女性，临床表现为生长缓慢，质地较软，活动度好，无疼痛症状

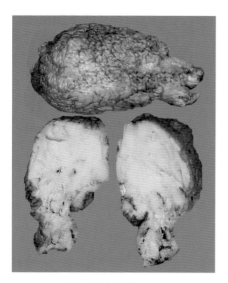

图 11-21 **外阴表浅血管黏液瘤（superficial angiomyxoma）。**女，60 岁，息肉样肿物，直径 9.0 cm，切面灰白色，闪闪发光，质地较韧。术后 3 年肿瘤未复发。外生性生长是该病变重要特征，可表现为分叶状，边界相对清楚

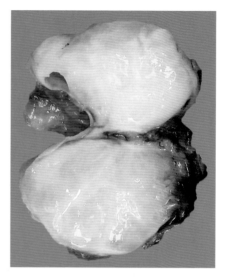

图 11-22 **外阴侵袭性血管黏液瘤（aggressive angiomyxoma）。**结节状肿物，切面灰白色，半透明状，大部分边界清楚，局灶边界不清。该肿瘤常见于生育期女性，主要发生在盆腔和会阴部，生长缓慢，妊娠期可迅速增大

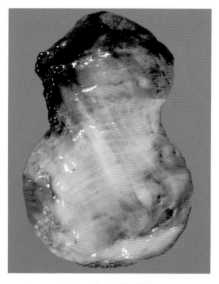

图 11-23 **外阴侵袭性血管黏液瘤。**女，30 岁，分叶状肿物，直径 16.0 cm，切面灰白色，部分半透明状，有典型的黏液性肿瘤外观，周围可见出血表现，与周围组织边界不清。新鲜标本

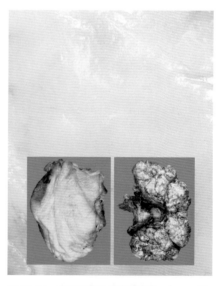

图 11-24 **外阴侵袭性血管黏液瘤。**女，36 岁，结节状肿物，直径 6.0 cm，切面灰白色，半透明表现。左下图黏液不明显；右下图为新鲜标本，边界不清

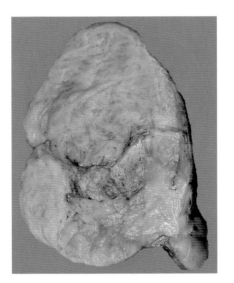

图 11-25　外阴平滑肌瘤（leiomyoma）。女，16 岁，发现外阴肿物 3 年。多结节状肿物，直径 12.0 cm，切面灰白色，编织状，质地较韧，边界清楚。该肿瘤可见于任何年龄，通常体积较小，临床上容易误诊为 Bartholin 腺囊肿

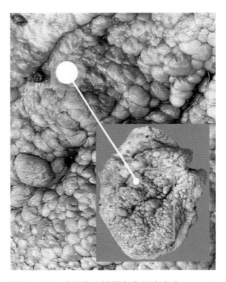

图 11-26　外阴先天性黑色素细胞痣（congenital melanocytic naevus）。女，64 岁，发现外阴病变 64 年，增大 2 个月。皮肤巨大肿物，直径 11.0 cm，表面可见大量乳头状隆起。本例黑色素沉积不明显

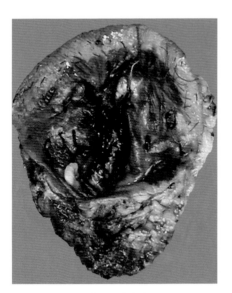

图 11-27　外阴恶性黑色素瘤（malignant melanoma）。女，66 岁，外阴黑斑 50 年。病变直径 5.5 cm，颜色不均匀，形状不规则，伴糜烂及渗出。该肿瘤是外阴第二常见的恶性肿瘤

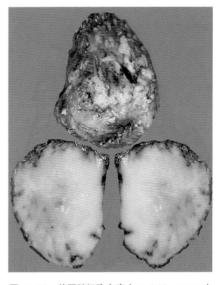

图 11-28　外阴髓细胞肉瘤（myeloid sarcoma）。女，44 岁，急性髓系白血病 4 年。椭圆形肿物，直径 6.0 cm，切面灰白色，质地细腻。1 年后小腿复发。外阴淋巴造血肿瘤多为继发性肿瘤

阴道

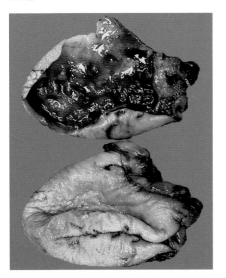

图 11-29　**阴道 Müllerian 囊肿（Müllerian cyst）。**女，36 岁，发现阴道肿物 4 年，明显增大 3 个月。囊壁样组织，直径 5.0 cm，壁厚 0.3~1.0 cm，内壁光滑。该病变好发于阴道上 1/3 和阴道穹；多种先天性和后天性因素诱导囊肿形成

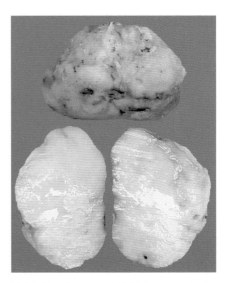

图 11-30　**阴道平滑肌瘤（leiomyoma）。**女，50 岁，发现右前壁肿物 3 年余。结节状肿物，直径 5.0 cm，切面灰白色，边界清楚。该肿瘤是阴道最常见的间叶性肿瘤

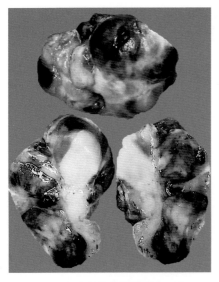

图 11-31　**阴道恶性黑色素瘤（malignant melanoma）。**女，79 岁，阴道出血 4 个月。结节状肿物，直径 4.0 cm，切面多彩状，实性，质地较软。该肿瘤常见于阴道下 1/3 和前壁，特征性临床表现是黑带

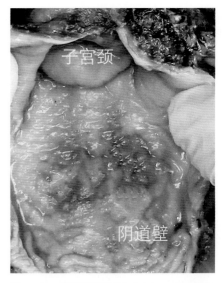

图 11-32　**阴道继发性肿瘤（secondary tumor），**腺癌。女，54 岁，尿频尿急 1 个月，发现尿道肿物 1 个月。肿瘤累及膀胱三角区、尿道及阴道，直径 4.5 cm，切面灰白色。本例阴道表面粗糙。本例为尿道来源的腺癌

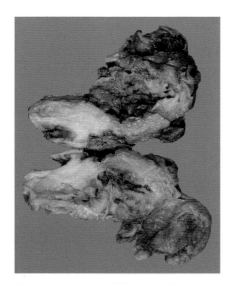

图 11-33　**阴道继发性肿瘤**，腺癌。女，56岁，卵巢癌术后发现膀胱及阴道肿物。肿物直径3.5 cm，切面灰白色，累及膀胱全层及阴道前后壁。本例肿瘤来源于卵巢黏液腺癌

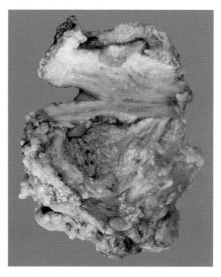

图 11-34　**阴道继发性肿瘤**，尿路上皮癌。女，81 岁，肉眼血尿伴腹痛 3 个月。送检膀胱、子宫及阴道前壁切除标本，肿物直径 3.0 cm，切面灰白色，质地较硬，侵犯膀胱壁全层、子宫下段及阴道壁，本例肿瘤来源于膀胱

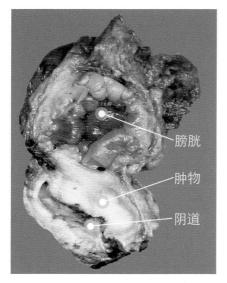

膀胱
肿物
阴道

图 11-35　**阴道继发性肿瘤**，鳞状细胞癌。女，41 岁，宫颈鳞状细胞癌术后 3 年复发。肿瘤侵犯阴道，膀胱未累及。该部位继发性肿瘤更常见，最常见的是来源于宫颈的鳞状细胞癌

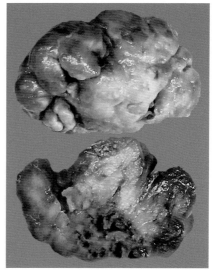

图 11-36　**阴道继发性肿瘤**，Sertoli-Leydig 细胞瘤。女，64 岁，卵巢 Sertoli-Leydig 细胞瘤术后2 年。不规则形肿物，直径 5.0 cm，切面灰白至灰褐色，质地糟碎。来源于卵巢的继发性肿瘤并不少见

子宫颈

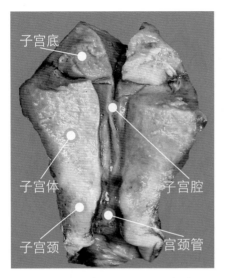

图 11-37 正常子宫（normal uterus）。女，52岁，未发现明确病变，行预防性子宫切除。子宫位于骨盆腔内，在膀胱与直肠之间，俯卧于膀胱之上，与阴道几乎呈直角；可分为底、体和颈 3 个部分，比例因年龄而异

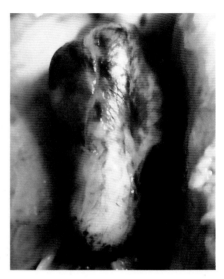

图 11-38 子宫颈息肉（polyp）。息肉样肿物，直径 1.5 cm，表面光滑，灰红色。该病变并非真正的肿瘤，可能继发于慢性炎症；通常病变体积较小；如果出现乳头状分支，可诊断为乳头状宫颈内膜炎

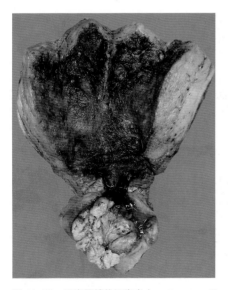

图 11-39 子宫颈鳞状细胞癌（squamous cell carcinoma），角化型。女，68 岁，接触性阴道出血 1 个月。外生型肿物，直径 2.0 cm，占据整个宫颈，菜花样，表面灰白色。本例侵犯深度不足肌壁的 1/3

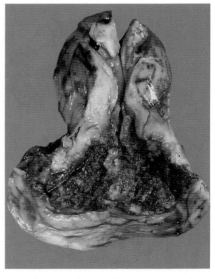

图 11-40 子宫颈鳞状细胞癌，角化型。女，68岁，绝经后阴道出血 9 个月。内生型肿物，直径 7.0 cm，表面灰红色，伴溃疡形成。本例出现组织糟碎表现，是角化型肿瘤的常见特征

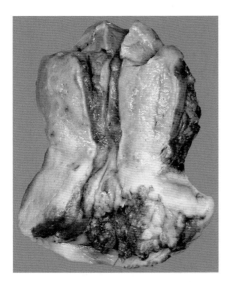

图 11-41　子宫颈鳞状细胞癌，角化型。女，43 岁，阴道出血 3 个月。外生型肿物，直径 4.2 cm，范围在 12 点至 7 点位，表面灰红色，伴溃疡形成，切面灰白色，肿瘤侵犯阴道。患者术后行放疗及化疗

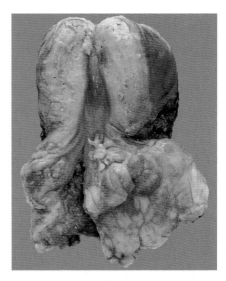

图 11-42　子宫颈鳞状细胞癌，非角化型。女，57 岁，发现腹股沟包块 3 年，阴道排液 4 个月。外生型肿物，直径 5.0 cm，表面灰红色。本例肿瘤侵犯宫腔。非角化型子宫颈鳞状细胞癌是最常见的亚型

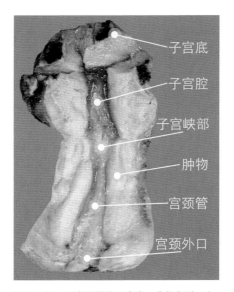

图 11-43　子宫颈鳞状细胞癌，非角化型。女，41 岁，发现宫颈癌 10 天。内生型肿物，大体上肿瘤不明显。本例活检提示肿瘤，因而包埋全部宫颈组织。此类标本取材时容易遗漏肿瘤组织

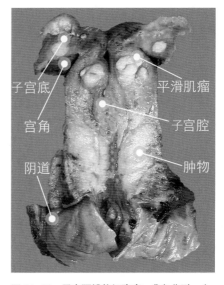

图 11-44　子宫颈鳞状细胞癌，非角化型。女，55 岁，无明显诱因出现阴道出血 6 个月。内生型肿物，直径 3.5 cm，切面灰白色，质地中等，侵犯子宫下段。本例具有"桶状宫颈"表现

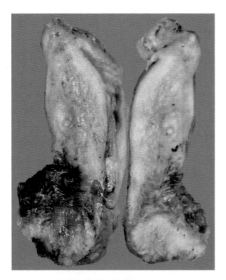

图 11-45　**子宫颈鳞状细胞癌**，非角化型。女，50 岁，接触性阴道出血 1 年。内生型肿物，直径 4.6 cm，切面灰白色，侵犯肌壁深度超过 2/3。本例宫颈表面光滑，有结节状外观

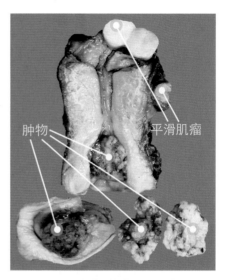

图 11-46　**子宫颈鳞状细胞癌**，乳头状型。女，61 岁，阴道少量出血 3 年。外生型肿物，菜花样，直径 2.0 cm，切面灰白色。该肿瘤往往表浅生长，部分病例活检时找不到浸润性成分

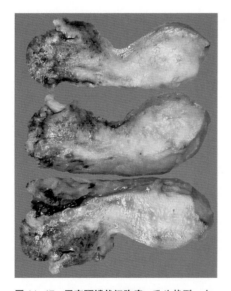

图 11-47　**子宫颈鳞状细胞癌**，乳头状型。女，48 岁，接触性出血 4 个月。外生型肿物，直径 2.6 cm，切面灰白色，质地中等，伴出血表现。该肿瘤通常表现为外生乳头状或菜花样肿物

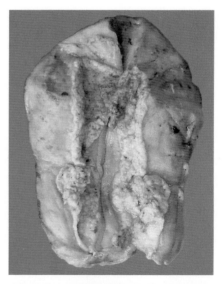

图 11-48　**子宫颈鳞状细胞癌**，乳头状型。女，54 岁，下腹部疼痛伴发热 1 个月。外生型肿物，直径 8.0 cm，在宫颈和宫腔内弥漫性分布，表面灰白色，侵犯宫颈肌壁深度小于 1/3

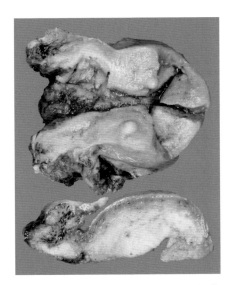

图 11-49 **子宫颈腺癌（adenocarcinoma）**，普通型。女，46 岁，阴道不规则出血 1 年，阴道排液 1 个月。内生型肿物，直径 5.0 cm，切面灰白色，侵犯深度大于 1/3。宫颈的绝大多数腺癌都属于这个类型

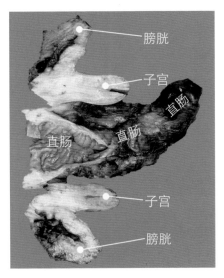

图 11-50 **子宫颈腺癌**，普通型。女，34 岁，宫颈癌治疗后复发。送检为子宫、乙状结肠、直肠及膀胱切除标本，肿瘤侵犯直肠及膀胱。由于子宫解剖位置因素，该部位肿瘤常侵犯直肠和膀胱

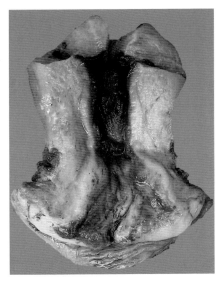

图 11-51 **子宫颈腺癌**，子宫内膜样型。女，51 岁。宫颈内生型肿物，直径 3.5 cm，宫颈表面较光滑。该肿瘤与 HPV 感染无关；在做出诊断之前，应该排除子宫体来源的子宫内膜癌

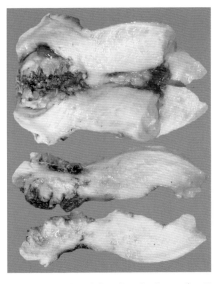

图 11-52 **子宫颈腺癌**，绒毛型。女，34 岁，阴道出血 5 个月，阴道水样排液 2 个月。外生型肿物，直径 1.5 cm，表面粗糙，灰红色。该肿瘤患者较年轻；通常是外生性肿瘤，侵犯比较表浅

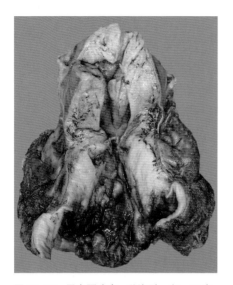

图 11-53　子宫颈腺癌，黏液型。女，57 岁，绝经 5 年，阴道排液 1 个月。内生型肿物，直径 5.0 cm，侵犯宫颈全层，侵犯宫腔及阴道穹隆。该肿瘤绝大多数与 HPV 感染有关，尤其是 16 型、18 型及 45 型

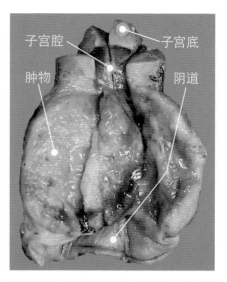

图 11-54　子宫颈腺癌，黏液型。女，49 岁，绝经后阴道出血 2 天。内生型肿物，直径 6.0 cm，切面灰白色，半透明状。术后进行化疗。该亚型是最常见的宫颈黏液腺癌；大体表现类似结直肠黏液腺癌

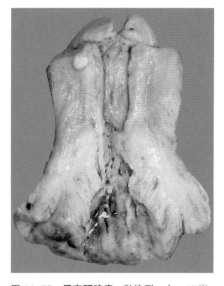

图 11-55　子宫颈腺癌，黏液型。女，48 岁，内生型肿物，直径 5.0 cm，呈 "桶状宫颈" 表现，切面灰白色，可见多个小囊腔。本例是胃型黏液腺癌，仅表现为宫颈弥漫性增厚，肿物并不明显

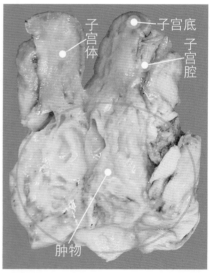

图 11-56　子宫颈腺癌，黏液型。女，44 岁，发现阴道大量稀水样分泌物 1 周。囊实性病变，直径 7.0 cm，切面灰白色，质地较软。本例是胃型黏液腺癌，大体表现接近黏液性囊性肿瘤

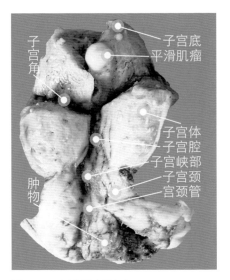

子宫底

子宫角

平滑肌瘤

子宫体
子宫腔
子宫峡部
子宫颈
宫颈管

肿物

图 11-57　**子宫颈腺鳞癌（adenosquamous car-cinoma）。** 女，49 岁，阴道不规则出血 5 个月。外生型肿物，直径 4.5 cm，菜花样生长。腺癌和鳞状细胞癌两者混合时诊断腺鳞癌，两者独立存在时应诊断为碰撞瘤

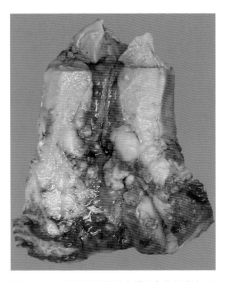

图 11-58　**子宫颈腺癌混合神经内分泌癌（ad-enocarcinoma admixed with neuroendocrine carcinoma）。** 女，43 岁，阴道排液 6 个月。外生型肿物，直径 6.5 cm，表面粗糙。该肿瘤通常体积较大

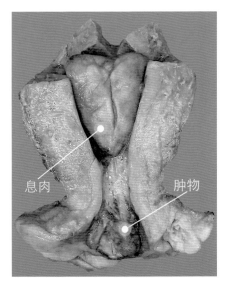

息肉

肿物

图 11-59　**子宫颈神经内分泌癌（neuroendocrine carcinoma）。** 女，58 岁，绝经后阴道不规则出血 1 个月。外生型肿物，直径 1.0 cm，伴溃疡形成。17 个月后腰椎及肝脏转移。该肿瘤与HPV-18 关系最为密切；预后较差

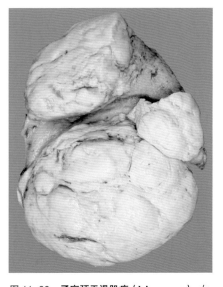

图 11-60　**子宫颈平滑肌瘤（leiomyoma）。** 女，48 岁，查体发现子宫肌瘤 1 年。宫颈巨大肿物，直径 13.0 cm，切面灰白色，边界清楚。该肿瘤是宫颈最常见的间叶性肿瘤；大多数肿瘤单发

子宫体

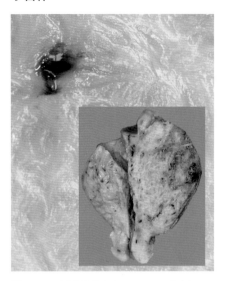

图 11-61 子宫腺肌症（adenopathy）。女，49 岁，继发性痛经 8 年。子宫肌壁厚 2.5~7.5 cm，切面灰白色，可见大量陈旧性出血小囊腔。大体表现为子宫体积增大，呈球形，切面可见囊性结构和陈旧性出血；累及平滑肌瘤并不少见

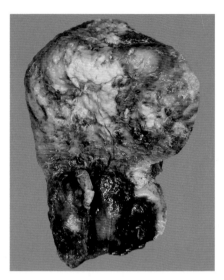

图 11-62 子宫积脓（empyema）。女，82 岁，发热 10 天，发现宫腔积液伴阴道异常排液 2 天。切开子宫，内膜几乎消失，可见大量脓苔附着。该病主要由阻塞因素所致，如老年性子宫萎缩、宫颈病变及手术等

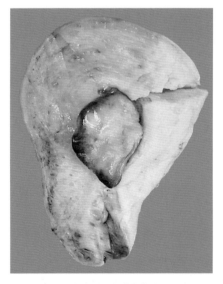

图 11-63 子宫体子宫内膜息肉（endometrial polyp）。女，49 岁，发现宫腔占位性病变 2 个月。息肉样肿物，直径 4.6 cm，切面灰白色，质地中等。有时，该病变大体表现类似宫颈息肉

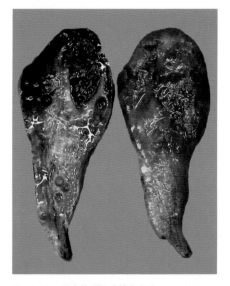

图 11-64 子宫体腺肌瘤性息肉（adenomyomatous polyp）。女，56 岁，息肉样肿物，直径 3.5 cm，切面灰红色，伴出血，可见小囊腔。该病变常见于子宫下段，典型病例切面灰白色，常伴囊性变；容易误诊为腺癌

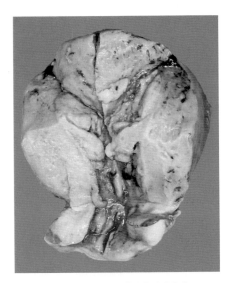

图 11-65　子宫体子宫内膜非典型增生（endom-etrial atypical hyperplasia）。女，50 岁，月经不规律 3 年，发现子宫内膜病变半年。子宫内膜增厚，达到 2.5 cm，切面灰黄色。该病变典型表现是子宫内膜弥漫性增厚，部分病例局灶性增厚

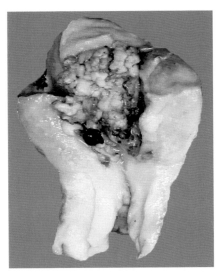

图 11-66　子宫体子宫内膜样癌（endometrial carcinoma），普通型。女，51 岁，月经不调 3 年，发现内膜增厚 1 个月。弥漫型肿物，直径 3.5 cm，充满宫腔，大部分呈菜花样生长，伴出血表现

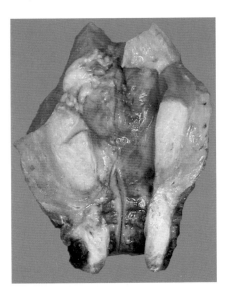

图 11-67　子宫体子宫内膜样癌，普通型。女，57 岁，绝经后间断性出血 10 年。子宫后壁局限型肿物，结节状，直径 3.3 cm，切面灰白色，质地中等。该肿瘤发生在子宫后壁比子宫前壁更常见

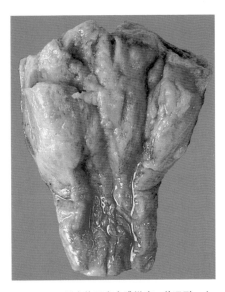

图 11-68　子宫体子宫内膜样癌，普通型。女，44 岁。本例子宫底及子宫后壁内膜增厚，肿物弥漫性生长。本例大部分区域子宫内膜伴有非典型增生，局灶高分化子宫内膜癌表现

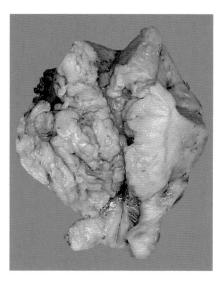

图 11-69　**子宫体子宫内膜样癌**，普通型。女，42 岁，阴道不规则出血 3 个月。弥漫型肿物，直径 5.0 cm，切面灰黄色，质地较软，侵犯浅肌层。本例肿物体积较大，充满宫腔

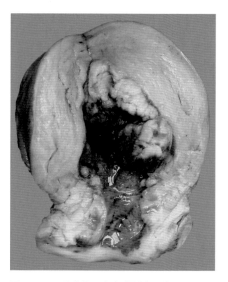

图 11-70　**子宫体子宫内膜样癌**，普通型。女，44 岁，阴道不规则出血 3 年。左侧宫底局限型肿物，直径 5.5 cm，菜花样，伴出血及溃疡。肿瘤生长方式与肌层侵犯深度似乎没有关系

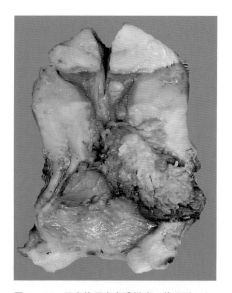

图 11-71　**子宫体子宫内膜样癌**，普通型。女，23 岁，子宫下段局灶型肿物，直径 2.5 cm，组织糟碎。多数肿瘤发生在子宫体，而子宫下段肿物少见，同时，这个部位的肿瘤患者通常较为年轻

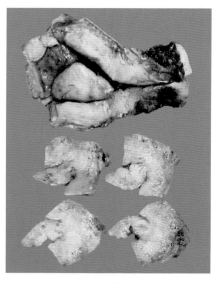

图 11-72　**子宫体子宫内膜样癌**，普通型。女，71 岁，绝经 23 年，阴道少量出血 4 个月。局限型肿物，直径 3.0 cm，息肉样，表面光滑，切面灰白色。本例是子宫内膜息肉局灶癌变

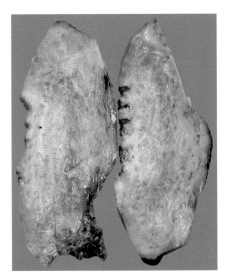

图 11-73　**子宫体子宫内膜样癌**，普通型。女，55 岁，阴道不规则出血 7 年，发现子宫内膜癌 1 个月。弥漫型肿物，直径 4.0 cm，侵犯深度小于 1/2 肌壁。本例肿瘤与肌壁边界模糊

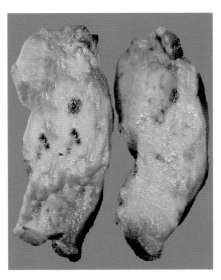

图 11-74　**子宫体子宫内膜样癌**，普通型。女，59 岁，绝经 8 年，阴道不规则出血 2 个月。宫底弥漫型肿物，直径 6.0 cm，切面灰黄色，与灰红色肌壁形成对比，侵犯深度大于 1/2 肌壁

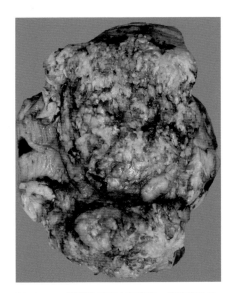

图 11-75　**子宫体子宫内膜样癌**，伴鳞状分化。女，35 岁，发现子宫内膜增厚 7 年，宫腔占位性病变 2 年，阴道大量出血半天。弥漫型肿物，直径 9.5 cm，充满宫腔，伴广泛出血及坏死表现

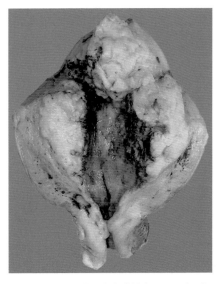

图 11-76　**子宫体子宫内膜样癌**，分泌型。女，44 岁，阴道出血 3 个月。宫底及侧壁弥漫型肿物，直径 9.5 cm，隆起于宫腔表面，表面颗粒状，切面灰白色，侵犯深度小于 1/2 肌壁

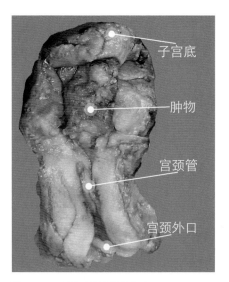

子宫底

肿物

宫颈管

宫颈外口

图 11-77 子宫内膜浆液性癌（serous carcinoma）。女，73 岁，超声检查发现子宫占位性病变 5 周。子宫后壁弥漫型肿物，直径 3.0 cm，莱花样，质地较脆，累及深度小于 1/2 子宫肌壁。该肿瘤主要发生在老年女性，子宫体积往往较小

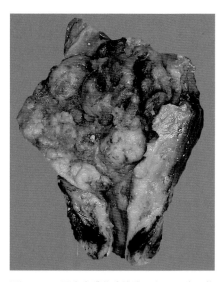

图 11-78 子宫内膜浆液性癌。女，68 岁，体检发现宫内回声团 2 周。弥漫型肿物，堵塞宫腔，肿瘤累及深度小于 1/2 肌层。术后化疗。浆液性癌通常体积较大，继发性表现更常见且更广泛

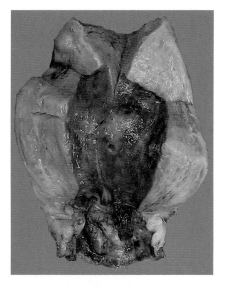

图 11-79 子宫内膜浆液性癌。女，54 岁，阴道出血 20 天。左侧壁局限型肿物，直径 2.0 cm，内膜粗糙隆起，肿瘤深部浸润性生长。本例肿瘤体积虽小，但伴淋巴结转移，提示该肿瘤预后较差

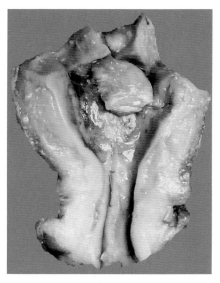

图 11-80 子宫内膜浆液性癌。女，61 岁，绝经后阴道不规则出血 1 年。子宫底局灶型肿物，直径 2.0 cm，带蒂息肉样，表面光滑，质地中等。本例是子宫内膜息肉伴局灶癌变

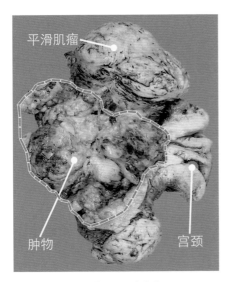

图 11-81　**子宫内膜透明细胞癌（clear cell carcinoma）。** 女，60 岁，阴道出血 1 个月。弥漫型肿物，直径 9.6 cm，菜花样，切面灰黄色，伴出血及坏死，侵犯浅肌层。多数肿瘤诊断时已是晚期；预后好于浆液性癌

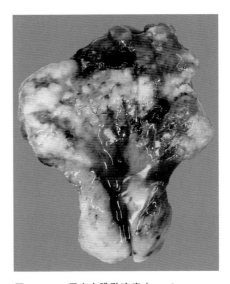

图 11-82　**子宫内膜黏液癌（mucinous carcinoma）。** 女，82 岁，间断性少量阴道出血 10 年。弥漫型肿物，直径 5.0 cm，切面灰白色，可见黏液成分，侵及肌壁深度大于 1/2。几乎所有肿瘤都是 I 期病变；预后相对较好

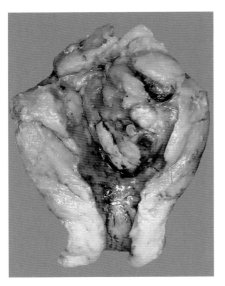

图 11-83　**子宫内膜混合细胞腺癌（mixed cell adenocarcinoma）。** 女，62 岁，绝经 9 年，阴道不规则出血 1 个月。子宫后壁局灶型肿物，直径 3.8 cm，表面灰白至灰黄色。本例是子宫内膜癌、浆液性癌及透明细胞癌三者混合而成

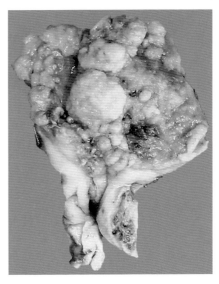

图 11-84　**子宫内膜混合细胞腺癌。** 女，88 岁，绝经后阴道出血 1 个月。宫腔内弥漫型肿物，直径 6.0 cm，表面粗糙，部分呈乳头状。本例是子宫内膜癌和浆液性癌混合而成

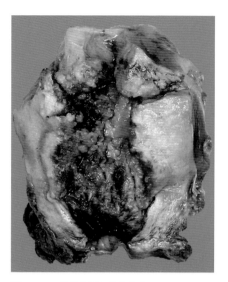

图 11-85　子宫内膜去分化癌（dedifferentiated carcinoma）。女，57 岁，阴道不规则出血 2 年，阴道排液 2 个月。子宫内膜弥漫性增厚，直径 7.0 cm，表面粗糙，病变广泛，累及子宫下段及宫颈

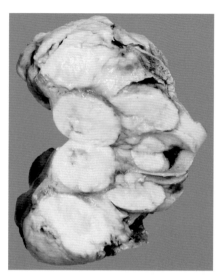

图 11-86　子宫内膜未分化癌（undifferentiated carcinoma）。女，71 岁，腹部坠胀感 2 个月。弥漫型肿物，直径 8.0 cm，切面灰白色，鱼肉样，多结节状。未分化癌可能是多种子宫内膜癌亚型的终末表现

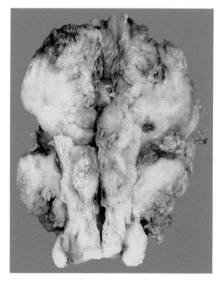

图 11-87　子宫内膜神经内分泌癌（neuroendocrine carcinoma）。女，65 岁，绝经后阴道出血并扪及下腹部肿物 1 个月。子宫巨大肿物，直径 10.0 cm，切面灰白色，质地糟碎，有坏死表现；本例显微镜下是小细胞神经内分泌癌

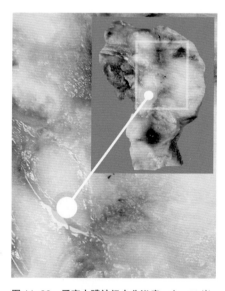

图 11-88　子宫内膜神经内分泌癌。女，70 岁，绝经 20 年，阴道不规则出血 2 个月。不规则形肿物，直径 5.0 cm，切面灰白色，侵犯宫旁组织。本例显微镜下是大细胞神经内分泌癌

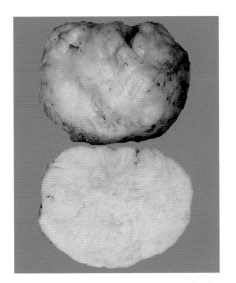

图 11-89　**子宫体平滑肌瘤（leiomyoma）**。女，43 岁，发现子宫病变 6 年，月经量增多 2 年。结节状肿物，直径 8.0 cm，切面灰白色，编织状，质地中等。该肿瘤可位于黏膜下、肌壁间或浆膜下

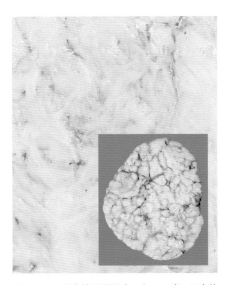

图 11-90　**子宫体平滑肌瘤**。女，52 岁，子宫体肿物，直径 11.0 cm，切面灰白色，切面呈典型的编织状，缺乏继发性表现。少数病例切面呈多结节外观（右下图）

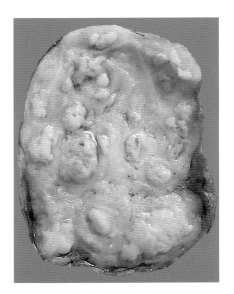

图 11-91　**子宫体平滑肌瘤**，伴玻璃样变性。女，35 岁，发现多囊卵巢及子宫肌瘤 6 年，宫内妊娠 39 周。结节状肿物，直径 8.5 cm，切面灰白色，散在分布大小不等的结节，周围灰白色组织是**玻璃样变性**

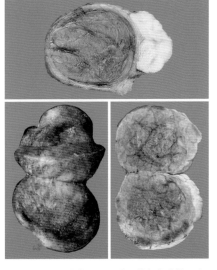

图 11-92　**子宫体平滑肌瘤**，伴红色变性。女，43 岁，子宫肿物，直径 6.5 cm，切面灰红色。左下图切面红白相间；右下图因固定原因切面颜色不同。红色变性与妊娠和口服避孕药有关

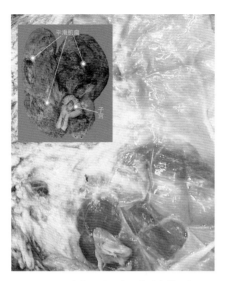

图 11-93　子宫体平滑肌瘤，水肿变性。女，61岁，自觉乏力 2 年，发现盆腔肿物 17 天。巨大肿物，直径 40.0 cm；切面灰白色，半透明状。该肿瘤往往体积较大

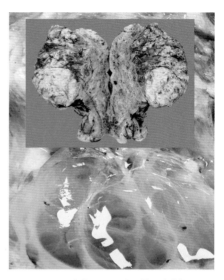

图 11-94　子宫体平滑肌瘤，伴黏液变性。女，50 岁，发现盆腔肿物 4 年。肌壁间肿物，直径 3.2 cm，切面淡黄色，半透明状。如果肿瘤中存在未发生黏液变性的区域，两者可形成鲜明对比（上图）

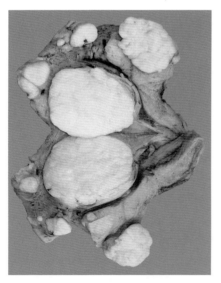

图 11-95　子宫体平滑肌瘤，多发性。女，50 岁，发现盆腔肿物 4 年。子宫多发肿物，大小不等，直径 0.8~7.5 cm，切面灰白色，边界清楚。平滑肌瘤以多发为主，单发少见

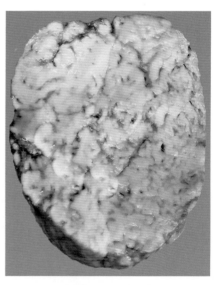

图 11-96　子宫体平滑肌瘤，上皮样型。女，54 岁，发现子宫肌瘤 10 年。结节状肿物，直径 12.0 cm，切面淡黄色，质地较软。该肿瘤与普通型平滑肌瘤的主要区别是质地和颜色

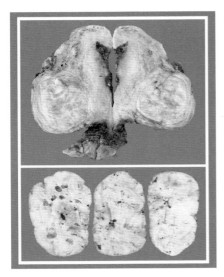

图 11-97　**子宫体平滑肌瘤**，富于细胞型。女，48 岁，阴道出血 20 天。肌瘤位于肌壁间，直径 4.5 cm，切面淡黄色，质地较软，类似于子宫内膜间质肿瘤。下图切面灰白色，伴囊性变

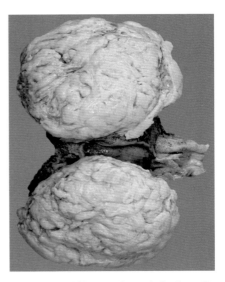

图 11-98　**子宫体平滑肌瘤**，脂肪型。女，57 岁，发现子宫肌瘤 10 余年，自觉增大 3 个月。结节状肿物，直径 13.0 cm，切面灰白色与淡黄色相间。该肿瘤的大体表现取决于脂肪和平滑肌组织的比例

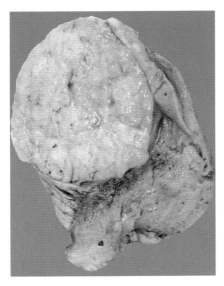

图 11-99　**子宫体平滑肌瘤**，非典型。女，57 岁，结节状肿物，直径 10.0 cm，切面灰白至灰黄色，质地略软，局灶半透明状，肿瘤边界清楚。多数大体表现与典型平滑肌瘤类似，少数呈黄色或褐色

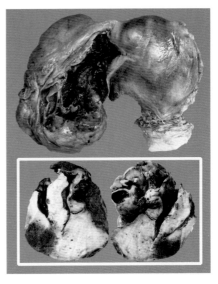

图 11-100　**子宫体平滑肌瘤**，绒毛状分割型。女，45 岁，发现子宫肌瘤 1 个月。肿瘤从子宫体延伸到阔韧带，直径 10.0 cm。下图切面可见囊性变。该亚型因充血表现类似胎盘而得名

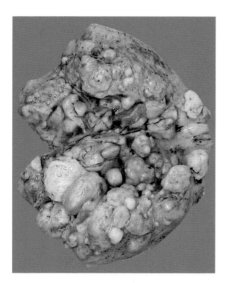

图 11-101　**子宫体平滑肌瘤病（leiomyomato-sis）**，弥漫型。女，56 岁，体检发现子宫肌瘤 10 年。肌壁间、黏膜下及浆膜下可见大量结节状肿物，直径 0.1~4.0 cm，大小不等，相互融合，边界不清，导致子宫不对称性增大

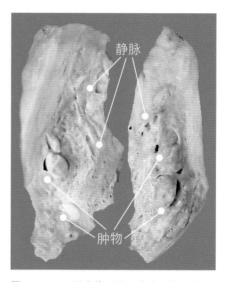

静脉

肿物

图 11-102　**子宫体平滑肌瘤病**，静脉内型。女，52 岁，发现子宫肌瘤 1 个月。子宫体积增大，肌壁内蠕虫样肿物，沿肌壁间静脉内生长，切面灰白色，质地中等。本例大体表现类似子宫内膜间质肉瘤

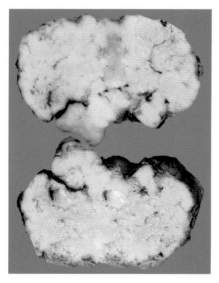

图 11-103　**子宫体恶性潜能未定的平滑肌瘤**（**smooth muscle tumor of uncertain malignant potential**）。女，42 岁，发现盆腔肿物 10 天。结节状肿物，直径 10.0 cm，切面灰白色。与平滑肌肉瘤相比，该肿瘤的大体表现更接近于典型的平滑肌瘤

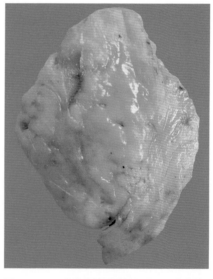

图 11-104　**子宫体恶性潜能未定的平滑肌瘤**。女，48 岁，月经量增多伴经期延长 4 年，发现下腹部包块 2 个月。肌壁间肿物，直径 6.5 cm，切面灰黄色。本例切面颜色类似于子宫内膜间质肿瘤

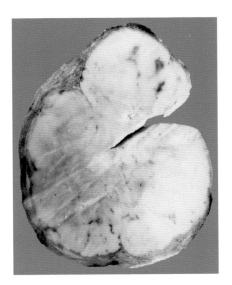

图 11-105 **子宫体平滑肌肉瘤（leiomyosarco-ma）**。女，61 岁，发现子宫肌瘤 2 年，逐渐增大 1 年。结节状肿物，直径 9.0 cm，切面灰白色，质地细腻。典型平滑肌肉瘤是单发性；本例同时合并存在多个平滑肌瘤

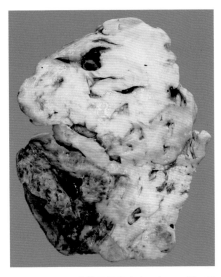

图 11-106 **子宫体平滑肌肉瘤**。女，67 岁，肿物带部分包膜，切面灰黄色，质地细腻，鱼肉样，伴出血及囊性变。术后化疗，1 年后复发。与平滑肌瘤相比，平滑肌肉瘤继发性表现更常见

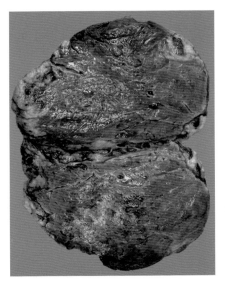

图 11-107 **子宫体平滑肌肉瘤**。女，48 岁，发现子宫肌瘤 3 年，缓慢增大。肿物直径 15.0 cm，切面灰红色。术后行腹腔热灌注治疗及化疗。本例大体表现类似平滑肌瘤伴红色变性

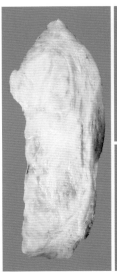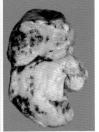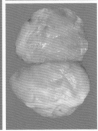

图 11-108 **子宫体平滑肌肉瘤**。女，55 岁，发现子宫肌瘤 10 余年，月经量增多半年。肿物切面灰白色，边界不清。右上图是新鲜标本，切面灰红色；右下图是黏液型平滑肌肉瘤

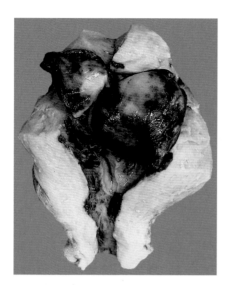

图 11-109　子宫体子宫内膜间质肉瘤（endome-trial stromal sarcoma），低级别。女，55岁，息肉样肿物两枚，直径分别为 3.5 cm 和 5.0 cm；表面灰褐色。息肉样生长方式是该肿瘤常见表现

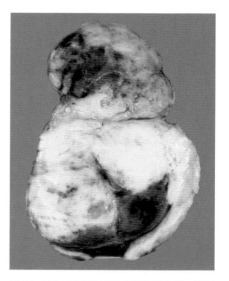

图 11-110　子宫体子宫内膜间质肉瘤，低级别。女，32岁，子宫分叶状肿物，直径 8.0 cm，切面灰白至灰褐色，部分区域半透明状，边界不清。该肿瘤表面和切面常伴有出血表现

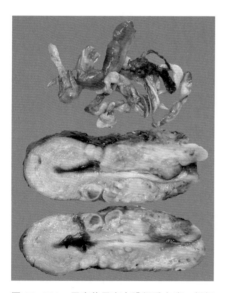

图 11-111　子宫体子宫内膜间质肉瘤，低级别。女，26岁，送检肌壁内可见多个结节，切面淡黄色，肿瘤沿着淋巴管生长，蠕虫样表现。本例大体表现具有特征性，类似静脉内平滑肌瘤病

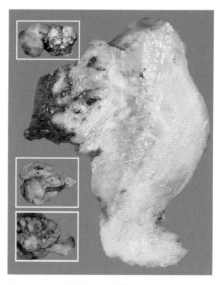

图 11-112　子宫体子宫内膜间质肉瘤，低级别。隆起型肿物，表面伴有出血，切面灰白色，弥漫性浸润子宫肌壁。左上图肿瘤表面淡黄色；左中图切面灰黄色；左下图切面多彩状

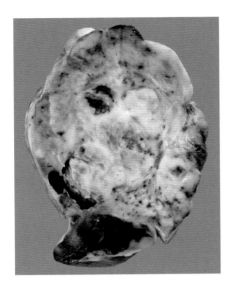

图 11-113　**子宫体子宫内膜间质肉瘤**，高级别。女，63 岁，绝经后阴道出血 2 次，发现子宫病变 5 天。左侧宫底肿物，直径 7.5 cm，切面灰白至灰红色，质地细腻，伴囊性变

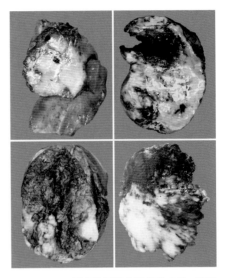

图 11-114　**子宫体子宫内膜间质肉瘤**，高级别。女，48 岁，宫腔内肿物，直径 10.0 cm，切面灰白色（左上图）。左下图广泛出血及坏死；右下图肿瘤边界不清；右上图为肿瘤复发

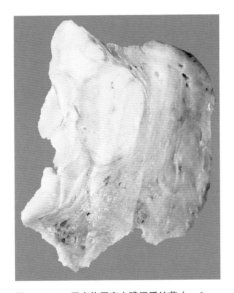

图 11-115　**子宫体子宫内膜间质结节**（endometrial stromal sarcoma）。女，35 岁，发现子宫占位性病变 1 年。宫底肿物，直径 4.0 cm，切面灰白色，质地细腻，与周围组织边界清楚。该病变是圆形孤立性结节，肿瘤体积大小不等

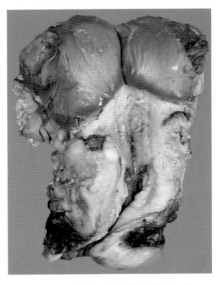

图 11-116　**子宫体子宫内膜间质结节**。女，55 岁，发现子宫肌瘤 6 年，增长较快 2 年。宫底结节状肿物，直径 8.0 cm，切面灰红色，边界清楚。该病变可以突向宫腔，也可以位于浆膜下

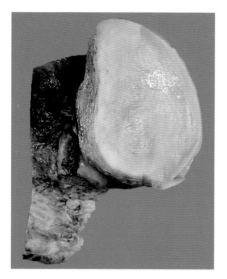

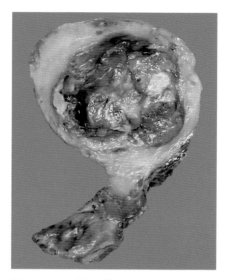

图 11-117　**子宫体混合性子宫内膜间质和平滑肌肿瘤**（**mixed endometrial stromal and smooth muscle tumor**）。女，55 岁，发现子宫肌瘤 7 年。右宫角肿物，直径 8.0 cm，切面淡黄色，实性，质地中等，边界清楚

图 11-118　**子宫体血管周上皮样细胞肿瘤**（**perivascular epithelioid cell tumor**），恶性。女，56 岁，发现盆腔包块 30 年，增大伴腹痛 5 年。肌壁间肿物，直径 6.5 cm，半透明状，边界清楚。该肿瘤通常孤立存在，切面灰白色、黄色或黄褐色

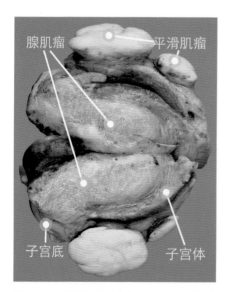

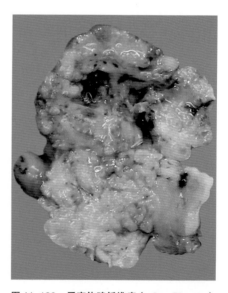

图 11-119　**子宫体腺肌瘤**（**adenomyoma**）。女，46 岁，痛经伴经量增多 6 年。肌壁间肿物，直径 5.0 cm，切面略发黄，可见小囊腔，与周围典型的平滑肌瘤形成对比。该肿瘤主要见于绝经前女性；肌壁内肿瘤最常见

图 11-120　**子宫体腺纤维瘤**（**adenofibroma**）。女，48 岁，阴道脱出物 2 天。送检黏膜下息肉样带蒂肿物，直径 4.0 cm，切面灰黄色，质地较软，可见多个囊腔。该肿瘤常见于绝经后女性；以息肉状生长方式为主，切面通常为囊实性

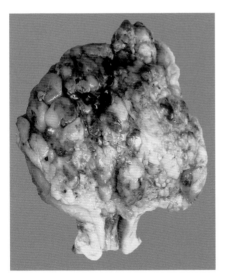

图 11-121 **子宫体腺肉瘤（adenosarcoma）。**女，54 岁，腹部包块 1 个月，阴道出血半个月。菜花样肿物，充满宫腔，直径 12.0 cm，切面灰白色至灰黄色，质地细腻。绝大多数腺肉瘤呈息肉样生长，体积较大者可占据宫腔

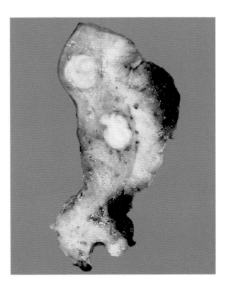

图 11-122 **子宫体腺肉瘤。**肿物隆起于宫腔表面，直达子宫下段，表面出血，切面灰白色，部分半透明状，质地细腻，伴有小囊腔，肌壁内可见多个平滑肌瘤。本例肿瘤边界相对较清

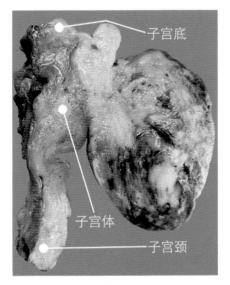

图 11-123 **子宫体癌肉瘤（carcinosarcoma）。**女，67 岁，绝经 12 年，阴道出血 2 周。宫底处有息肉样肿物，直径 8.5 cm，切面灰黄色，伴出血，部分半透明。该肿瘤主要见于绝经后女性；肿瘤体积大小不等

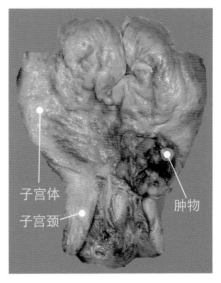

图 11-124 **子宫体癌肉瘤。**女，81 岁，间断性阴道出血 9 个月。息肉样肿物，直径 2.5 cm，表面乳头状。由于肿瘤体积较小，本例类似良性子宫内膜息肉；体积较大突出宫颈口者可呈葡萄状

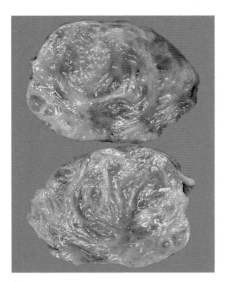

图 11-125 **子宫体腺瘤样瘤（adenomatiod tumour）**。女，32 岁，发现子宫肌瘤 4 年。结节状肿物，切面灰红色。新鲜标本。该肿瘤多数位于子宫浆膜下，切面与平滑肌瘤略有不同

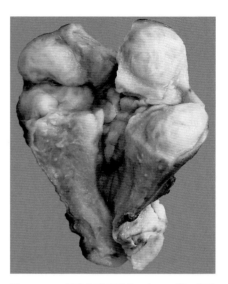

图 11-126 **子宫体腺瘤样瘤**。女，50 岁，发现宫腔占位性病变 2 个月。子宫多发性肿物，直径 1.5~2.0 cm，切面灰白色，边界不清。多发性肿瘤相对少见，可以同时合并输卵管肿瘤

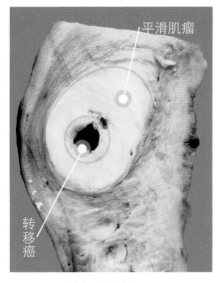

图 11-127 **子宫体继发性肿瘤（secondary tumour）**。女，44 岁，发现子宫肌瘤半年。多发性子宫平滑肌瘤，其中一个肌瘤伴有囊性变，囊腔周围可见淡黄色区域，与平滑肌瘤的灰白色形成对比。该患者为乳腺癌术后 8 年

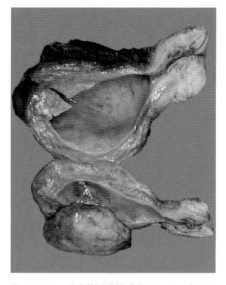

图 11-128 **子宫体继发性肿瘤**。女，69 岁，下腹部坠胀 4 个月。送检子宫腔内可见息肉样肿物，表面光滑。本例经显微镜下检查证实为输卵管浆液癌转移至子宫内膜息肉中

卵巢

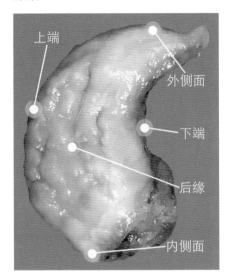

图 11-129　**正常卵巢（normal ovary）**。女，48 岁，死于成人呼吸窘迫综合征。卵巢质量 5.2 g，大小 3.5 cm×2.5 cm×1.2 cm，表面稍皱缩，灰白至淡黄色。卵巢呈扁平的椭圆形，质较韧硬，年幼者卵巢表面平滑，性成熟后卵巢表面凹凸不平

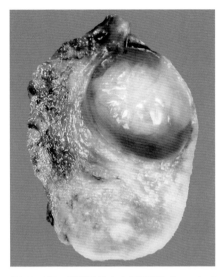

图 11-130　**卵巢生发上皮包涵囊肿（germinal epithelial inclusion cyst）**。女，37 岁，乳腺癌行卵巢去势手术。卵巢切面上可见一囊腔，直径 0.8 cm，囊内壁光滑。该病变可能没有实际临床意义

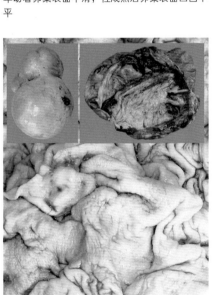

图 11-131　**卵巢浆液性良性肿瘤（serous benign tumor）**，囊腺型。女，58 岁，腹胀 3 年。单房囊性肿物，直径 22.0 cm，内壁光滑，灰白色。左上图标本表面光滑，右上图标本内含有血性液体

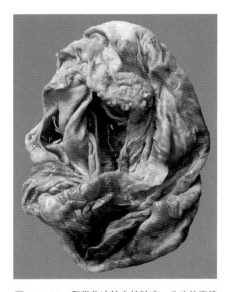

图 11-132　**卵巢浆液性良性肿瘤**，乳头状囊腺型。女，20 岁，腹围增大半年，发现卵巢肿物 20 天。囊性肿物，直径 11.0 cm，囊内壁可见乳头状结构

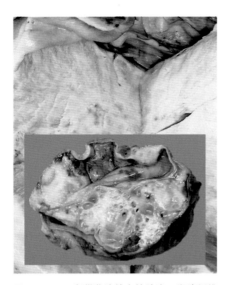

图 11-133　**卵巢浆液性良性肿瘤**，囊腺纤维型。女，23 岁，发现盆腔占位性病变 2 周。囊实性肿物，直径 16.0 cm，实性区切面灰白色。该肿瘤切面通常呈海绵状（下图），可伴息肉样突起

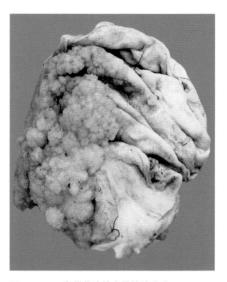

图 11-134　**卵巢浆液性交界性肿瘤（serous borderline tumor）**，乳头状囊腺型。女，57 岁，发现腹部肿物 5 个月。囊性肿物，直径 13.0 cm，内表面可见乳头状结构。乳头局灶或弥漫，大小不等，可融合成菜花样

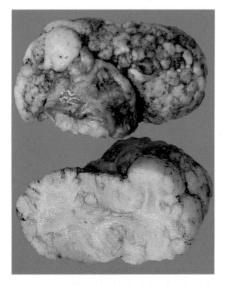

图 11-135　**卵巢浆液性交界性肿瘤**，腺纤维瘤型。女，53 岁，发现附件肿物 4 年。实性肿物，直径 10.0 cm，切面灰白色，质地中等。该肿瘤很少发生出血及坏死等继发性表现

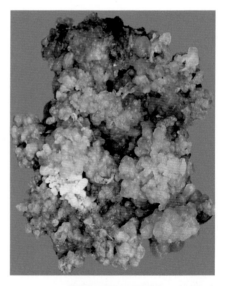

图 11-136　**卵巢浆液性交界性肿瘤**，表面乳头状型。女，32 岁，灰黄色乳头状碎组织，直径 25.0 cm。伴淋巴结累及和大网膜浸润性种植。该肿瘤是发生在卵巢表面的外生性肿物

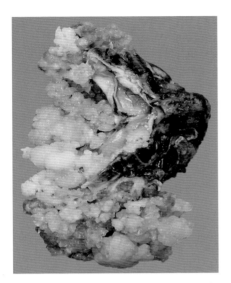

图 11-137　**卵巢浆液性癌（serous carcinoma）**，乳头状囊腺型。女，32 岁，发现左卵巢肿物 5 个月。囊实性肿物，直径 11.0 cm，囊内可见大量乳头状结构。该肿瘤常由交界性病变发展而来；乳头状结构更广泛，通常融合成片

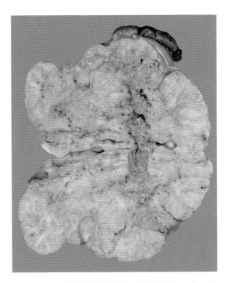

图 11-138　**卵巢浆液性癌**，腺纤维型。女，55 岁，阴道出血 1 个月。卵巢结节状肿物，直径 19.0 cm，切面灰白色，质地较硬。本例称为纤维腺癌（恶性腺纤维瘤）；大体表现类似良性或交界性腺纤维瘤

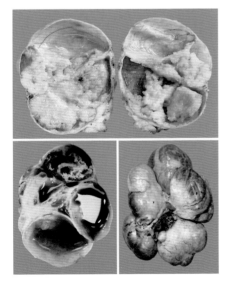

图 11-139　**卵巢浆液性癌**，乳头状囊腺型。女，41 岁，囊实性肿物，直径 7.0 cm，切面灰白色，质地较软。左下图肿物可见血性液体；右下图肿物分叶状生长。高级别浆液性癌通常以这种生长方式为主

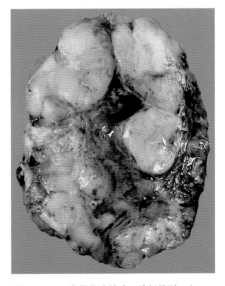

图 11-140　**卵巢浆液性癌**，腺纤维型。女，55 岁，结节状肿物，直径 7.0 cm，切面多结节样，伴有融合表现，灰黄色。肿瘤全身多发转移。术后化疗。2 年后患者死亡

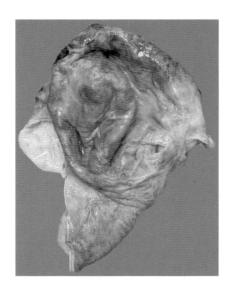

图 11-141　**卵巢黏液性良性肿瘤（mucinous benign tumor）**，囊腺型。女，26 岁，发现盆腔肿物 5 个月。囊性肿物，直径 18.0 cm，囊壁光滑、较厚。该肿瘤是卵巢最常见的良性上皮性肿瘤，通常体积较大

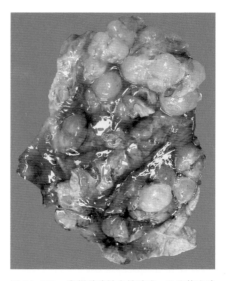

图 11-142　**卵巢黏液性良性肿瘤**，乳头状囊腺型。女，48 岁，体检发现盆腔占位性病变 11 天。囊性肿物，直径 19.0 cm，囊壁内可见多个大小不等的乳头，其内含有黏液成分

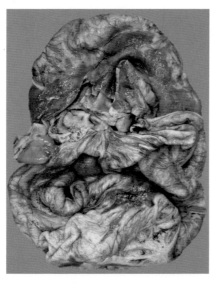

图 11-143　**卵巢黏液性良性肿瘤**，囊腺型。女，59 岁，自觉腹围增大 5 年。囊性肿物，直径 16.0 cm，表面光滑，囊壁厚 0.3~0.5 cm，可见黏液成分。本例表现类似子宫内膜异位囊肿

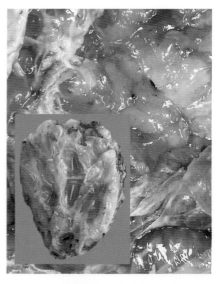

图 11-144　**卵巢黏液性良性肿瘤**，囊腺型。女，71 岁，发现盆腔肿物 1 个月。卵巢囊性肿物，直径 14.0 cm，囊壁较薄，内含大量黏液成分。本例伴有广泛的腹膜假黏液瘤表现

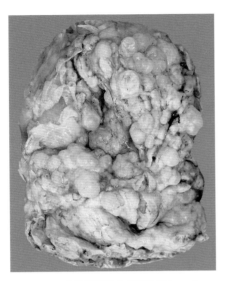

图 11-145 **卵巢黏液性交界性肿瘤（mucinous borderline tumor），乳头状囊腺型。**女，24 岁，多房囊性肿物，直径 20.0 cm，可见大量乳头状结构，表面光滑，内含黏液成分

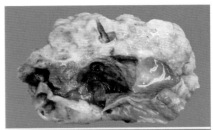

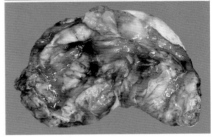

图 11-146 **卵巢黏液性交界性肿瘤，囊腺纤维型。**女，51 岁，发现卵巢肿物 9 年，下腹部疼痛 1 个月。卵巢囊实性肿物，直径 7.0 cm，实性区切面灰黄色。下图伴上皮内癌

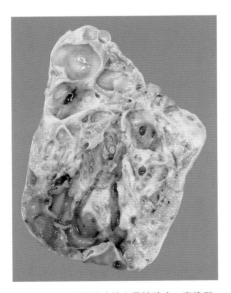

图 11-147 **卵巢黏液性交界性肿瘤，囊腺型。**女，31 岁，发现下腹部包块半年，伴腹水 1 周。囊性肿物，直径 12.0 cm，切面可见大量大小不等的囊腔，伴有少量黏液成分。本例为该肿瘤典型的大体表现

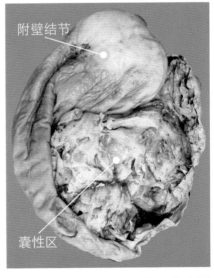

图 11-148 **卵巢黏液性交界性肿瘤，伴附壁结节。**女，22 岁，发现腹部增大 4 个月。巨大肿物，直径 34.0 cm，切面多房囊性，局灶可见灰白色结节。该结节可以单发或多发，伴出血及坏死等表现

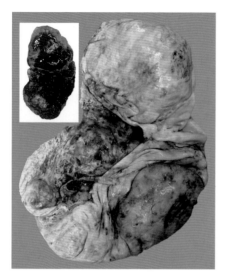

图 11-149　**卵巢黏液癌（mucinous carcinoma）,** 囊腺型。女, 79 岁, 发现盆腔包块 4 个月。巨大囊性肿物, 直径 35.0 cm, 切面灰黄色。左上图伴出血表现。本组大体表现类似良性或交界性病变

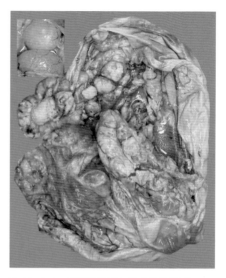

图 11-150　**卵巢黏液癌**, 乳头状囊腺型。女, 79 岁, 发现盆腔肿物 1 年。囊性肿物, 直径 20.0 cm, 囊内壁乳头状结构, 切面灰黄色, 组织糟脆。患者死于多脏器功能衰竭

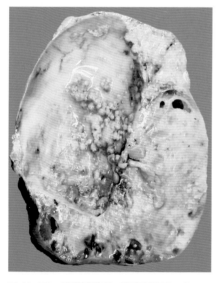

图 11-151　**卵巢黏液癌**, 囊腺纤维型。女, 45 岁, 自觉腹部增大 10 个月。囊实性肿物, 直径 34.0 cm, 切面灰白色, 囊内可见黄色黏液成分。患者手术后化疗。本例是恶性囊腺纤维瘤表现

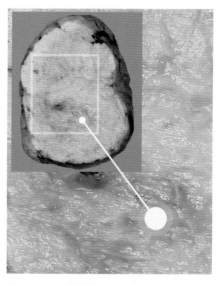

图 11-152　**卵巢黏液癌**, 腺纤维型。女, 80 岁, 盆腔肿物突然增大 1 个月。实性肿物, 直径 14.0 cm, 切面灰黄色, 半透明状, 囊腔不明显。本例为典型黏液癌表现, 类似其他部位同名肿瘤

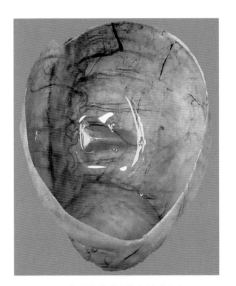

图 11-153　卵巢浆液黏液性良性肿瘤（seromucinous benign tumor），囊腺型。女，54 岁，发现卵巢囊肿 2 周。囊性肿物，直径 8.0 cm，囊内壁光滑，内含清亮液体。该肿瘤多数单房性，内外表面均光滑，可以含有浆液或黏液

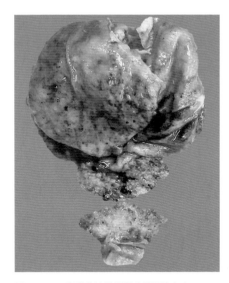

图 11-154　卵巢浆液黏液性交界性肿瘤（seromucinous borderline tumor），乳头状囊腺型。女，52 岁，体检发现附件肿物 7 年。囊实性肿物，直径 16.0 cm，部分区域乳头状，切面灰黄色。该肿瘤与子宫内膜异位症有关

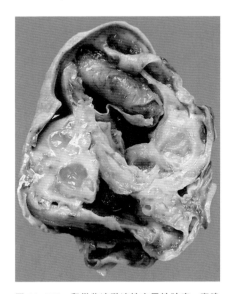

图 11-155　卵巢浆液黏液性交界性肿瘤，囊腺型。女，19 岁，下腹疼痛阵发性加重 1 天。囊实性肿物，直径 10.0 cm，实性区切面灰白色。在该肿瘤大体表现中，单房比多房多见

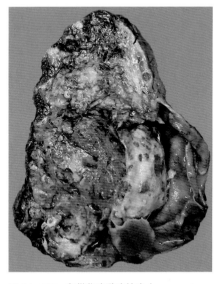

图 11-156　卵巢浆液黏液性癌（seromucinous carcinoma），囊腺型。女，45 岁，腹胀 2 周。卵巢囊实性肿物，直径 11.0 cm，切面灰红色，伴出血及坏死表现。本例合并子宫内膜样癌，是林奇（Lynch）综合征患者

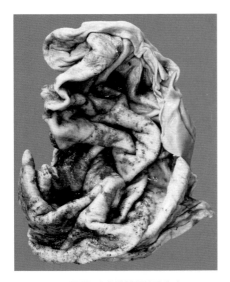

图 11-157　卵巢子宫内膜样良性肿瘤（endometrioid benign tumor），囊腺型。女，61 岁，自觉腹围增大 10 年。囊性肿物，直径 35.0 cm，表面光滑，内壁部分区域褐色，可见巧克力样液体

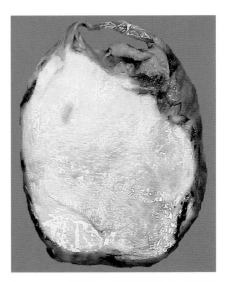

图 11-158　卵巢子宫内膜样良性肿瘤，囊腺纤维型。女，81 岁，发现附件肿物 1 个月。囊实性肿物，直径 9.0 cm，实性区切面灰白色，局灶淡黄色，质地中等，可见小囊腔，内含清亮液体

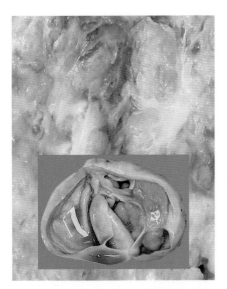

图 11-159　卵巢子宫内膜样交界性肿瘤（endometrioid borderline tumor），囊腺纤维型。女，37 岁，下腹疼痛 7 天。多房囊性肿物，直径 9.0 cm，切面灰黄色，质地较软，细腻，囊内可见乳头状结构

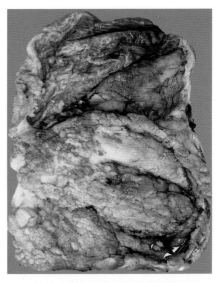

图 11-160　卵巢子宫内膜样交界性肿瘤，乳头状囊腺型。女，33 岁，腹痛腹胀 2 个月。囊性肿物，直径 14.0 cm，囊内壁可见弥漫大小不等的乳头样突起，部分囊壁可见陈旧性出血

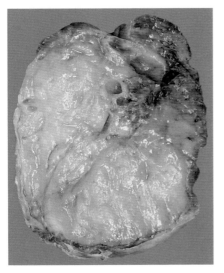

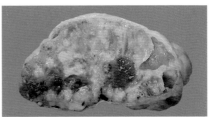

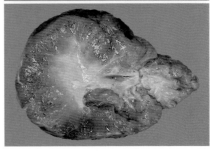

图 11-161　**卵巢子宫内膜样癌（endometrioid carcinoma）**，腺纤维型。女，59 岁，发现下腹部肿物 8 个月。巨大结节状肿物，直径 18.0 cm，切面灰黄色，可见小囊腔。该肿瘤可表现为囊性、囊实性和实性，实性区常伴出血和坏死

图 11-162　**卵巢子宫内膜样癌**，腺纤维型。女，40 岁，间断性腹痛 2 年。囊实性肿物，直径 12.0 cm，切面淡黄色。下图为新鲜标本，切面灰红色，中心可见纤维性瘢痕

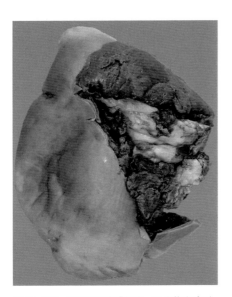

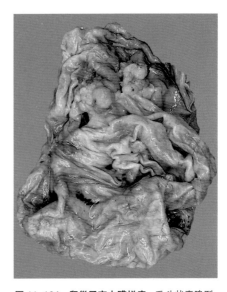

图 11-163　**卵巢子宫内膜样癌**，乳头状囊腺型。女，66 岁，发现盆腔包块 20 年。巨大囊实性肿物，直径 18.0 cm，囊内可见乳头状结构，切面灰红色。本例是交界性病变局灶癌变

图 11-164　**卵巢子宫内膜样癌**，乳头状囊腺型。女，59 岁，发现附件肿物 2 周。囊性肿物，囊内可见两个灰黄色结节，直径分别为 1.5 cm 和 3.5 cm，菜花样，质地较软，部分囊内壁可见陈旧性出血

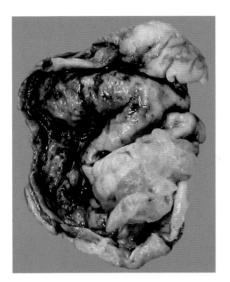

图 11-165 卵巢透明细胞交界性肿瘤（clear cell borderline tumor），囊腺型。女，48 岁，发现卵巢肿物 15 年。囊性肿物，局灶可见灰白色区域，直径 2.0 cm，半透明，可见囊腔。该病变通常表现为腺纤维型

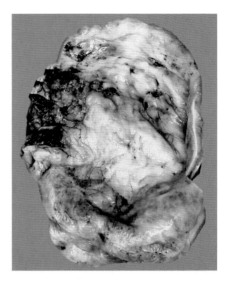

图 11-166 卵巢透明细胞癌（clear cell carcinoma），乳头状囊腺型。女，51 岁，发现盆腔肿物 3 年。囊性肿物，直径 7.5 cm，囊壁局灶可见陈旧性出血，乳头状结构是透明细胞癌区域。该肿瘤与子宫内膜异位症密切相关

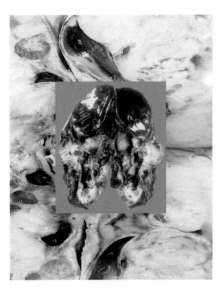

图 11-167 卵巢透明细胞癌，囊腺纤维型。女，54 岁，体检发现盆腔包块 40 天。囊实性肿物，直径 14.0 cm，切面灰白色。本例实性区域除了透明细胞癌之外，还存在交界性透明细胞腺纤维瘤成分

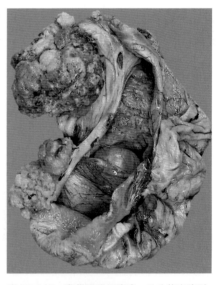

图 11-168 卵巢透明细胞癌，乳头状囊腺型。女，42 岁，发现盆腔肿物 1 周。囊性肿物，直径 9.5 cm，内壁多个乳头状结构，表面灰黄色，质地较软。患者术后化疗

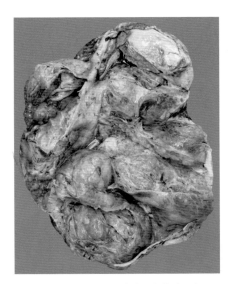

图 11-169 卵巢透明细胞癌，囊腺型。女，46 岁，发现卵巢肿物 7 年，纳差 5 个多月。囊实性肿物，直径 30.0 cm，实性区半透明状。本例大部分区域是交界性肿瘤，少部分区域发生癌变

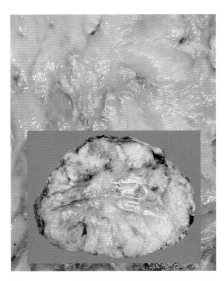

图 11-170 卵巢透明细胞癌，腺纤维型。女，70 岁，发现盆腔肿物 1 个月。结节状肿物，直径 13.0 cm，切面实性，淡黄色，质地细腻，局部可见出血。该肿瘤切面呈实性者相对少见

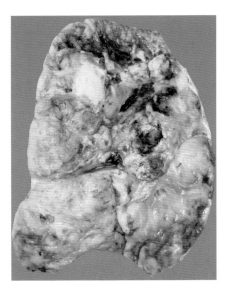

图 11-171 卵巢透明细胞癌，囊腺纤维型。女，61 岁，绝经 10 年，阴道出血 3 个月，发现盆腔包块 1 周。卵巢结节状肿物，直径 15.0 cm，切面灰黄色，伴出血及坏死。本例是林奇（Lynch）综合征，合并子宫内膜癌

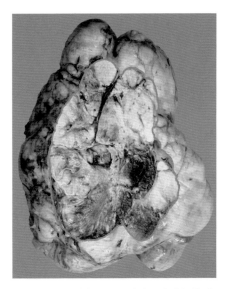

图 11-172 卵巢透明细胞癌，囊腺纤维型。女，77 岁，发现盆腔占位性病变 2 周。分叶状肿物，直径 15.5 cm，表面光滑，包膜完整；切面实性为主，呈灰白至灰黄色，伴出血及坏死

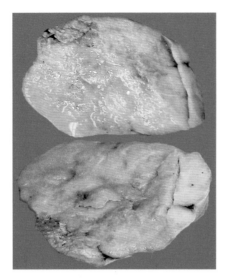

图 11-173　**卵巢良性 Brenner 瘤（benign Brenner tumor）**，腺纤维型。女，73 岁，阴道不规则出血 4 个月。肿瘤直径 6.0 cm，切面灰黄色，实性，质地较硬。该肿瘤多见于老年患者，通常单发，实性或囊性

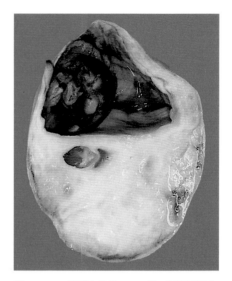

图 11-174　**卵巢良性 Brenner 瘤**，囊腺纤维型。女，81 岁，阴道不规则出血 2 个月。囊实性肿物，直径 6.0 cm，实性区切面灰白色，质地较韧。该肿瘤常合并黏液性囊腺瘤、浆液性囊腺瘤和皮样囊肿等

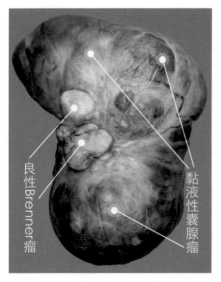

图 11-175　**卵巢良性 Brenner 瘤**，腺纤维型。女，87 岁，发现盆腔肿物 1 个月。囊性肿物，直径 27.5 cm，肿瘤主体是黏液性囊腺瘤成分，表面结节状区域是良性 Brenner 瘤成分，分叶状生长，质地较硬，切面灰白色

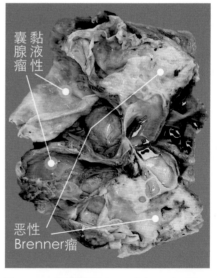

图 11-176　**卵巢恶性 Brenner 瘤（malignant Brenner tumor）**，腺纤维型。女，87 岁，无意中发现盆腔包块。囊实性肿物，直径 13.0 cm，囊性区是黏液性囊腺瘤成分，实性区是 Brenner 瘤成分，切面灰白色，质地较软

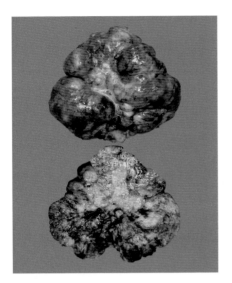

图 11-177 **卵巢小细胞癌（small cell carcino-ma）**，高钙血症型。女，46 岁，闭经半年，下腹疼痛半个月。巨大分叶状肿物，直径 14.0 cm，切面灰黄至灰红色，质地中等，伴出血表现。该肿瘤好发于年轻女性，几乎总是双侧发生，常常伴有高钙血症，肿瘤切除后自行消退

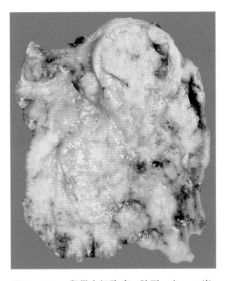

图 11-178 **卵巢小细胞癌**，肺型。女，68 岁，发现腹部包块 3 个月。肿瘤直径 18.0 cm，肿物切面灰白色，质地较软，伴出血及坏死。术后化疗。2 年后全身多发性转移

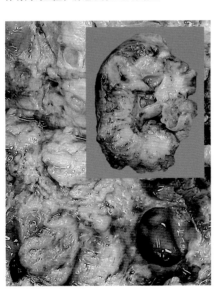

图 11-179 **卵巢癌肉瘤（carcinosarcoma）**。女，68 岁，囊实性肿物，直径 7.0 cm，切面灰黄色，质地较软，伴出血及坏死，可见黏液。术后化疗。多数患者是老年女性，肿瘤体积较大，以实性为主，常伴囊性变

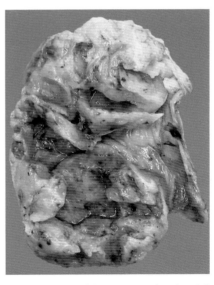

图 11-180 **卵巢癌肉瘤**。女，38 岁，发现盆腔包块 6 天。囊实性肿物，直径 12.0 cm，实性区切面灰黄色，质地糟碎；囊性区内含有黏液。患者平均生存时间为 24 个月，5 年生存率低于 30%

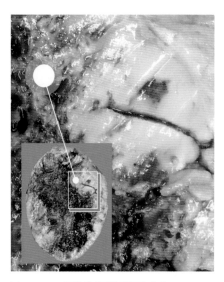

图 11-181 卵巢成人型粒层细胞瘤（adult granulosa cell tumor）。女，44 岁，发现盆腔包块 7 天。结节状肿物，直径 16.5 cm，切面灰黄色，质地糟碎，伴出血及囊性变。该肿瘤典型大体表现是切面呈淡黄色

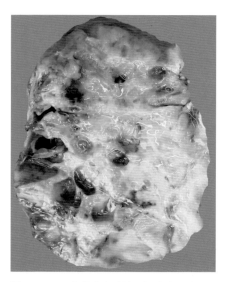

图 11-182 卵巢成人型粒层细胞瘤。女，82 岁，不规则阴道出血 1 个月。囊实性肿物，直径 10.0 cm，切面灰白色，囊内可见清亮液体。本例大体表现类似于卵巢囊腺瘤，囊内为浆液或血液

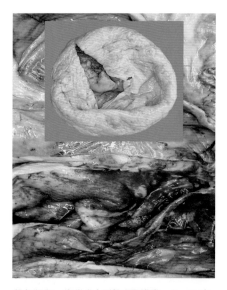

图 11-183 卵巢成人型粒层细胞瘤。女，58 岁，绝经后出血 1 周，发现盆腔肿物 1 周。囊性肿物，直径 16.0 cm，表面出血表现，切面淡黄色（上图）。该肿瘤少部分病例以囊性表现为主

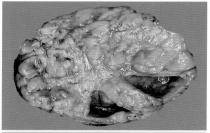

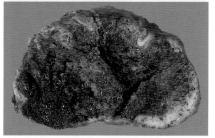

图 11-184 卵巢成人型粒层细胞瘤。女，33 岁，盆腔肿物术后 11 个月复发。囊实性肿物，直径 6.0 cm，切面淡黄色，下图为肿瘤切面广泛出血表现。少部分患者出现肿瘤复发或远处转移

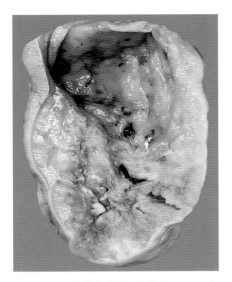

图 11-185　**卵巢卵泡膜细胞瘤（thecoma）。**女，60 岁，发现右附件区肿物 1 年。囊实性肿物，直径 12.0 cm，切面灰黄色，质地中等。本例肿瘤切面颜色和质地与粒层细胞瘤相似，但前者出血及坏死等继发性表现少见

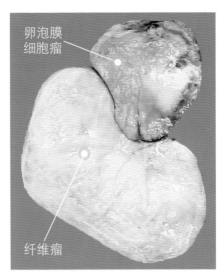

卵泡膜细胞瘤

纤维瘤

图 11-186　**卵巢卵泡膜细胞瘤。**女，55 岁，送检左侧卵巢肿物两个。橘黄色结节是卵泡膜细胞瘤，直径 5.0 cm，边界清楚，周围灰白色结节是纤维瘤。切面颜色是两类肿瘤鉴别的关键点

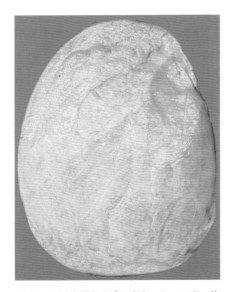

图 11-187　**卵巢卵泡膜细胞瘤。**女，37 岁，体检发现子宫肌瘤，行肿瘤切除手术。结节状肿物，直径 10.0 cm，切面淡黄色，边界清楚。该肿瘤好发于绝经后女性，多为单侧病变

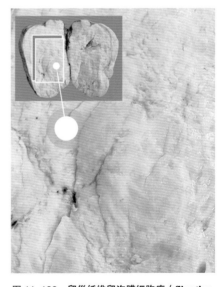

图 11-188　**卵巢纤维卵泡膜细胞瘤（fibrothecoma）。**女，69 岁，腹胀 1 个月。巨大肿物，直径 16.4 cm，包膜完整，切面"白里透黄"。卵泡膜细胞瘤与纤维瘤成分混合者称为纤维卵泡膜细胞瘤

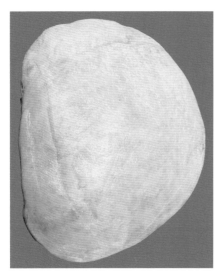

图 11-189　**卵巢纤维瘤（fibroma）**。女，60 岁，下腹部不适 5 年。肿瘤直径 13.0 cm，表面光滑，切面实性，质地均匀，灰白色。纤维瘤是卵巢最常见的间质肿瘤，大体特征是切面灰白色，质地较硬

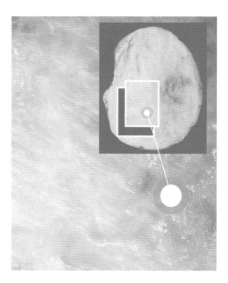

图 11-190　**卵巢纤维瘤**。女，77 岁，下腹部疼痛 4 个月。结节状肿物，直径 12.0 cm，切面灰白色，实性，质地较硬，包膜完整。该肿瘤主要见于中年女性，儿童病例罕见

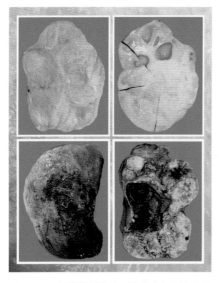

图 11-191　**卵巢纤维瘤**。该肿瘤切面上可见白色条纹（左上图）；伴囊性变的病例相对少见（右上图）；肿瘤体积较大者常发生蒂扭转（左下图）。右下图肿瘤同时伴出血及囊性变

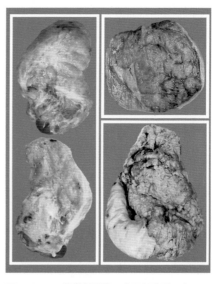

图 11-192　**卵巢纤维瘤**，富于细胞型。女，25 岁，体检发现盆腔肿物 2 天。结节状肿物，直径 10.0 cm，切面灰黄色，质地中等。右上图标本切面灰红色。右下图囊性肿物，切面淡黄色

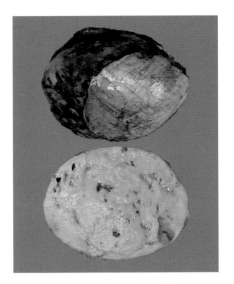

图 11-193　**卵巢 Sertoli-Leydig 细胞瘤（Sertoli-Leydig cell tumor）**。女，69 岁，结节状肿物，直径 7.5 cm，切面表现为典型的淡黄色，质地中等，同时具有完整的包膜，本例是高分化肿瘤

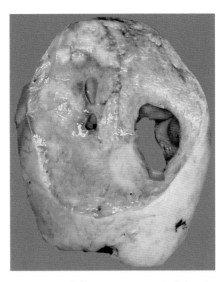

图 11-194　**卵巢 Sertoli-Leydig 细胞瘤**。女，54 岁，发现卵巢肿物 2 年。囊实性肿物，直径 15.0 cm，表面光滑，切面以实性为主，鱼肉样，淡黄色，质地中等。本例是中分化肿瘤

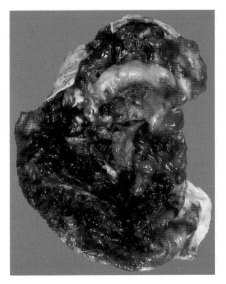

图 11-195　**卵巢 Sertoli-Leydig 细胞瘤**。女，53 岁，体检发现卵巢肿物 1 个月。囊性肿物，直径 12.0 cm，囊内壁局灶可见乳头状突起，伴广泛出血和坏死。本例是低分化肿瘤

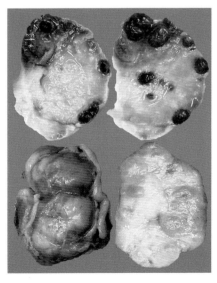

图 11-196　**卵巢硬化性间质瘤（sclerosing stromal tumor）**。女，27 岁，下腹部疼痛半天。结节状肿物，直径 6.3 cm，表面光滑，切面多彩状，可见多个囊腔。图下方标本病例伴间质黄体瘤。该肿瘤多见于年轻女性

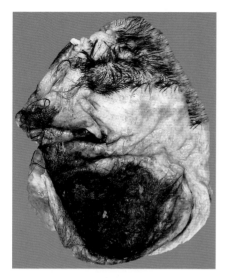

图 11-197　**卵巢成熟性畸胎瘤（mature terato-ma）**。女，26 岁，自行触及腹部包块 3 年。囊性肿物，直径 13.0 cm，囊内可见大量毛发，灰白色区域为头节。Rokitansky 头节通常由脂肪组织、牙齿及骨骼构成

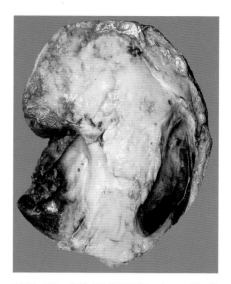

图 11-198　**卵巢成熟性畸胎瘤**。女，55 岁，发现腹腔肿物 4 年。囊实性肿物，直径 21.0 cm，切面淡黄色，以脂肪组织为主，囊内伴出血。本例以实性区域为主，未见大量油脂样物及毛发

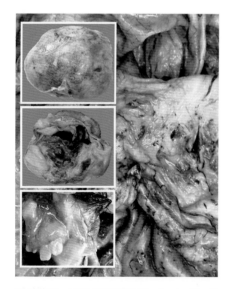

图 11-199　**卵巢成熟性畸胎瘤**。女，88 岁，发现盆腔肿物 2 周。单房囊性肿物，直径 16.0 cm，内壁光滑。左上图肿物表面光滑；左中图肿物多房囊性；左下图肿物可见牙齿

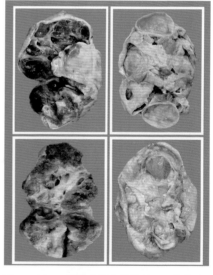

图 11-200　**卵巢成熟性畸胎瘤**，甲状腺肿。女，48 岁，发现盆腔肿物半年。囊实性肿物，直径 5.0 cm，切面灰红色，半透明状。左下图为单纯型病例。右上图和右下图为局灶病变

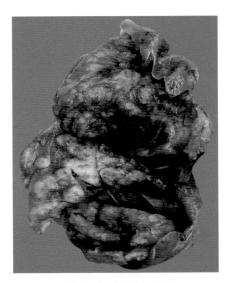

图 11-201　卵巢成熟性畸胎瘤恶变（malignant transformation of mature teratoma），鳞状细胞癌。女，57 岁，发现卵巢肿物 1 个月。囊内灰白色区域是鳞状细胞癌成分。成熟性畸胎瘤最常见的恶变形式是鳞状细胞癌

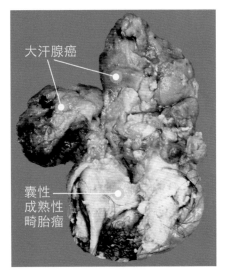

图 11-202　卵巢成熟性畸胎瘤恶变，大汗腺癌。女，55 岁，发现盆腔包块 12 天。肿物切面可见灰红色区域，直径 6.0 cm，质地中等；周围区域可见毛发。腺癌是第二常见的卵巢成熟性畸胎瘤恶变的肿瘤

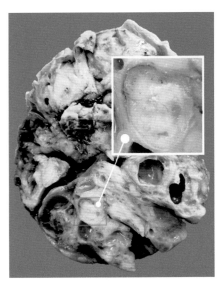

图 11-203　卵巢未成熟性畸胎瘤（immature teratoma）。女，27 岁，腹胀 1 个月，发现盆腔肿物 3 天。囊实性肿物，以实性为主，直径 16.0 cm，切面灰白色，局灶淡黄色。该肿瘤大体特征为体积较大，切面表现多样

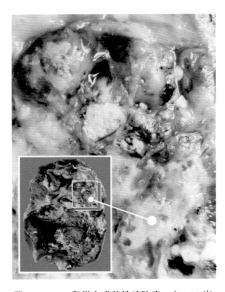

图 11-204　卵巢未成熟性畸胎瘤。女，27 岁，发现盆腔肿物伴月经稀少 12 年。肿物囊实性，直径 18.0 cm，切面多彩状，可见小囊腔。局部放大显示多种恶性肿瘤特征，包括出血及坏死等

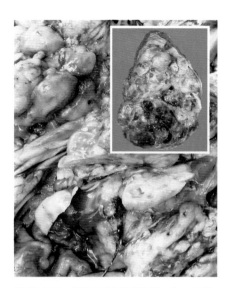

图 11-205 卵巢未成熟性畸胎瘤。女，27 岁，体检发现盆腔肿物 20 天。结节状肿物，直径 10.0 cm，切面可见大量小囊腔，灰黄色，伴出血及坏死。囊性或微囊性结构是该肿瘤的特征

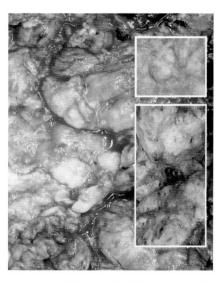

图 11-206 卵巢未成熟性畸胎瘤。女，24 岁，发现盆腔包块 14 天。巨大囊实性肿物，直径 16.0 cm，局灶切面灰黄色。部分病例切面表现为灰白色（左上图）或灰红色（左下图）

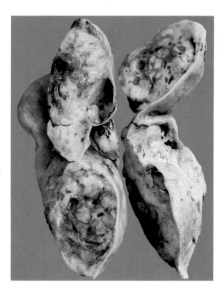

图 11-207 卵巢卵黄囊瘤（yolk sac tumor）。女，8 岁，间断性下腹部疼痛 12 天。囊实性肿物，直径 11.0 cm，切面灰黄色，伴出血及坏死。该肿瘤以右侧多见，包膜通常完整

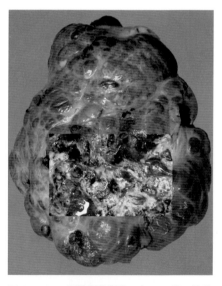

图 11-208 卵巢卵黄囊瘤。女，37 岁，体检发现盆腔占位性病变 3 天。囊实性肿物，直径 9.5 cm，实性区切面灰红色，囊性区含有清亮液体成分。部分区域呈蜂窝样外观（下图）

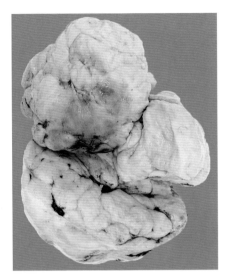

图 11-209　**卵巢混合性生殖细胞肿瘤（mixed germ cell tumor）**。女，26 岁，发现肿物直径 15.0 cm，以无性细胞瘤成分为主，可见少部分成熟性囊性畸胎瘤成分。该病最常见的混合方式是无性细胞瘤和卵黄囊瘤混合

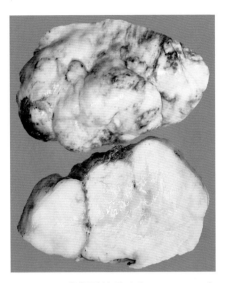

图 11-210　**卵巢无性细胞瘤（dysgerminoma）**。女，22 岁，发现腹部包块 4 个月。分叶状肿物，直径 17.0 cm，切面鱼肉样，灰白色，质地较软。该肿瘤好发于女童和年轻女性，表现为圆形、椭圆形或分叶状实性肿物

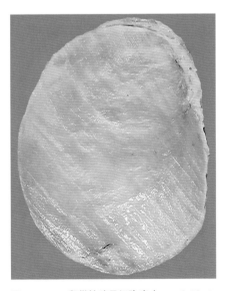

图 11-211　**卵巢性腺母细胞瘤（gonadoblastoma）**。女，33 岁，卵巢肿瘤化疗后 1 个月。结节状肿物，直径 11.0 cm，切面灰白色。该肿瘤通常体积较小，实性生长，切面有沙砾感

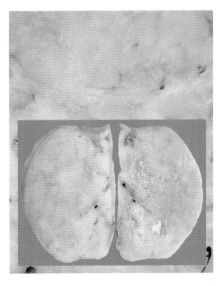

图 11-212　**卵巢中肾管肿瘤（Wolffan tumor）**。女，81 岁，绝经后阴道少量出血半个月。囊实性肿物，直径 9.0 cm。本图展示实性区域，切面灰黄色，质地较软

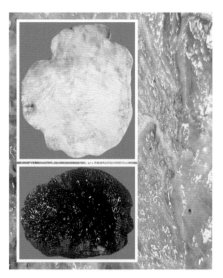

图 11-213 卵巢继发性肿瘤（secondary tumour），胃癌。女，47 岁，同时发现胃癌及盆腔转移。卵巢肿物直径 14.0 cm，切面灰白至淡黄色。该肿瘤多数切面呈灰白色（左上图），少数伴出血表现（左下图）

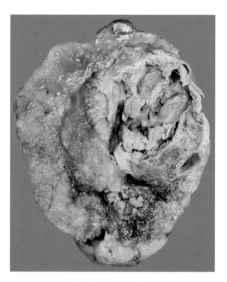

图 11-214 卵巢继发性肿瘤，子宫内膜癌。女，66 岁，肿物直径 17.0 cm，切面灰红色，质地较软，伴坏死。该肿瘤通常体积较小，常累及双侧卵巢

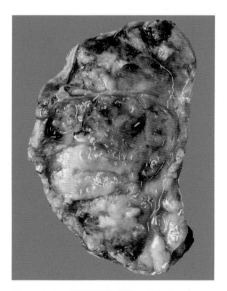

图 11-215 卵巢继发性肿瘤，宫颈癌。女，33 岁，结节状肿物，直径 9.0 cm，切面灰红色，伴出血。新鲜标本。在卵巢转移性宫颈癌中，宫颈腺癌多于鳞状细胞癌，且通常为囊性

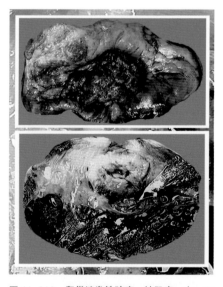

图 11-216 卵巢继发性肿瘤，结肠癌。女，65 岁，结肠癌术后半年发现卵巢转移。囊壁内可见灰红色乳头状肿物，直径 3.0 cm。下图为实性肿物。在肠道转移来源的肿瘤中，以结直肠癌最多见

输卵管

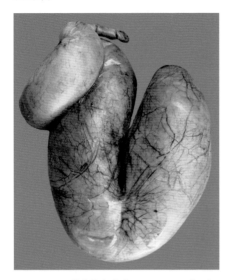

图 11-217　**输卵管积水（hydrosalpinx）**。女，45 岁，下腹部不适 19 个月。输卵管长度为 15.0 cm，直径约 3.0 cm，管壁较薄，其内有大量无色液体。输卵管积水可能是化脓性输卵管炎的终末期表现，其内液体是大量浆液

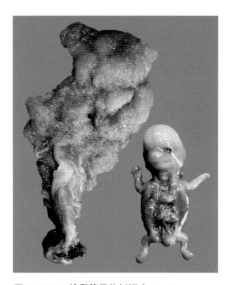

图 11-218　**输卵管异位妊娠（ectopic pregnancy）**。输卵管内可见大量绒毛，伴胚胎形成。该病变常见于输卵管壶腹部；输卵管增粗，蓝紫色外观，随着妊娠发展，最终输卵管破裂，导致严重的大出血；仅送检凝血块者应该充分取材

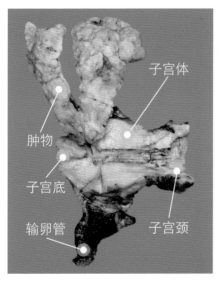

图 11-219　**输卵管浆液性癌（serous carcinoma）**。女，54 岁，阴道排液 6 个月。肿物位于输卵管管腔内，直径 9.0 cm，切面灰白色，质地中等，未见明确输卵管伞端，肿瘤浸润输卵管壁全层。多数肿瘤表现为输卵管增粗，可呈腊肠样表现

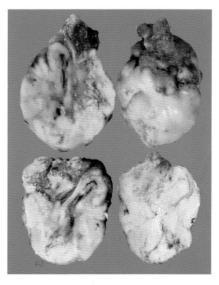

图 11-220　**输卵管浆液性癌**。女，62 岁，肿物直径 5.0 cm，实性，切面灰白色，质地糟碎。全子宫、双附件及淋巴结切除，术后化疗后复发。少数隐匿癌肿物不明显，病变通常位于输卵管伞端，常伴卵巢和盆腔扩散

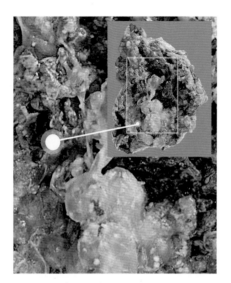

图 11-221 部分性葡萄胎 (partial hydatidifo-rm mole)。女，31 岁，送检不规则形组织一块，直径 13.0 cm，表面灰红粗糙，切面可见灰白色水疱，直径 0.5~2.0 cm。该病变正常绒毛与葡萄状绒毛混合，往往可见妊娠囊、胚芽或胚胎组织

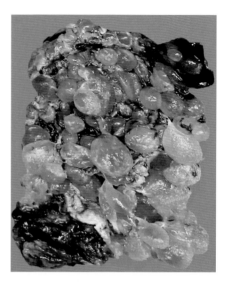

图 11-222 完全性葡萄胎 (complete hydatidifo-rm mole)。女，39 岁，孕 15 周，行清宫术。宫内容物直径 9.0 cm，表现为典型的葡萄状水疱，内含清亮液体。该病变几乎所有绒毛均呈葡萄状表现

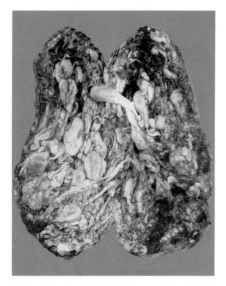

图 11-223 完全性葡萄胎。女，21 岁，送检不规则形组织一堆，直径 12.0 cm，其内可见大小不等水疱状结构，直径 0.3~2.5 cm。该病变通常缺乏正常胎盘和胎儿；刮除术可以导致绒毛破裂和塌陷

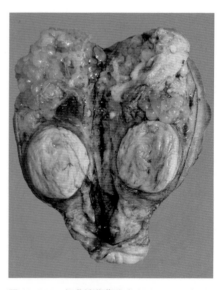

图 11-224 侵袭性葡萄胎 (invasive hydatidif-orm mole)。女，53 岁，葡萄胎清宫术后 1 个月。宫底结节状肿物，其内可见大量透明水疱状结构，侵犯子宫肌壁全层

胎盘及脐带

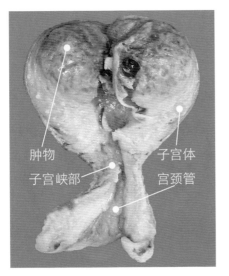

图 11-225　胎盘部位滋养细胞肿瘤（placental site trophoblastic tumor）。女，35 岁，阴道出血 1 个月。子宫前壁可见结节状肿物，直径 4.0 cm，切面灰黄色，侵犯子宫肌壁。如果肿瘤位于肌壁内或息肉样生长，可能导致边界不清

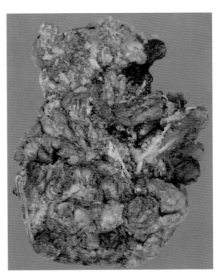

图 11-226　胎盘间叶发育不良（placental mesenchymal dysplasia）。女，30 岁，停经 36 周，胎盘内多发无回声 24 周。胎盘直径 23.0 cm，母体面可见水疱样结构。该病变是胎盘罕见的良性病变，以胎盘肿大和葡萄状囊泡为特征

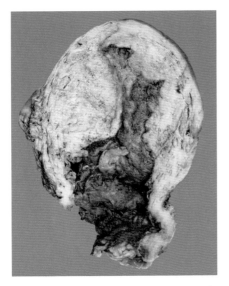

图 11-227　胎盘粘连（adherent placenta）。女，38 岁。送检子宫及部分胎盘，胎盘附着于子宫肌层。新鲜标本。本例属于植入性胎盘，胎盘绒毛与子宫肌层粘连，中间缺乏蜕膜层，绒毛侵入肌层，但未穿透肌层

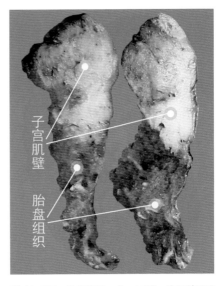

图 11-228　胎盘粘连。女，26 岁，发现前置胎盘 1 周。胎盘中灰红色的绒毛侵入灰白色的子宫肌壁。本例属于穿透性胎盘；该病变可导致子宫破裂和大出血

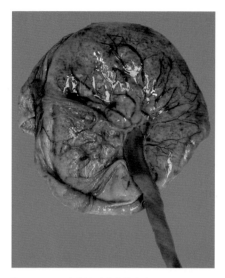

图 11-229　胎盘绒毛膜羊膜炎（chorioamnioni-tis）。女，28 岁，停经 26 周，B 超提示胎儿偏小。胎盘大小 14.0 cm×12.5 cm×2.5 cm，胎膜呈黄绿色。该病变可以导致早产、胎膜早破、母婴感染及新生儿脑瘫

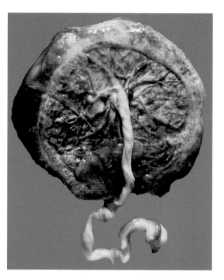

图 11-230　轮状胎盘（placenta circumvallata）。胎盘面积 19.0 cm×16.0 cm，厚 2.0 cm，重 500.0 g。胎盘胎儿面中心内凹，周围环绕增厚的灰白色环。本例属于非环周性病变

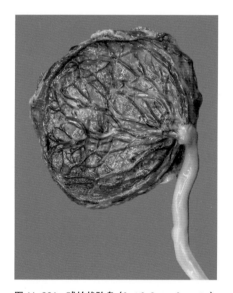

图 11-231　球拍状胎盘（battledore placenta）。胎盘面积 18.0 cm×17.0 cm，厚 2.0 cm，重 630.0 g。脐带附着于胎盘边缘，形似羽毛球球拍。正常的脐带附着于胎盘的中央。多数情况下对胎儿没有影响

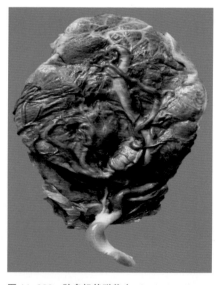

图 11-232　胎盘帆状附着（velamentous inser-tion）。胎盘面积 18.0 cm×14.0 cm，厚 2.0 cm，重 402.0 g，脐带长 42.0 cm，直径 1.1 cm，扭转 14 周。脐带附着在胎膜上，血管在羊膜与绒毛膜之间进入胎盘

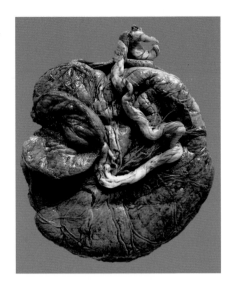

图 11-233　**胎盘绒毛膜血管瘤（haemangio-ma）**。女，30 岁，胎盘肿物，直径 7.0 cm，切面灰红色，质地中等。该肿瘤单发或多发，位置不固定，大小不同；体积较小者不影响胎盘功能，体积较大者对脐血管有压迫

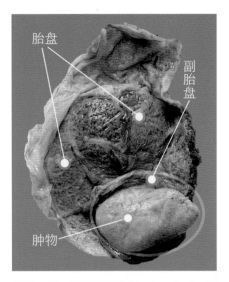

图 11-234　**副胎盘畸胎瘤（teratoma）**。女，29岁，肿物位于胎盘胎儿面，息肉样肿物，直径 4.5 cm，表面灰红色。副胎盘是指主胎盘周围有一个至数个胎盘小叶发育，两者之间有血管相连；发生肿瘤者少见

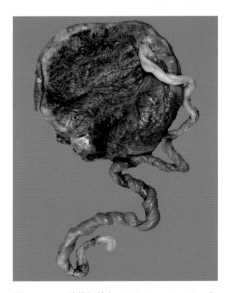

图 11-235　**脐带扭转（umbilical cord torsion）**。女，26 岁，脐带长 51.0 cm，直径 1.2~1.5 cm，脐带扭转约 10 圈。脐带扭转可以发生于妊娠的不同阶段；过度扭转可以导致脐带变细坏死，严重者影响血运

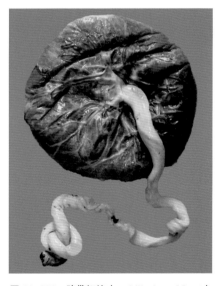

图 11-236　**脐带打结（umbilical cord knot）**。脐带近中附着，脐带长 52.0 cm，直径 1.5 cm，距断端 3.0 cm 处可见真结形成。脐带真结少见，为胎儿穿越脐带环套所致，多数不会引发严重后果，偶尔可能导致胎死宫内

第 12 章　乳腺病变

张原媛　张晓波　王功伟

▍本章目录

概　述

乳腺脓肿通常由乳腺炎发展而来。**腺病**包括多种类型；腺病瘤呈结节状，通常体积较大。**囊肿**通常可视为纤维囊性乳腺病的一种特殊表现。

导管内乳头状瘤分为中心型和周围型，后者通常是显微镜下发现。中心型肿瘤存在两种典型生长模式。一是囊性，扩张的导管形成囊腔，囊内乳头状或息肉样生长；如果含有血性液体称为"一包血"。二是实性，肿瘤充满导管，掩盖了囊腔，呈实性结节状。**包被性乳头状癌**以囊性生长为主；肿瘤体积越大，乳头越碎。**实性乳头状癌**通常呈实性生长。

导管原位癌典型表现是"粉刺癌"，肿瘤边界不清，切面灰黄色，可见散在白色或淡黄色斑点，呈米粒样，可以挤出牙膏样坏死物。

浸润性乳腺癌大体分型比较困难，笼统分为不规则形和结节状。前者表现为星状，形似蟹足，浸润性生长；后者呈圆形或椭圆形，边界清或不清。该肿瘤切面颜色从灰白至灰黄色不等。质地依据纤维成分比例而不同，丰富者可以极其坚硬。**浸润性小叶癌**典型表现是质地较硬，边界不清。**黏液癌**具有"亮、红、软"的特征：切面闪闪发亮；因出血而呈灰红色；富含黏液导致质地较软。

良性叶状肿瘤最显著的大体特征是分叶状生长，交界性肿瘤逐渐过渡到裂隙样，恶性肿瘤以模糊的结节为主。恶性病变体积更大，继发性表现更常见。**纤维腺瘤**包膜完整，切面灰白色，质地中等，有时可见裂隙样表现。**错构瘤**根据成分不同可以类似正常乳腺、脂肪瘤或纤维腺瘤。

乳头佩吉特病"表里不一"；表面湿疹样，伴糜烂或溃疡；深部浸润形成皮下肿块。

多数乳腺间叶源性肿瘤特征明显，如**脂肪瘤**切面淡黄色，油腻感明显。**肌纤维母细胞瘤**和**炎性肌纤维母细胞瘤**边界清楚，而多数**纤维瘤病**边界不清，这些肿瘤的共同特征是切面呈灰白色或灰黄色，质地较硬，通常缺乏出血及坏死等表现。

男性乳腺病变以乳腺发育最常见，乳腺癌少见。

正常乳腺 / 非肿瘤性病变

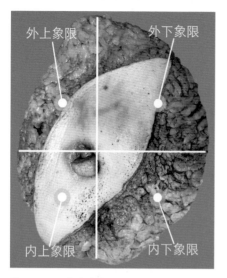

外上象限 外下象限
内上象限 内下象限

图 12-1 正常乳腺（normal breast）。女，35 岁，乳腺大小 18.0 cm×17.0 cm×3.5 cm，梭形皮肤 11.5 cm×4.5 cm，乳头高 0.8 cm，直径 1.2 cm。乳腺是皮肤的附属腺，男性乳腺退变，女性乳腺青春期开始发育成熟

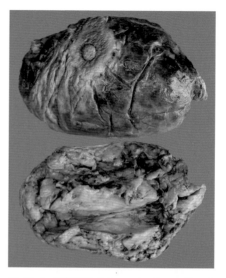

图 12-2 乳腺脓肿（abscess）。女，52 岁，乳腺肿胀 2 周，皮肤破溃流脓 1 周。乳腺皮肤灰黑色，质地较硬。切面可见囊腔，灰黄至灰褐色，伴坏死。该病变多见于哺乳期女性，通常是导管破裂所致，发生在乳腺实质或乳晕周围区

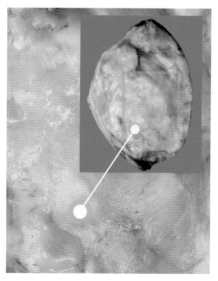

图 12-3 乳腺腺病（adenosis）。女，36 岁，发现乳腺肿物 5 年。病变直径 15.0 cm，切面灰白色，局灶淡黄色，质地较软，与周围脂肪边界不清。肿块形状大小不一，呈团块状、结节状和条索状等，边界不清

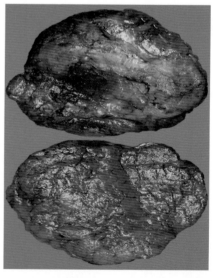

图 12-4 乳腺腺病。女，23 岁，结节状肿物，直径 6.5 cm，包膜完整，切面灰褐色，实性质中。新鲜标本。本例是结节性腺病的一种形式，也称腺病瘤。肿物通常体积较大，生长方式类似肿瘤

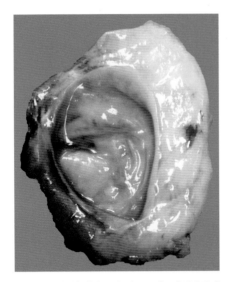

图 12-5　**乳腺囊肿（cyst）**。女，46 岁，发现乳腺肿物 3 年。囊性肿物，直径 2.5 cm，囊内壁光滑，内含清亮液体。新鲜标本。该病变好发于绝经前，乳腺内圆形或椭圆形包块，边界清楚，其内充满液体

图 12-6　**乳腺囊肿**。女，59 岁，发现左乳肿物 1 年。囊性肿物，直径 4.0 cm，囊壁厚 0.1 cm，囊内可见大量出血。该病变起源于终末导管小叶单位，而与大导管无关；该病变囊内可继发出血

上皮性肿瘤

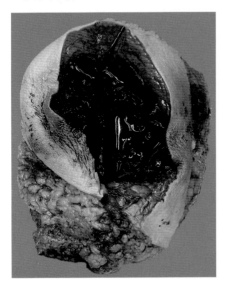

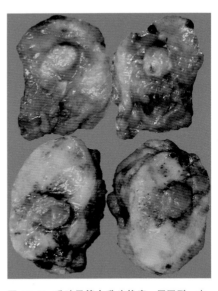

图 12-7　**乳腺导管内乳头状瘤（intraductal papilloma）**，中心型。女，78 岁，囊性肿物，直径 11.0 cm，囊内可见暗红色乳头状结构，伴出血。本例具有乳腺导管内乳头状瘤典型的"一包血"表现

图 12-8　**乳腺导管内乳头状瘤**，周围型。女，41 岁，乳腺肿物 1 年。结节状肿物，直径 1.0 cm，切面淡黄色，质地略软，边界清楚。该亚型通常体积较小（下图），囊性结构不明显，其他继发性表现也少见

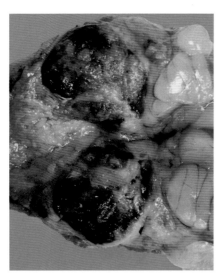

图 12-9　乳腺乳头状导管原位癌（papillary ductal carcinoma in situ）。女，62 岁，发现乳腺肿物 3 周。结节状肿物，直径 3.0 cm，切面灰黄至灰褐色，边界清楚。新鲜标本。本例切面具有膨出感，周围是囊壁样的大导管

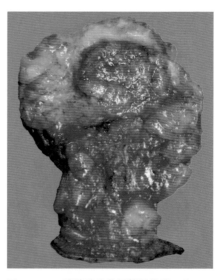

图 12-10　乳腺乳头状导管原位癌。女，85 岁，发现乳腺结节 1 个月。结节状肿物，直径 2.2 cm，切面灰红色，质地较软，边界清楚。新鲜标本。本例缺乏囊性结构

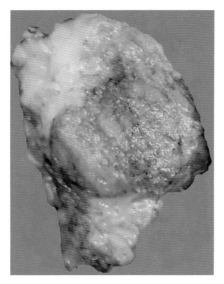

图 12-11　乳腺实性乳头状癌（solid papillary carcinoma）。女，69 岁，发现乳腺肿物 1 年。结节样肿物，直径 3.4 cm，切面灰黄色，与周围灰白色正常乳腺组织形成对比；本例质地中等，可见多个小囊性结构，边界清楚

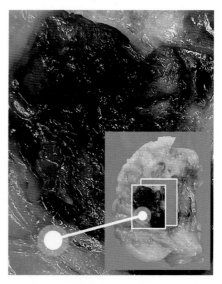

图 12-12　乳腺实性乳头状癌。女，81 岁，发现右乳腺肿物 6 个月。结节状肿物，直径 1.5 cm，切面灰红色，边界不清。本例肿瘤伴有出血表现；该肿瘤继发性表现相对少见

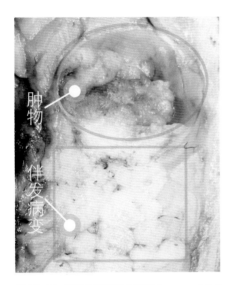

肿物

伴发病变

图 12-13 **乳腺包被性乳头状癌（encapsulated papillary carcinoma）**。女，43 岁，发现乳腺肿物 3 年。囊实性肿物，直径 4.0 cm，囊内可见乳头状结构。周围伴发性病变是乳头状导管原位癌

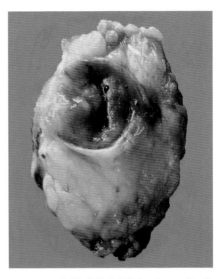

图 12-14 **乳腺包被性乳头状癌**。女，83 岁，发现乳腺肿物 2 年。肿物直径 5.5 cm，囊壁内局部可见灰白色乳头样突起。该肿瘤最典型的特征是边界清楚的囊性肿物，囊内含有乳头状结构

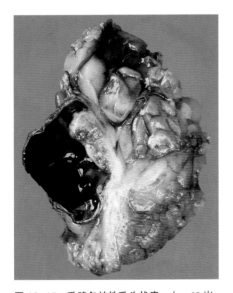

图 12-15 **乳腺包被性乳头状癌**。女，68 岁，体检发现左乳腺肿物 2 年。囊实性肿物，直径 3.1 cm，切面灰黄色，质地中等，囊内可见出血。该肿瘤最常见的继发性表现是囊内出血；本例表现为典型的"一包血"特征

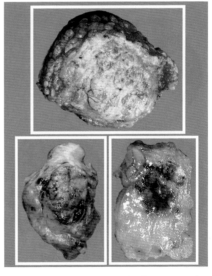

图 12-16 **乳腺包被性乳头状癌**。女，58 岁，体检发现右乳腺肿物 1 周。结节状肿物，直径 3.0 cm，切面灰褐色，质地中等。少部分肿瘤呈结节状，边界清楚，但囊性结构不明显，可伴有出血表现（下左及下右图）

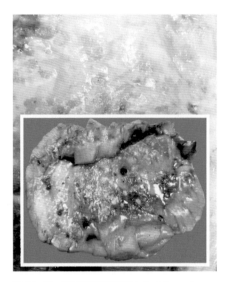

图 12-17　乳腺导管原位癌（ductal carcinoma in situ）。女，41 岁，发现乳腺肿物 2 年。不规则形肿物，直径 5.5 cm，切面灰红色，呈米粒样。本例是粉刺癌的典型表现

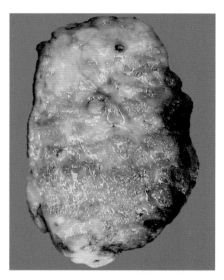

图 12-18　乳腺微小浸润癌（microinvasive carcinoma）。女，34 岁，肿物切面灰白灰黄色，质地较硬，颗粒样，可挤出牙膏样坏死物。本例主体是导管原位癌，微小浸润性癌是局灶表现

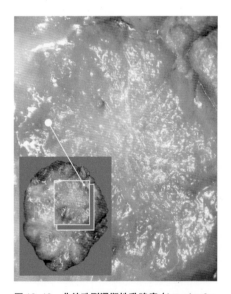

图 12-19　非特殊型浸润性乳腺癌（invasive breast carcinoma of no special type）。女，47 岁，发现乳腺肿物半年。不规则形肿物，直径 2.3 cm，切面灰白色，质地中等，边界不清。新鲜标本。术后化疗。本例是浸润性癌典型的大体表现

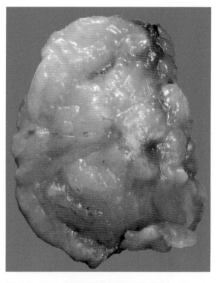

图 12-20　非特殊型浸润性乳腺癌。女，65 岁，发现乳腺肿物 3 周。不规则形肿物，直径 1.5 cm，切面灰白色，边界不清。本例肿瘤体积较小，但表现出浸润性生长方式

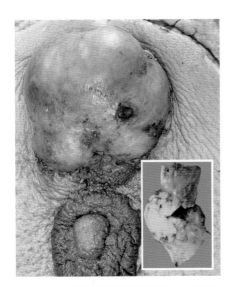

图 12-21 **非特殊型浸润性乳腺癌**。女，56 岁，发现右乳肿物 1 年。乳头旁隆起型肿物，直径 7.1 cm，切面灰白色，边界不清。本例肿瘤侵犯皮肤，病理学分期为 pT4

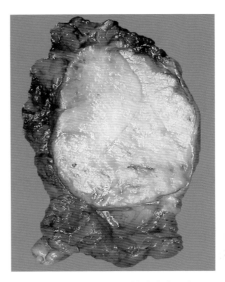

图 12-22 **非特殊型浸润性乳腺癌**。女，74 岁，发现乳腺肿物 6 个月。结节状肿物，直径 5.3 cm，切面灰白色，质地较硬，边界清楚，类似纤维腺瘤的大体表现

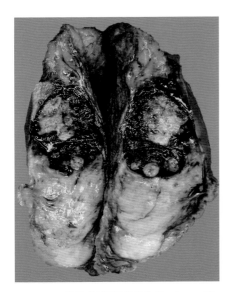

图 12-23 **非特殊型浸润性乳腺癌**。女，32 岁，结节状肿物，直径 5.3 cm，切面灰黄色，伴出血表现，侵犯皮肤组织。本例大体表现类似乳腺导管内乳头状瘤

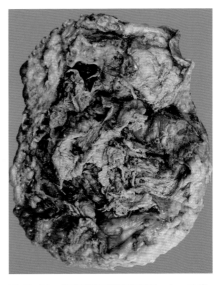

图 12-24 **非特殊型浸润性乳腺癌**。女，41 岁，囊性肿物，直径 17.0 cm，腔内充满了大量坏死物，癌组织位于囊壁内。囊性乳腺癌非常少见，大体上容易误诊为其他良性病变

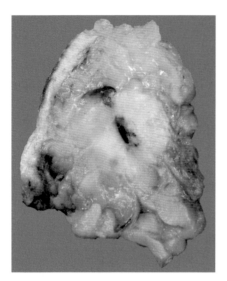

图 12-25 **非特殊型浸润性乳腺癌**。女，63 岁，不规则形肿物，直径 2.5 cm，切面灰白色，边界不清。肿物中心局灶可见灰红色出血区，是穿刺活检针道所在位置

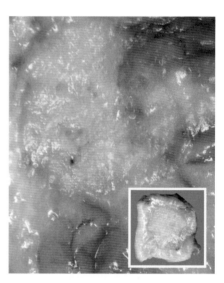

图 12-26 **非特殊型浸润性乳腺癌**。女，40 岁，结节状肿物，直径 1.8 cm，切面灰白色。本例肿物边界模糊，与右下图边界清楚形成对比

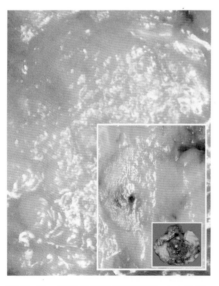

图 12-27 **非特殊型浸润性乳腺癌**。女，48 岁，发现乳腺肿物 3 个月。结节状肿物，直径 2.5 cm，切面灰白色，实性，质地略硬。本例是术中冰冻病理学检查所见，除了质地之外，其他大体特征与周围组织接近

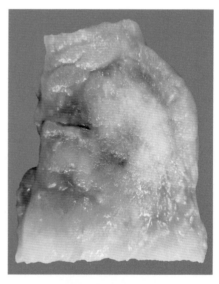

图 12-28 **非特殊型浸润性乳腺癌**。女，34 岁，发现右乳腺肿物 10 天。不规则形肿物，直径 2.3 cm，呈蟹爪形，切面灰白色，边界不清。患者术后化疗

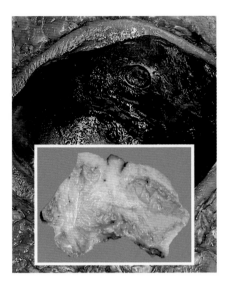

图 12-29 **非特殊型浸润性乳腺癌。**女，65 岁，发现乳头破溃 1 个月。肿物位于乳头及乳头下，形状不规则，直径 3.5 cm，切面灰白色，质地较硬，侵犯乳头及乳晕皮肤

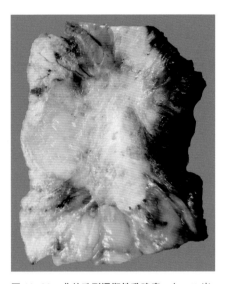

图 12-30 **非特殊型浸润性乳腺癌。**女，63 岁，发现乳腺肿物 4 个月。不规则结节状肿物，直径 3.3 cm，切面灰白色，部分区域半透明；肿物侵犯周围脂肪组织，但与真皮边界较清

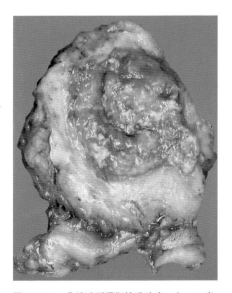

图 12-31 **非特殊型浸润性乳腺癌。**女，76 岁，结节状肿物，肿物直径 3.5 cm，切面灰红色，质地柔软，边界清楚。本例旧称伴髓样特征的乳腺癌或髓样癌

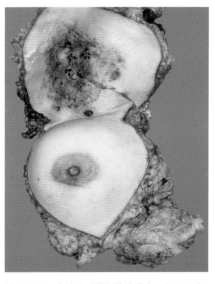

图 12-32 **非特殊型浸润性乳腺癌。**女，38 岁，发现双乳腺肿物 1 年。送检双侧乳腺切除标本：右乳表面暗红色，呈橘皮样改变，乳头内陷，其下为乳腺肿物；左乳表面肿物不明显

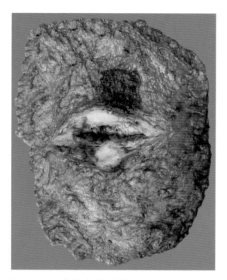

图 12-33 **非特殊型浸润性乳腺癌**。女，66 岁，乳腺癌新辅助化疗 8 周。肿物直径由 7.0 cm 缩小至 3.5 cm，切面灰白色。少部分病例经新辅助化疗后肿物可完全消失

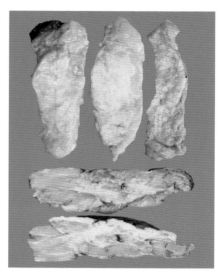

图 12-34 **乳腺浸润性小叶癌（invasive lobular carcinoma）**。女，44 岁，乳腺癌术后 11 个月肿瘤复发。肿物直径 4.5 cm，切面灰白色，质地中等，边界不清。图下方标本显示肿瘤侵犯皮肤

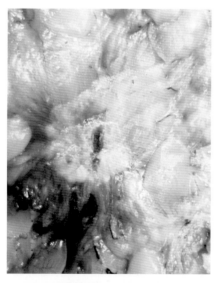

图 12-35 **乳腺浸润性小叶癌**。本例肿瘤边界不清，切面灰白色，红色区域为穿刺针道。该肿瘤体积略大于非特殊型浸润性乳腺癌；大体标本检查时也很难确定肿瘤范围

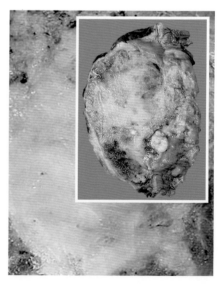

图 12-36 **乳腺筛状癌（cribriform carcinoma）**。女，62 岁，结节状肿物，直径 11.0 cm，切面灰白至灰红色，实性，质地较硬，局灶伴出血，边界不清

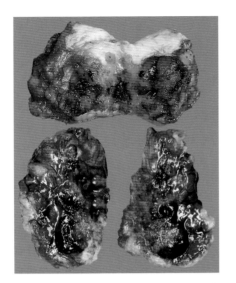

图 12-37　乳腺黏液癌（mucinous carcinoma）。
女，78 岁，发现乳腺肿物 1 年。肿物直径
6.5 cm，切面灰红色，半透明色。图下方肿物出
血明显。本图展示 2 例，均为新鲜标本，肿瘤出
血导致切面灰红色

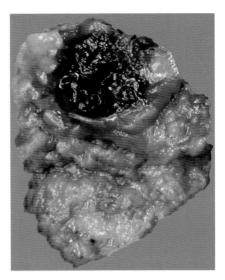

图 12-38　乳腺黏液癌。女，74 岁，发现右腋窝
肿物 2 个月。结节状肿物，直径 1.5 cm，切面红
褐色，半透明状。该肿瘤以推挤性生长为主，病
变边界通常较清楚，是重要的大体特征

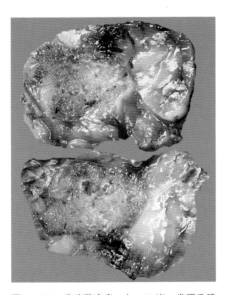

图 12-39　乳腺黏液癌。女，64 岁，发现乳腺
肿物 2 年。不规则形肿物，直径 2.5 cm，切面灰
白色，半透明状。该肿瘤切面具有典型的果冻样
特征

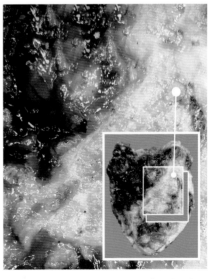

图 12-40　乳腺黏液癌。女，66 岁，发现左乳
腺肿物 2 个月。结节状肿物，直径 2.3 cm，切面
灰白色至灰红色。本例切面灰白色区域闪闪发亮，
灰红色区域有半透明表现

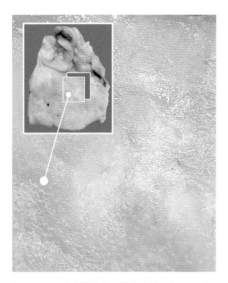

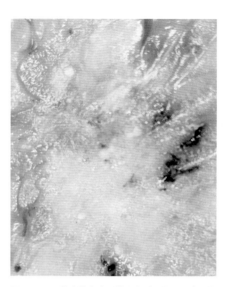

图 12-41　**乳腺黏液癌**，微乳头型。女，40 岁，发现左乳占位性病变半个月。不规则形肿物，直径 6.0 cm，切面灰黄色，边界不清。该肿瘤边界不清是重要的大体特征

图 12-42　**乳腺黏液癌**，微乳头型。女，62 岁，发现乳腺肿物 2 年。不规则形肿物，直径 3.7 cm，呈放射状生长，切面灰白色。本例大体表现与普通黏液癌略有差异

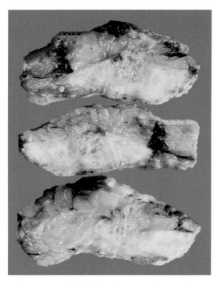

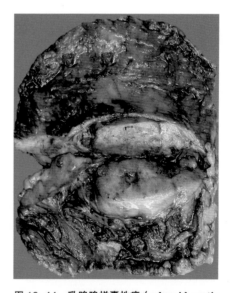

图 12-43　**乳腺伴有大汗腺分化的癌**（**carcinoma with apocrine differentiation**）。女，57 岁，发现左乳肿物 4 年。不规则形肿物，直径 2.5 cm，切面灰白色，部分区域边界不清

图 12-44　**乳腺腺样囊性癌**（**adenoid cystic carcinoma**）。女，35 岁，乳腺肿物 9 年，增大 1 年。结节状肿物，直径 6.0 cm，切面灰红色，推挤性生长，边界清楚。术后 1 年复发

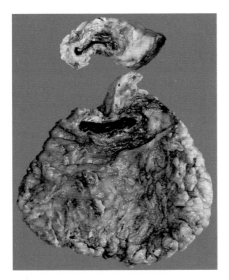

图 12-45　**乳腺化生性癌（metaplastic carcin-oma）**，鳞状细胞癌。女，58 岁，囊实性肿物，直径 5.0 cm，切面灰白色。3 个月后肿瘤复发。囊性变是乳腺鳞状细胞癌重要的大体特征

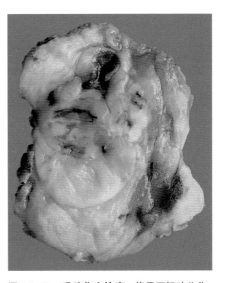

图 12-46　**乳腺化生性癌**，伴异源间叶分化。女，49 岁，发现右乳肿物 3 个月。分叶状肿物，直径 4.0 cm，切面灰白色，部分区域出血，边界清楚。本例切面类似于软骨性肿瘤

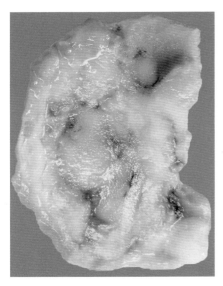

图 12-47　**乳腺化生性癌**，梭形细胞癌。不规则形肿物，切面灰白色，实性，局灶出血表现，边界不清。该肿瘤好发于绝经后女性；鉴别诊断包括纤维瘤病、结节性筋膜炎和叶状肿瘤等

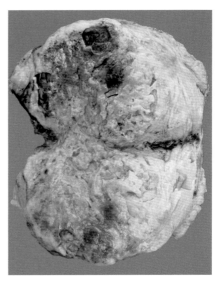

图 12-48　**乳腺化生性癌**，伴异源间叶分化。女，58 岁，发现左乳肿物 9 个月，迅速增大 6 个月，破溃 2 个月。巨大肿物，直径 19.0 cm，切面灰白至红褐色，伴有出血及囊性变。本例异源性成分包括骨肉瘤、骨巨细胞瘤及未分化肉瘤等

上皮间叶性肿瘤

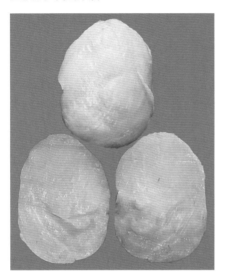

图 12-49 乳腺错构瘤（hamartoma）。女，28岁，发现乳腺肿物 4 个月。结节状肿物，直径 8.0 cm，切面灰红色，质地中等。该肿瘤常见于中年女性；如果质地柔软和缺乏症状，通常容易漏诊

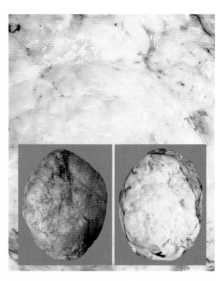

图 12-50 乳腺错构瘤。女，48 岁，发现乳腺肿物 6 年。结节状肿物，直径 17.0 cm，表面光滑，切面灰白色。如果脂肪成分较少，大体表现往往类似于纤维腺瘤或叶状肿瘤

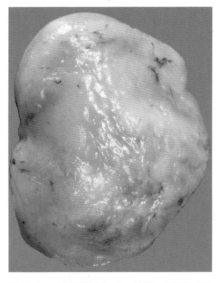

图 12-51 乳腺错构瘤。女，31 岁，乳腺结节状肿物，直径 7.0 cm，切面灰黄色，包膜完整。该肿瘤组成成分决定大体表现；本例主要成分是脂肪组织，大体表现类似脂肪瘤

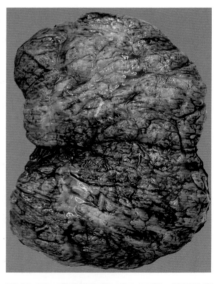

图 12-52 乳腺错构瘤。女，48 岁，发现乳腺肿物 2 个月。结节状肿物，直径 4.6 cm，带部分包膜，切面灰红色，质地较软。本例是新鲜标本，出血掩盖了切面的真实颜色

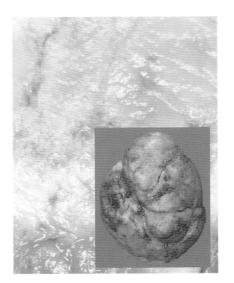

图 12-53　乳腺纤维腺瘤（fibroadenoma）。 女，23 岁，发现乳腺不对称 4 年。巨大分叶状肿物，直径 11.0 cm，表面光滑，包膜完整。该肿瘤边界清楚，外科医生通常将肿瘤完整"核出"

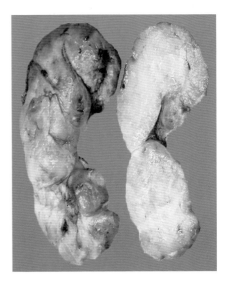

图 12-54　乳腺纤维腺瘤。 女，31 岁，不规则形肿物，直径 7.0 cm，切面灰白色，实性，质地较硬，缺乏继发性表现，包膜完整。多数肿瘤是圆形或椭圆形，不规则形相对少见

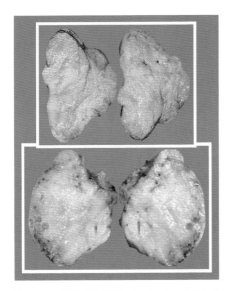

图 12-55　乳腺纤维腺瘤。 女，34 岁，发现乳腺肿物半年。结节状肿物，直径 2.8 cm，切面上可见小囊腔（下图）；与实性均质区域形成对比（上图）。显著囊性变者类似导管内乳头状瘤

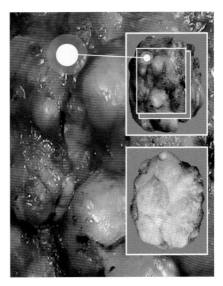

图 12-56　乳腺纤维腺瘤。 女，21 岁，发现乳腺肿物半年。分叶状肿物，直径 4.5 cm，切面灰白色，富含黏液成分，闪闪发光，包膜完整，表面凹凸不平。新鲜标本，左下图为切面表现

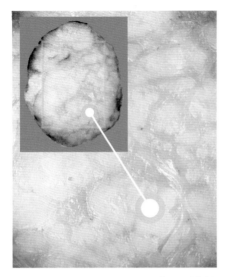

图 12-57 **乳腺纤维腺瘤**。女，49 岁，无意间触及左乳肿物 3 个月。结节状肿物，直径 7.5 cm，切面灰白色，质地中等。本例切面呈模糊的结节状，结节之间存在少量弧形裂隙

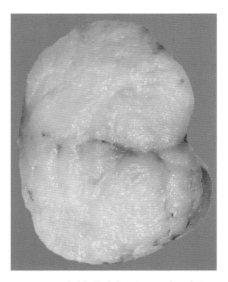

图 12-58 **乳腺纤维腺瘤**。女，24 岁，发现乳腺肿物 10 天。结节状肿物，直径 5.0 cm，切面淡黄色，质地较软，边界清楚，包膜完整。该肿瘤的大体表现与腺体和间质的比例有关

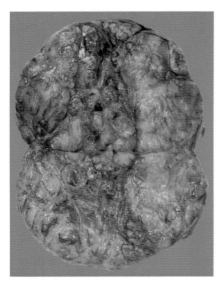

图 12-59 **乳腺纤维腺瘤**，幼年型。女，13 岁，结节状肿物，直径 11.0 cm。切面灰红色，具有瘤膨出感，质地中等，伴出血表现，包膜完整。新鲜标本

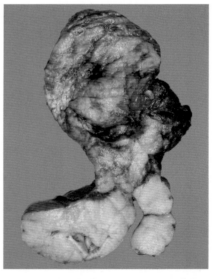

图 12-60 **乳腺纤维腺瘤**，幼年型。分叶状肿物，切面灰红色，质地中等，边界清楚，包膜完整。该肿瘤见于青少年女性，肿瘤体积巨大，形状不规则，常导致乳腺变形

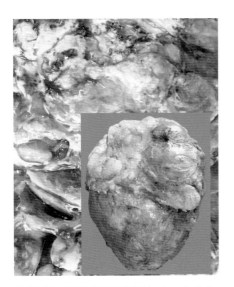

图 12-61　**乳腺良性叶状肿瘤（benign phyllodes tumor）**。女，31 岁，发现右乳肿物 1 年半。结节状肿物，直径 9.0 cm，边界清楚，包膜完整。多数良性肿瘤与周围组织边界清楚，手术时肿物通常可以完整剥离

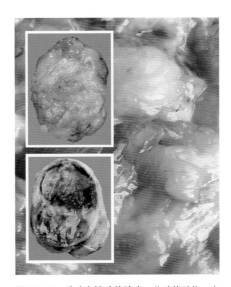

图 12-62　**乳腺良性叶状肿瘤**。分叶状肿物，直径 5.0 cm，切面灰白色，伴丰富的黏液成分。新鲜标本。左上图切面淡黄色，左下图伴出血表现

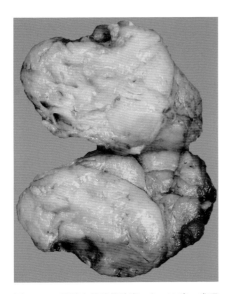

图 12-63　**乳腺良性叶状肿瘤**。女，29 岁，发现右乳腺肿物 5 年，增大伴疼痛 1 个月。分叶状肿物，直径 5.0 cm，切面灰白色，质地细腻，伴有囊性变，边界清楚

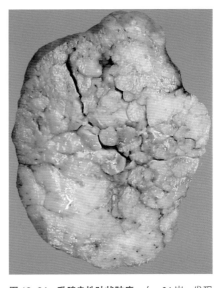

图 12-64　**乳腺良性叶状肿瘤**。女，24 岁，发现乳腺肿物 3 年。结节状肿物，直径 10.5 cm，切面可见多结节表现。除了分叶之外，部分良性肿瘤也可能存在裂隙样结构

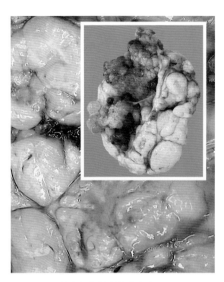

图 12-65 乳腺交界性叶状肿瘤（borderline phyllodes tumor）。女，48 岁，发现乳腺肿物 5 年。结节状肿物，直径 10.0 cm，切面上除了大小不等的结节之外，还出现了葡萄样结构

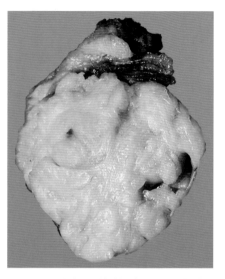

图 12-66 乳腺交界性叶状肿瘤。结节状肿物，直径 6.0 cm，切面淡黄色，质地中等，边界清楚。本例可见模糊不清的结节，同时伴弧形裂隙结构，这些特征有助于大体判断

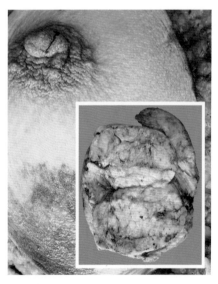

图 12-67 乳腺交界性叶状肿瘤。女，48 岁，发现左乳腺肿物 2 个月。巨大肿物，直径 13.0 cm，切面灰黄色，质地细腻，边界清楚，皮肤大片淤血表现

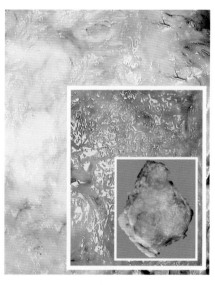

图 12-68 乳腺交界性叶状肿瘤。女，42 岁，乳腺纤维腺瘤术后 10 年复发。肿物直径 7.0 cm，切面灰白色。部分病例切面灰黄色（中图）。右下图所示肿瘤边界不清

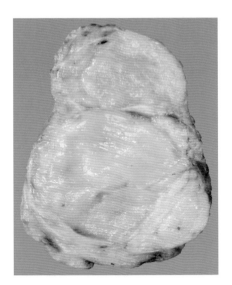

图 12-69　**乳腺恶性叶状肿瘤（malignant phy-llodes tumor）**。女,49 岁,发现乳腺肿物 7 个月。结节状肿物,直径 10.0 cm,切面灰黄色。本例类似脂肪瘤,但缺乏油腻感;同时,肿瘤边界变得模糊

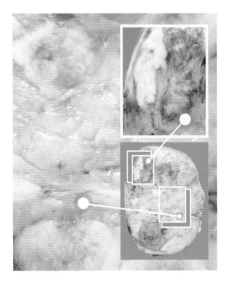

图 12-70　**乳腺恶性叶状肿瘤**。女,17 岁,乳腺肿物伴疼痛 1 年。巨大肿物,直径 16.0 cm,切面灰白至灰黄色,局灶伴坏死。该肿瘤生长速度快,常迅速增大

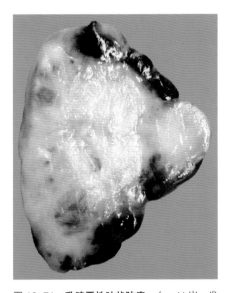

图 12-71　**乳腺恶性叶状肿瘤**。女,44 岁,发现乳腺肿物 1 个月。结节状肿物,直径 5.5 cm,分叶状生长,切面灰白灰黄色,周围可见出血表现,质地中等,边界清楚

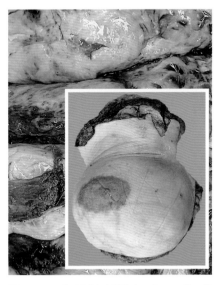

图 12-72　**乳腺恶性叶状肿瘤**。女,42 岁,发现乳腺肿物 10 个月,缓慢增大。巨大肿物,直径 33.0 cm,切面多结节状,灰黄色,伴出血表现,侵犯对侧乳腺组织

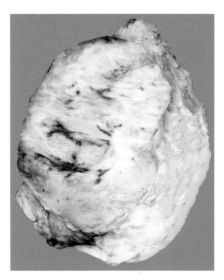

图 12-73 **乳腺恶性叶状肿瘤**。女，55 岁，发现乳腺肿物 3 年。乳腺巨大肿物，直径 16.0 cm，结节状，切面灰白色，编织状，质地较硬。本例大体表现类似平滑肌瘤

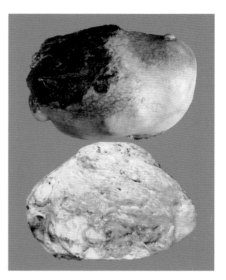

图 12-74 **乳腺恶性叶状肿瘤**。女，66 岁，发现左乳腺肿物 3 年，破溃出现 1 个月。巨大结节状肿物，直径 27.0 cm，表面破溃，切面灰黄至灰白色，伴大片坏死

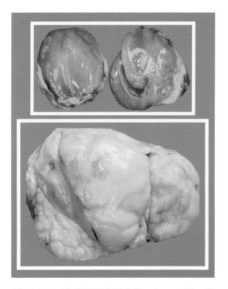

图 12-75 **乳腺恶性叶状肿瘤**。女，35 岁，发现乳腺肿物 4 个月。结节状肿物，直径 3.5 cm，切面淡黄色，半透明状，边界清楚。下图切面灰白色，多结节状

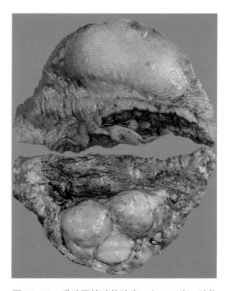

图 12-76 **乳腺恶性叶状肿瘤**。女，51 岁，肿物切除 1 年后复发。多结节状肿物，直径 7.5 cm，切面灰白色，边界清楚。复发是叶状肿瘤重要的生物学特征；多数患者发生在术后 2~3 年

乳头病变

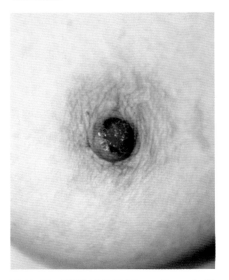

图 12-77　**乳腺佩吉特病（Paget disease）**。湿疹样病变，直径 0.5 cm，表面灰红色。该病变早期表现奇痒或轻度灼痛，继之出现皮肤发红，轻度糜烂，表面常有鳞屑状痂皮附着

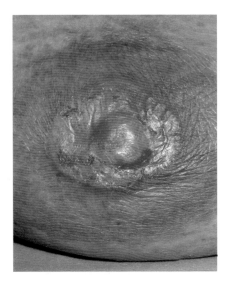

图 12-78　**乳腺佩吉特病**。乳头及乳晕皮肤肿物，直径 2.0 cm，红色斑片状，可见糜烂、渗出及结痂，边界清楚。随后，病变向周围乳晕区扩展，病变区域皮肤粗糙，增厚变硬

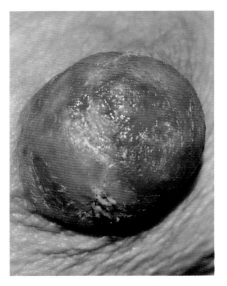

图 12-79　**乳腺佩吉特病**。乳头结节状肿物，表面弥漫性红斑，鲜红色，伴糜烂、渗出及结痂。该病变从乳头开始，蔓延至乳晕及周围皮肤；垂直生长可浸润深部组织

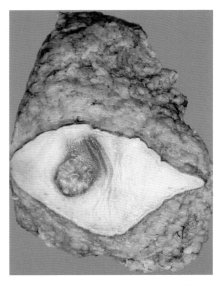

图 12-80　**乳腺佩吉特病**。女，63 岁。乳头及乳晕肿物，直径 2.0 cm，乳头结构破坏，皮肤浅棕色，中央凹陷，周围隆起。与图 77~79 形成对比，经固定后病变颜色变浅

间叶性肿瘤

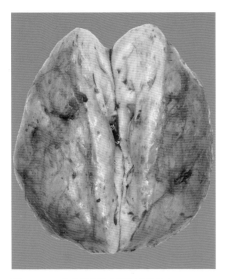

图 12-81　乳腺假血管瘤样间质增生（pseudoan-giomatous stromal hyperplasia）。女，14 岁，发现乳腺肿物半年。结节状肿物，直径 12.0 cm，切面灰白色，质地中等，伴囊性变。该肿瘤以年轻人为主；本例合并纤维腺瘤

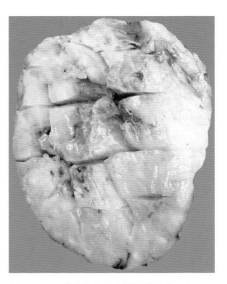

图 12-82　乳腺假血管瘤样间质增生。女，33 岁，发现右乳肿物 1 年，伴增大及破溃半年。巨大结节状肿物，直径 15.0 cm，切面淡黄色，质地中等，包膜完整；本例合并叶状肿瘤

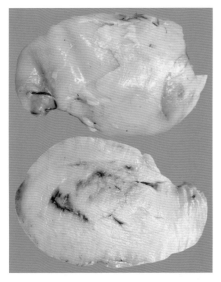

图 12-83　乳腺脂肪瘤（lipoma）。女，28 岁，发现乳腺肿物 10 年。结节状肿物，直径 10.4 cm，切面灰黄色，质地较软，油腻感。多数肿瘤位于皮下，发生在乳腺实质中的脂肪瘤非常少见

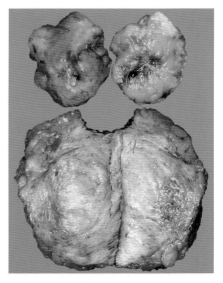

图 12-84　乳腺纤维瘤病（fibromatosis）。女，22 岁，不规则形肿物，切面灰白色，质地略硬，局灶瘢痕状。图下方肿瘤边界不清。该肿瘤大体表现类似浸润性乳腺癌表现

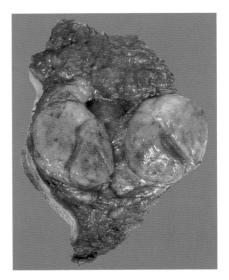

图 12-85　乳腺炎性肌纤维母细胞瘤（inflamma-tory myofibroblastic tumor）。女，42 岁，乳腺椭圆形肿物，直径 5.0 cm，边界清楚。新鲜标本。该肿瘤常见于中青年女性

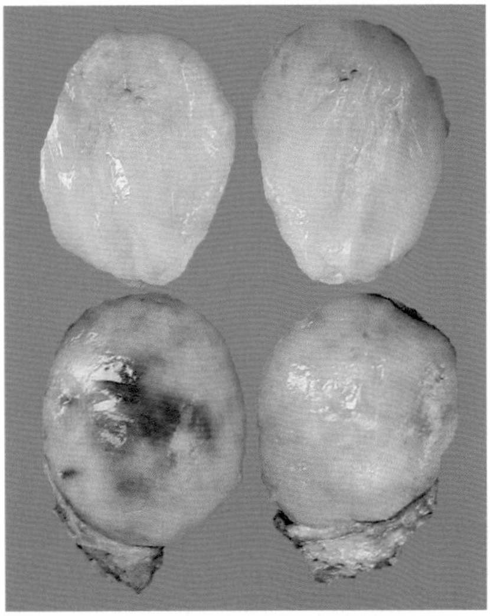

图 12-86　乳腺炎性肌纤维母细胞瘤。女，48 岁，发现乳腺肿物 1 年。椭圆形肿物，直径 3.5 cm，包膜完整，切面灰白色，质地细腻。图下方标本为球形肿物，边界清楚，伴出血表现

淋巴造血系统肿瘤

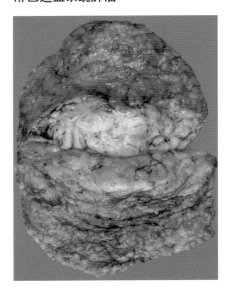

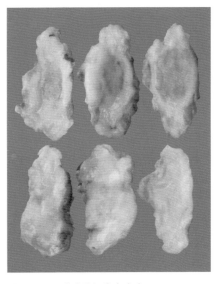

图 12-87　乳腺弥漫大 B 细胞淋巴瘤（diffuse large B-cell lymphoma）。女，31 岁，乳腺结节状肿物，直径 6.5 cm，切面灰白色，边界不清。该肿瘤是乳腺最常见的淋巴造血系统肿瘤

图 12-88　乳腺髓细胞肉瘤（myeloid sarco-ma）。女，39 岁，急性髓系白血病 3 年，发现双乳肿物 3 个月。不规则形肿物，直径 2.7 cm，切面灰白至灰绿色，边界不清

男性乳腺病变

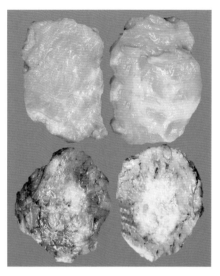

图 12-89 **男性乳腺发育**（gynaecomastia）。男，26 岁，乳腺组织切面上局部灰白色。图下方标本所示病变有类似表现。该病变呈单侧或双侧，位于乳头下及周围区域，为圆盘状结节或弥漫性增生

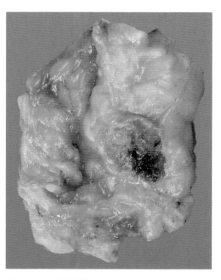

图 12-90 **男性乳腺癌**（male breast carcinoma），黏液癌。男，68 岁，发现乳腺肿物 2 个月。直径 2.5 cm，切面灰白色，边界不清。男性乳腺癌最常见的类型是非特殊型浸润性癌

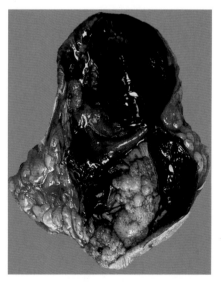

图 12-91 **男性乳腺癌**，包被性乳头状癌。男，66 岁，发现左侧乳腺肿物 3 年。囊实性肿物，直径 5.3 cm，可见乳头状结构，伴有大量出血，表现为"一包血"特征

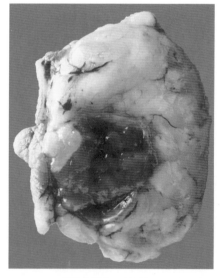

图 12-92 **男性乳腺癌**，包被性乳头状癌伴浸润。男，68 岁，发现左乳肿物半年。囊实性肿物，直径 1.8 cm，囊内充满乳头状结构，切面灰红色，质地较软。新鲜标本

第 13 章　淋巴结及脾病变

姜　黄　王木森　王功伟

▎本章目录

概　述

　　淋巴结大体检查主要包括淋巴结颜色、质地及轮廓改变。淋巴结门部存在，常提示反应性病变。淋巴结内出现坏死可能是感染性病变。有些肿瘤性病变侵犯周围脂肪组织。**滤泡性淋巴瘤**最典型的大体表现是结节状生长。**边缘区淋巴瘤**主要见于成年人，儿童患者以女性多见。**弥漫大 B 细胞淋巴瘤**淋巴结结构破坏，切面灰白色，质地细腻，可伴出血及坏死。**霍奇金淋巴瘤**表现为多发生在颈部和锁骨上淋巴结，结节状，可相互粘连，形成较大肿块。该肿瘤切面灰白色，鱼肉样，常伴坏死。**继发性肿瘤**与解剖部位密切相关，如鼻咽癌常转移到颈部淋巴结，乳腺癌常转移到腋窝淋巴结，腹股沟和盆腔淋巴结转移以精原细胞瘤、前列腺癌和恶性黑色素瘤居多。

　　脾海绵状血管瘤切面呈海绵状或蜂窝状。**窦岸细胞血管瘤**大小不等，从微小病灶到明显的大结节。**脾硬化性血管瘤样结节性转化**大体表现类似血管瘤，多数肿瘤边界清楚，周围是玻璃样变性的外壳，有时边缘模糊不清。**毛细胞白血病**可导致脾大，红髓弥漫性增生，白髓消失，没有明显的结节形成，有时可见大小不等的血湖。**慢性淋巴细胞白血病 / 小淋巴细胞淋巴瘤**表现为整个脾内散在分布直径几毫米的粟粒样结节。**边缘区淋巴瘤**表现为白髓显著增生扩张，外观呈粟粒样，并侵犯红髓。**弥漫大 B 细胞淋巴瘤**常形成明确的肿块，边界清楚，灰白色，单发或多发，伴或不伴纤维化。**外周 T 细胞淋巴瘤**表现为脾大，切面呈均质状，见不到脾小结。**霍奇金淋巴瘤**表现为单个或多个结节，有时受累病灶直径可能仅有几毫米。**慢性髓细胞白血病**容易导致脾大，暗红色，弥漫受累，脾小结不明显或消失，梗死常见。在**继发性肿瘤**中，脾转移癌为孤立或弥漫性，也可仅局限于脾被膜。

淋巴结非肿瘤性病变

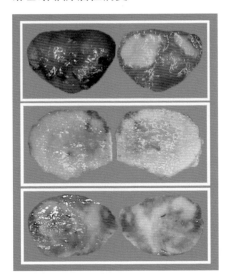

图 13-1 Kikuchi 坏死性淋巴结炎（Kikuchi necrotizing lymphadenitis）。女，39 岁，发热 20 天。淋巴结切面上可见灰黄色坏死病灶，边界清楚。下图及中图是淋巴结结核表现，与本病形成对比

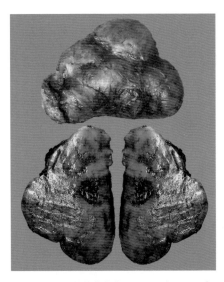

图 13-2 淋巴结结节病（sarcoidosis）。男，54 岁。肿物分叶状，直径 6.0 cm，包膜完整，切面灰黄色，质地中等，伴出血。该病变可见于多个部位；大体上缺乏明确的坏死

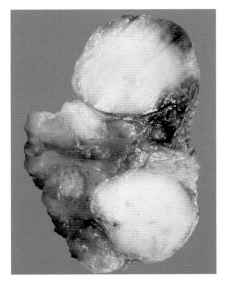

图 13-3 淋巴结反应性增生（lymph node reactive hyperplasia）。男，48 岁，颈部淋巴结肿大半年。淋巴结直径 0.2~1.2 cm，切面灰白色，边界清楚。各种损伤和刺激是常见诱因

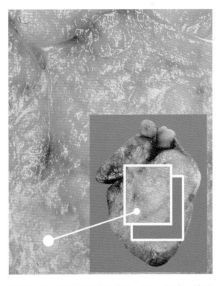

图 13-4 淋巴结反应性增生。男，37 岁，发现腹股沟肿物 2 年，明显增大 1 个月。结节状肿物，直径 3.5 cm，切面灰白色，质地均匀，缺乏出血及坏死等继发性表现

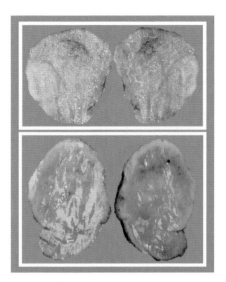

图 13-5　淋巴结 Castleman 病（**Castleman disease**）。男，69 岁，腹股沟肿物，直径 7.0 cm，切面灰白色。下图切面闪闪发光。该病变主要见于成年人，临床上分为孤立型和多中心型

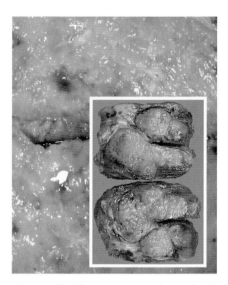

图 13-6　**淋巴结 Castleman 病**。女，26 岁，结节状肿物，直径 11.0 cm，包膜完整，切面灰红色，质地较软。新鲜标本。大体表现上，该病变呈圆形，边界清楚；肿瘤体积往往很大，也称为巨大淋巴结增生

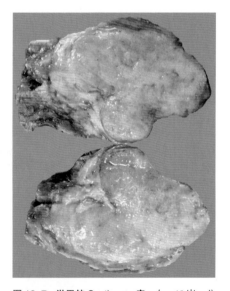

图 13-7　**淋巴结 Castleman 病**。女，45 岁，分叶状肿物，直径 8.5 cm，切面灰红色，质地中等，边界清楚。新鲜标本。该病变可见于多个部位，其中以纵隔淋巴结最常见

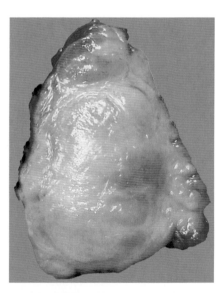

图 13-8　**淋巴结 Castleman 病**。女，53 岁，发现右腹股沟肿物 1 个月。送检组织切面上可见多个结节，最大直径 4.5 cm，实性，边界欠清。组织学上主要包括透明血管型和浆细胞型

淋巴结淋巴造血肿瘤

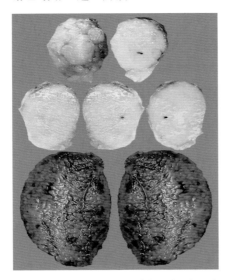

图 13-9　淋巴结淋巴母细胞白血病 / 淋巴瘤（ lymphoblastic leukaemia/ lymphoma ）。女，25 岁，急性淋巴细胞白血病 9 个月。多个肿物，直径 3.5~5.5 cm，包膜完整，切面灰黄色，质软细腻。图下方标本切面为灰红色颗粒样

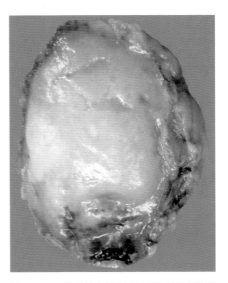

图 13-10　淋巴结血管免疫母细胞性 T 细胞淋巴瘤（ angioimmunoblastic T-cell lymphoma ）。女，81 岁，颈部淋巴结肿大 3 个月。结节状肿物，直径 2.7 cm，包膜完整，切面灰白淡黄色，局灶出血

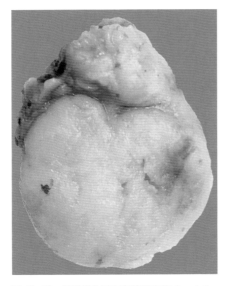

图 13-11　淋巴结外周 T 细胞淋巴瘤（ peripheral T-cell lymphoma ），Lennert 淋巴瘤。男，71 岁，无明显诱因左侧颈部肿大半年，伴声音嘶哑。结节状肿物，直径 3.0 cm，切面灰白色。该肿瘤主要见于成年人，最常见的症状是淋巴结增大

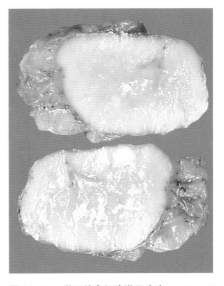

图 13-12　淋巴结套细胞淋巴瘤（ mantle cell lymphoma ）。男，67 岁，发现腹股沟肿物 7 个月。结节状肿物，直径 5.0 cm，切面灰白色，质地中等。该肿瘤主要见于中老年患者，男性多于女性；淋巴结是最常见的受累部位

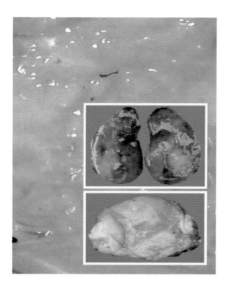

图 13-13 淋巴结滤泡性淋巴瘤（follicular lymphoma）。男，50岁，结节状肿物，切面灰黄色。右上图肿物半透明状；右下图肿物边界不清。该肿瘤常见于中老年人，好发于颈部和腹股沟淋巴结

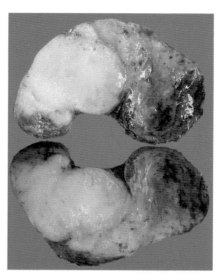

图 13-14 淋巴结滤泡性淋巴瘤。女，50岁，发现腹股沟肿物2年。分叶状肿物，直径11.0 cm，切面灰白色，质地细腻，部分区域有出血表现，边界清楚，包膜完整。患者接受化疗

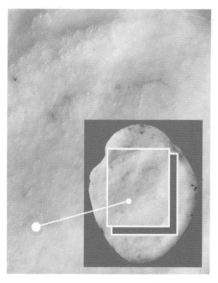

图 13-15 淋巴结滤泡性淋巴瘤。男，57岁，发现颈部肿物1个月。结节状肿物，直径3.2 cm，切面灰白色。切面呈现典型的结节状生长方式，本例是该肿瘤典型大体表现

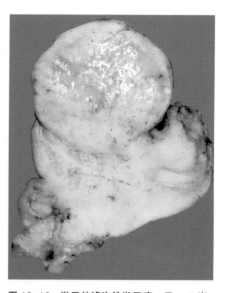

图 13-16 淋巴结滤泡性淋巴瘤。男，68岁，颈部淋巴结肿大2年。不规则形肿物，直径5.5 cm，切面灰白色，边界不清。本例是多个肿大淋巴结融合成片，并侵犯周围脂肪组织

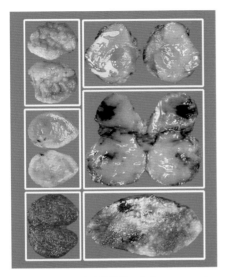

图 13-17　**淋巴结边缘区淋巴瘤（nodal marginal zone lymphoma）**。本组肿瘤来自腹股沟及颈部淋巴结，切面灰白色、灰黄色或灰红色，质地较软，细腻，伴出血表现

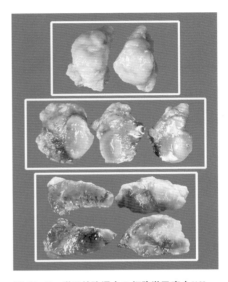

图 13-18　**淋巴结弥漫大 B 细胞淋巴瘤（diffuse large B-cell lymphoma）**。女，66 岁，腋窝结节状肿物，切面灰白色至红色，质地较软，侵犯周围脂肪组织。下图为新鲜标本

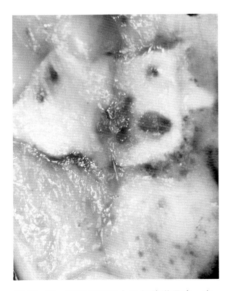

图 13-19　**淋巴结弥漫大 B 细胞淋巴瘤**。女，69 岁，发现腹股沟包块 2 个月。结节状肿物，直径 6.5 cm，切面灰白色，质地较细腻，局灶可见片状坏死，边界不清

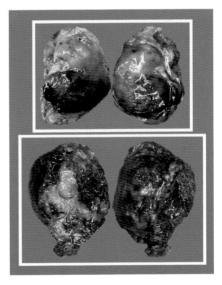

图 13-20　**淋巴结弥漫大 B 细胞淋巴瘤**。男，49 岁，发现腹股沟占位性病变 2 周。肿物直径 5.2 cm，切面灰白色，伴广泛出血表现。下图为新鲜标本。该肿瘤继发性表现相对常见

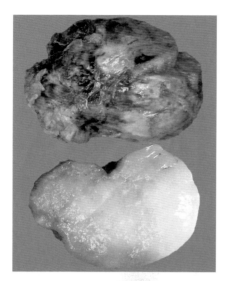

图 13-21　淋巴结经典型霍奇金淋巴瘤（classic Hodgkin lymphoma）。男，15 岁，发现颈部肿物半年。结节状肿物，直径 5.0 cm，切面灰白色。颈部淋巴结是该肿瘤最常见的发病部位

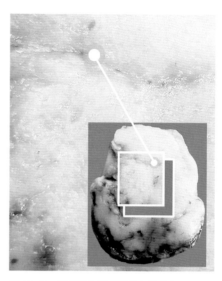

图 13-22　淋巴结经典型霍奇金淋巴瘤。男，47 岁，体检发现盆腔肿物 1 个月。结节状肿物，直径 4.5 cm，外被包膜，光滑完整，切面灰黄色，实性，质地细腻

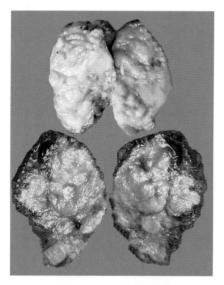

图 13-23　淋巴结经典型霍奇金淋巴瘤。女，20 岁，发现腋窝肿物 3 个月。结节状肿物，直径 6.5 cm，切面多结节状，质地细腻。图下方标本为颈部肿物。本例是结节硬化型霍奇金淋巴瘤的大体表现

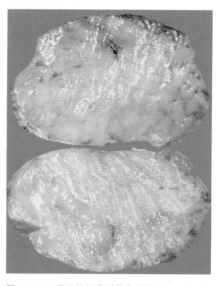

图 13-24　淋巴结经典型霍奇金淋巴瘤。男，32 岁。结节状肿物，直径 5.5 cm，切面灰白色，质地较软，细腻。病变通常起源于一个或一组淋巴结，逐渐向其他部位淋巴结扩散

淋巴结继发性肿瘤

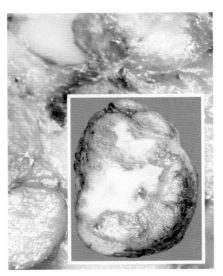

图 13-25　**淋巴结继发性肿瘤（secondary tumour）**，乳腺癌。女,73 岁, 行乳腺癌根治切除术。淋巴结直径 4.0 cm, 切面灰白至灰红色, 可见大片灰黄色坏死区。上皮来源的肿瘤更易发生淋巴结转移

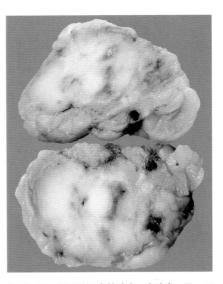

图 13-26　**淋巴结继发性肿瘤**, 皮肤癌。男, 51 岁, 皮肤癌术后 1 个月。淋巴结结构破坏, 直径 2.5 cm, 切面灰白色, 质地中等, 边界不清, 侵犯周围组织。皮肤癌淋巴结转移概率不高

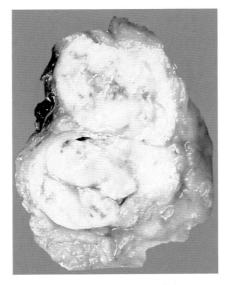

图 13-27　**淋巴结继发性肿瘤**, 胃腺癌。男, 66 岁, 间断性上腹部隐痛 1 个月。肿瘤组织破坏淋巴结结构, 切面灰白色, 质地细腻, 边界不清, 侵犯周围脂肪组织

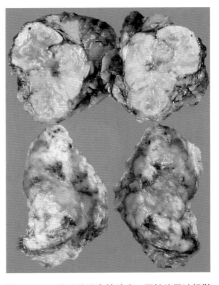

图 13-28　**淋巴结继发性肿瘤**, 恶性外周神经鞘瘤。女, 65 岁, 结节状肿物, 直径 5.0 cm, 切面灰白灰红色, 边界清楚。除转移之外, 肿瘤也可以直接侵犯周围淋巴结（图下方标本所示）

正常脾 / 脾非肿瘤性病变

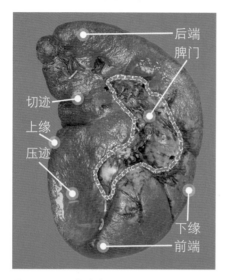

图 13-29　正常脾（normal spleen）。男，30岁，心源性猝死。脾质量为 226 g，大小为14.0 cm×10.0 cm×3.2 cm，表面光滑，边缘圆钝，可见脾切迹；中心区域为脾门，有血管和神经走行

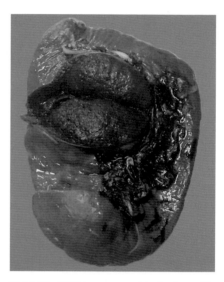

图 13-30　副脾（accessory spleen）。女，27 岁，体检发现脾肿物 1 个月。脾门处结节状肿物，直径 4.0 cm，切面灰褐色，质地较软。副脾是常见现象，可单发或多发，通常体积较小，最常见部位是脾门

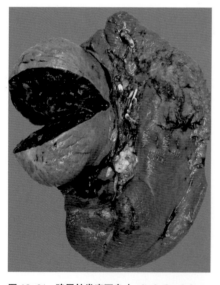

图 13-31　脾局灶发育不良（splenic focal dysplasia）。男，54 岁，发现脾大 6 年。病变位于脾表面，结节状生长，直径 7.0 cm，表面光滑，包膜完整，切面灰红色，质地较韧，缺乏弹性，散在黄色斑点

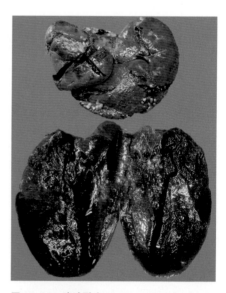

图 13-32　脾破裂（splenic rupture）。女，82岁，摔伤后腹部疼痛 10 个小时。脾组织上极及下极多处裂伤，伤口直径 2.0~5.0 cm，其内可见暗红色凝血。脾破裂与创伤或疾病有关；常发生在脾上极和脾门

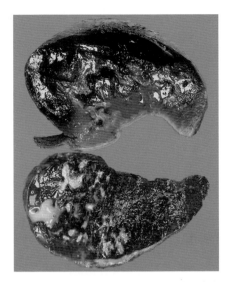

图 13-33　**脾脓肿（abscess）**。女，45 岁，腹腔感染及脾周围脓肿 1 个月。脾组织切面灰红色，质地较软，局灶坏死。图下方标本可见明显脓肿形成。该病变相对少见；可能是创伤或其他部位感染的继发性表现

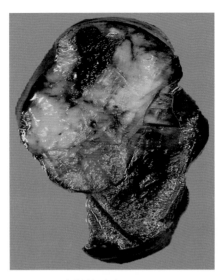

图 13-34　**脾炎性假瘤（inflammatory pseudo-tumor）**。男，71 岁，发现脾占位性病变 4 年。肿物位于脾门附近，结节状，直径 5.0 cm，切面灰白色及灰褐色，边界清楚。病变通常是孤立性的，体积可大可小

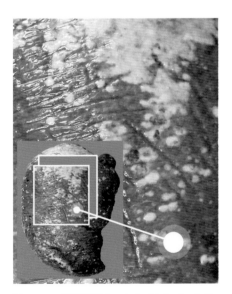

图 13-35　**脾周围炎（perisplenitis）**。女，52 岁，发现脾大 6 个月，左上腹痛 2 个月。脾被膜增厚，部分区域呈灰白色斑点样或片状表现。该病变表现为斑块样包膜增厚，通常是偶然发现

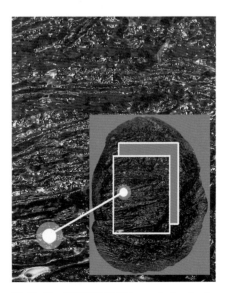

图 13-36　**脾功能亢进（hypersplenism）**。女，29 岁，间断性发热 2 年，发现脾大 10 个月。脾组织切面上可见弥漫性暗红色粟粒样小结节，直径 0.1~0.5 cm。该病变分为原发性和继发性两类，主要临床表现是脾大

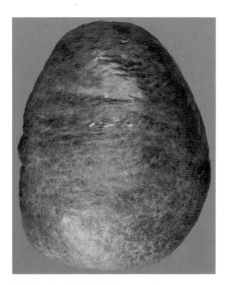

图 13-37 **充血性脾大（congestive splenome-galy）**。男，42 岁，有门静脉高压病史。脾大小为 14.0 cm×10.0 cm×3.2 cm，脾明显增大，脾切迹消失，被膜增厚。该病变通常是肝硬化门脉高压的直接后果

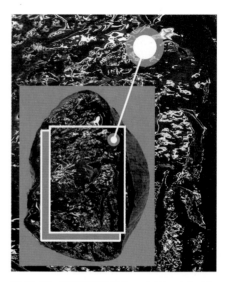

图 13-38 **脾骨髓纤维化（myelofibrosis）**。男，52 岁，发现脾大 12 年，腹胀 1 年，加重 1 周。骨髓纤维化病史 5 年。脾大，切面暗红色，质地中等。该病变主要表现是髓外造血，可以导致巨脾

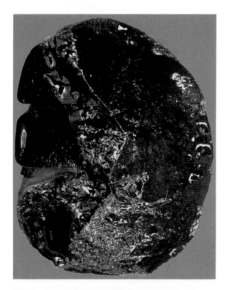

图 13-39 **脾淋巴组织增生（lymphoid tissue hyperplasia）**。女，60 岁，发现全血细胞减低伴脾大 4 个月。脾切面暗红色，质地中等，肿块不明显。该病变呈局灶或弥漫性，可类似淋巴瘤

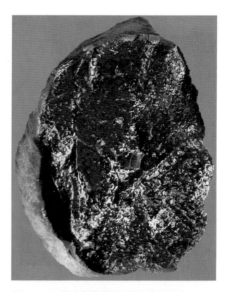

图 13-40 **脾遗传性球形红细胞增多症（heredi-tary spherocytosis）**。男，36 岁，诊断遗传性球形红细胞增多症 10 年。脾直径 17.0 cm，切面暗红色，质地较韧。该病变可通过手术治愈

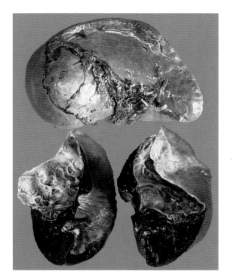

图 13-41　**脾假性囊肿（pseudocyst）**。女，55 岁，体检发现脾囊肿 2 年。脾上极可见巨大囊性肿物，直径 7.0 cm，表面光滑，囊壁厚度 0.5 cm。创伤是该病变最常见的诱因

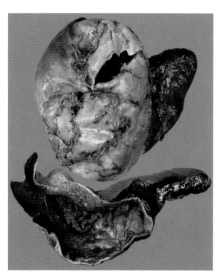

图 13-42　**脾上皮性囊肿（epithelial cyst）**。女，28 岁，上腹部不适 1 个月。巨大囊性肿物，直径 16.0 cm，囊内壁光滑，可见凝血块。该病变主要见于儿童或年轻人，单发或多发

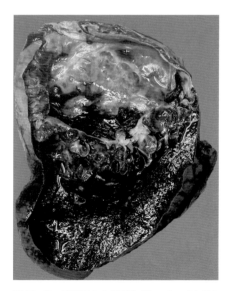

图 13-43　**脾淋巴上皮性囊肿（lymphoepithelial cyst）**。女，53 岁，发现脾占位性病变 2 个月。囊性肿物，直径 9.0 cm，周围可见多个子囊，囊内壁光滑，局灶可见少量红色液体成分

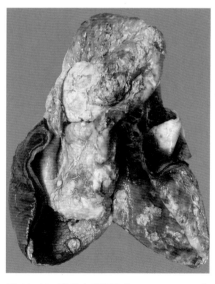

图 13-44　**脾表皮样囊肿（epitheloid cyst）**。女，26 岁，发现脾占位性病变 2 年。囊性肿物，直径 7.0 cm，其内可见大量豆渣样物，边界清楚；显微镜下囊壁被覆鳞状上皮

脾间叶性肿瘤

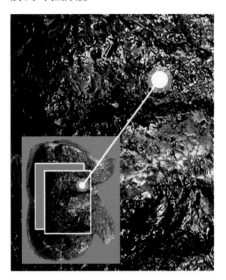

图 13-45 脾海绵状血管瘤（cavernous haemangioma）。 女，52 岁，体检发现脾占位性病变 5 天。肿物位于脾上极，直径 6.0 cm，切面灰红色，边界清楚。该肿瘤是脾最常见的血管瘤类型

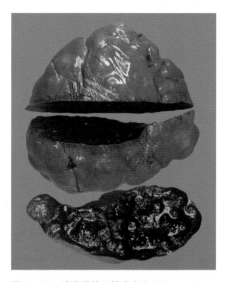

图 13-46 脾弥漫性血管瘤病（diffuse angiomatosis）。 女，33 岁，发现脾肿大伴占位性病变 2 年。送检脾组织直径 16.0 cm，可见多结节性肿物，结节边界模糊，累及整个脾组织，切面红褐色，质地略硬，伴有出血表现

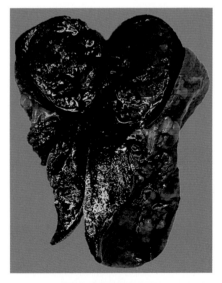

图 13-47 脾窦岸细胞血管瘤（littoral cell angioma）。 女，50 岁，左上腹部不适 2 年。结节状肿物，直径 4.5 cm，切面灰红色，边界清楚。该肿瘤又称衬细胞血管瘤，特发于脾

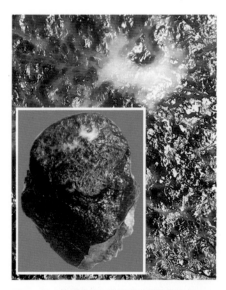

图 13-48 脾硬化性血管瘤样结节性转化（sclerosing angiomatoid nodular transformation）。 女，53 岁，体检时发现脾占位性病变。结节状肿物，直径 8.0 cm，切面灰红色，质地较韧，可见纤维性瘢痕，包膜完整。本例是典型大体表现

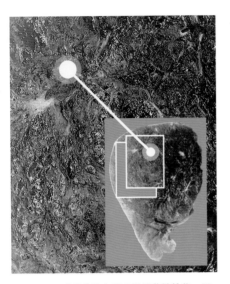

图 13-49 **脾硬化性血管瘤样结节性转化**。男，29 岁，无明显诱因出现间断性发热 2 个月。脾被膜下结节状肿物，直径 15.0 cm，切面暗红色，质地较韧，边界清楚。该病变大体表现类似于脾海绵状血管瘤

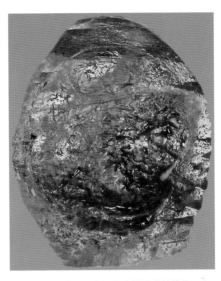

图 13-50 **脾硬化性血管瘤样结节性转化**。女，34 岁，上腹部疼痛半个月。肿物位于脾下极，椭圆形，直径 8.0 cm，切面灰红色，质地较软，局灶边界模糊不清

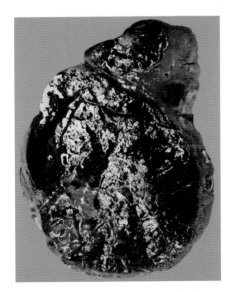

图 13-51 **脾血管肉瘤**（**angiosarcoma**）。女，56 岁，上腹部疼痛 1 周。肿瘤几乎占据整个脾，直径 14.0 cm，切面灰红色。大体表现与脾血管瘤类似。本例 1 个月后肿瘤复发

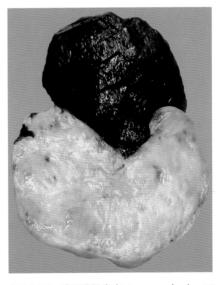

图 13-52 **脾平滑肌瘤**（**leiomyoma**）。女，37 岁，肿物直径 12.0 cm，一侧与脾被膜相连，切面灰白色，部分区域半透明状，局灶出血表现，质地较韧，边界清楚

脾淋巴造血肿瘤

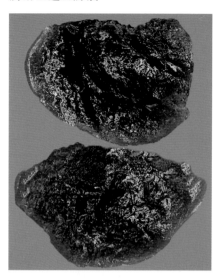

图 13-53　脾毛细胞白血病（hairy cell leuke-mia）。男，31 岁，脾大 2 年，血小板减少 1 年。脾表面光滑，切面暗红色，未触及明确结节。该肿瘤多见于中老年男性，常伴淋巴结肿大

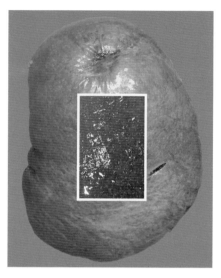

图 13-54　脾毛细胞白血病。女，54 岁，体检发现脾肿大 1 周。送检脾切除标本，大小 21.0 cm × 12.0 cm × 10.0 cm，切面灰红色，可见弥漫性颗粒样小结节。该肿瘤的主要大体表现为脾弥漫均匀性肿大

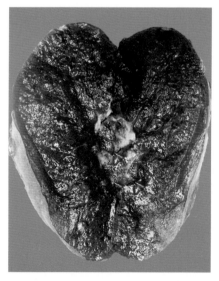

图 13-55　脾慢性淋巴细胞白血病 / 小淋巴细胞性淋巴瘤（chronic lymphocytic leukaemia/small lymphocytic lymphoma）。女，71 岁，脾组织中可见散在多个结节，最大直径 2.0 cm，略呈灰白色。该肿瘤是西方成人最常见的白血病

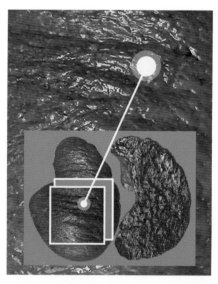

图 13-56　脾慢性淋巴细胞白血病 / 小淋巴细胞性淋巴瘤。男，52 岁，进行性乏力 1 年。脾组织切面有灰红粟粒样肿物。部分病例可以发生高级别转化

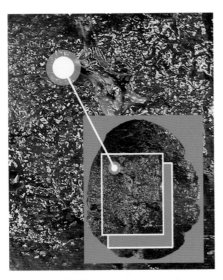

图 13-57 脾边缘区淋巴瘤（splenic marginal zone lymphoma）。男，76 岁，发现脾大伴白细胞减少 4 年。脾切面灰红灰褐色，肿物不明显，局灶散在灰白色小结节

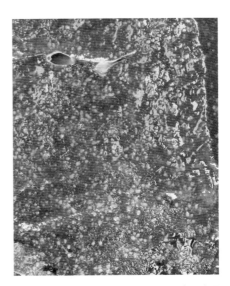

图 13-58 脾边缘区淋巴瘤。女，68 岁，发现血象异常 1 年。脾切面暗红色，质地较软，可见粟粒样小结节。该肿瘤以脾大为特点，但通常缺乏淋巴结肿大

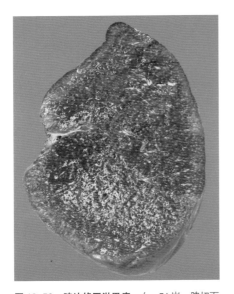

图 13-59 脾边缘区淋巴瘤。女，74 岁。脾切面鲜红色，弥漫分布灰白色小结节，质地中等。病变早期，肿瘤以白髓边缘区增生为主，由白髓向红髓浸润

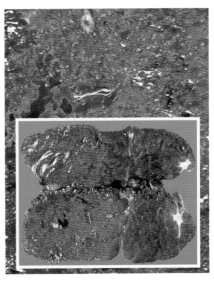

图 13-60 脾边缘区淋巴瘤。女，43 岁，发现脾大 3 个月。脾切面上可见灰白色肿物，以粟粒样为主，直径 0.2~2.5 cm，边界不清。该肿瘤晚期可形成结节状肿块

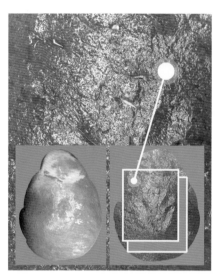

图 13-61　**脾套细胞淋巴瘤（mantle cell lymphoma）**。男，37岁，发现脾大1年。脾组织切面鲜红色，质地较软，可见粟粒样灰白色小结节。该肿瘤见于中老年人

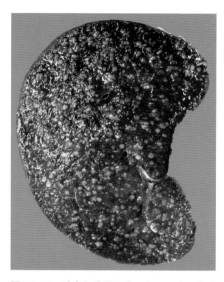

图 13-62　**脾套细胞淋巴瘤**。女，66岁，发现脾大4个月。脾被膜紧张，切面鲜红色，散在分布大量灰白色小结节，直径 0.2~0.5 cm。脾大是该肿瘤常见的临床表现

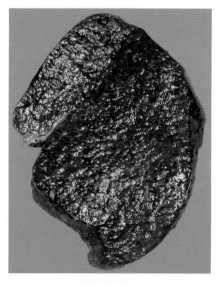

图 13-63　**脾套细胞淋巴瘤**。女，79岁，发现脾大8个月。脾组织切面红色，可见大量弥漫分布的小结节状肿物，质地较脆。该肿瘤大体表现的主要特征是微结节形成

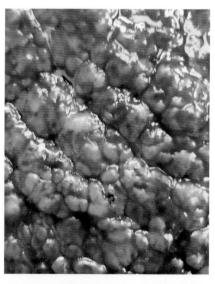

图 13-64　**脾套细胞淋巴瘤**。图 13-63 局部放大，小结节直径 0.2~1.0 cm，呈灰白色，结节广泛融合，周围背景组织鲜红色。该肿瘤患者平均生存时间为3~5年，多数无法治愈

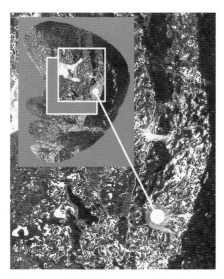

图 13-65　脾弥漫性红髓小 B 细胞淋巴瘤（splenicdiffuse red pulp small B-cell lymphoma）。男，81 岁，发现脾大 2 年。脾体积增大，包膜紧张，切面暗红色，可见弥漫分布的粟粒样结节

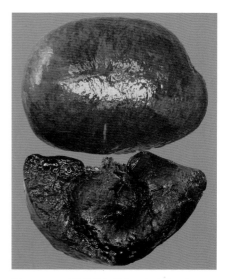

图 13-66　脾弥漫性红髓小 B 细胞淋巴瘤。男，60 岁，发现血小板减少 4 年，脾大 2 年。脾体积显著增大，包膜紧张，切面暗红色，质地较软

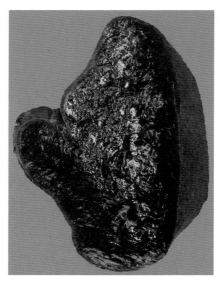

图 13-67　脾弥漫性红髓小 B 细胞淋巴瘤。男，69 岁，发现脾大 7 个月。脾体积增大，包膜明显增厚，切面灰红色，质地较软，肿物不明显

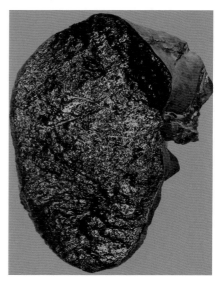

图 13-68　脾弥漫性红髓小 B 细胞淋巴瘤。男，59 岁，脾大 10 年，进食后腹胀 1 个月。脾膨胀明显，局灶破裂，切面暗红色，质地中等

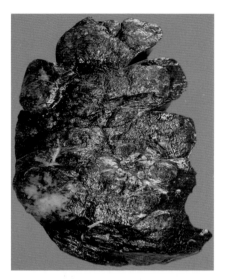

图 13-69 **脾弥漫大 B 细胞淋巴瘤（diffuse large B-cell lymphoma）。**女，48 岁，溶血性贫血 6 个月。肿物分叶状，直径 26.0 cm，灰红至灰黄色，质地略硬，几乎占据整个脾

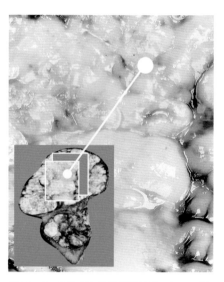

图 13-70 **脾弥漫大 B 细胞淋巴瘤。**女，53 岁，发现脾占位性病变 1 个月。本例肿瘤边界清楚，形成典型的多结节状，直径 3.0~6.0 cm，切面灰白色。本例肿瘤侵及周围胰腺组织

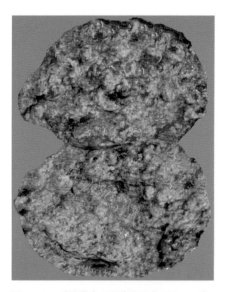

图 13-71 **脾弥漫大 B 细胞淋巴瘤。**男，60 岁，肿瘤组织占据整个脾，以坏死组织为主，切面灰黄色，组织糟碎，质地较软。本例存在广泛坏死，掩盖其他大体特征

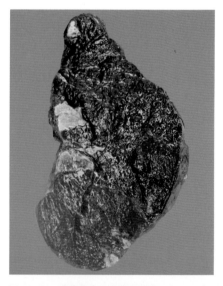

图 13-72 **脾弥漫大 B 细胞淋巴瘤。**女，65 岁，突发上腹部疼痛伴高热 2 天，病理确诊为脾 B 细胞淋巴瘤，随后患者进行化疗。6 个月后脾进行性增大，行脾切除术。多发散在性肿物，直径 0.5~3 cm，切面灰黄至灰红色，病变边界不清。患者术后 7 个月带瘤生存

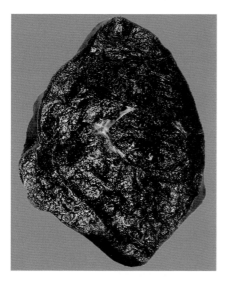

图 13-73　**脾滤泡性淋巴瘤（follicular lymph-oma）。** 女，54 岁，发现脾大 4 年。脾切面上可见灰白色粟粒样结节，直径 0.1~0.2 cm。本例因白髓滤泡增大而呈现弥漫性微小结节状外观

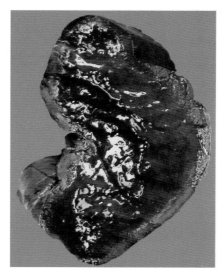

图 13-74　**脾外周 T 细胞淋巴瘤（peripheral T-cell lymphoma）。** 男，35 岁，不明原因发热 2 个月。脾增大，包膜紧张，切面暗红色，质地略脆，肿物不明显

脾继发性肿瘤

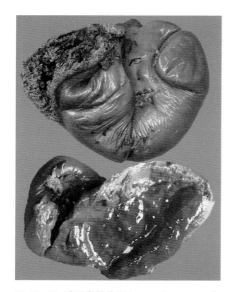

图 13-75　**脾继发性肿瘤（secondary tumor），** 髓细胞白血病。男，50 岁，腹痛 11 小时，血压下降 2 小时。脾包膜紧张，切面暗红色，质地较软。患者术后死亡。任何白血病都可以累及脾，主要病变部位是红髓

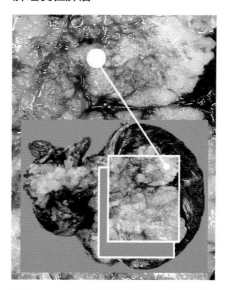

图 13-76　**脾继发性肿瘤，** 卵巢癌。女，48 岁，卵巢癌术后 57 个月。分叶状肿物，直径 8.5 cm，边界清楚。该肿瘤通常来自肺、乳腺、胃肠道、胰腺及肝等部位

第 14 章 骨及关节病变

武 艳　张淑坤　巩 雷　王功伟

本章目录

概　述

骨软骨瘤具有 3 层结构：纤维膜、软骨帽和松质骨。**软骨母细胞瘤**主要累及长骨骺部，切面棕黄色，伴囊性变。**原发性软骨肉瘤**发生的典型部位是"盆三角"和"肩三角"，可分为中心型、周围型和皮质旁（骨膜）型。这三种类型的共同特征是透明软骨样表现，切面灰白色或灰蓝色，半透明状。**去分化软骨肉瘤**具有双相性：去分化和软骨样成分。**间叶性软骨肉瘤**切面上也可见到透明软骨样区域。**透明细胞软骨肉瘤**"徒有虚名"，缺乏典型的透明软骨表现，两个重要特征是沙砾感和囊性变。

普通型骨肉瘤主要发生于长骨干骺部，成骨型坚硬如石，成纤维型灰白质硬，成软骨型类似软骨。**血管扩张型骨肉瘤**类似血管肿瘤或动脉瘤样骨囊肿，送检的标本被戏称为"一袋血"。骨表面肿瘤"三剑客"为骨旁骨肉瘤、骨膜骨肉瘤及高级别表面骨肉瘤。**骨旁骨肉瘤**早期可以骨皮质分离，随后可侵犯骨皮质；**骨膜骨肉瘤**切面为软骨样；而**高级别表面骨肉瘤**与普通骨肉瘤表现相似。

尤因肉瘤是髓腔内病变，典型切面呈棕灰色，常伴出血及坏死。治疗后标本越来越多，切面灰黄色或白色，常伴囊性变。

浆细胞骨髓瘤单灶或多灶，多数肿瘤位于髓腔内，主色调是灰色，可呈灰黄色、灰红色或灰褐色。**弥漫大 B 细胞淋巴瘤**切面呈灰白色或灰红色，可以穿透骨皮质侵犯周围软组织。

巨细胞瘤主要见于成年人长骨的骨端，大体特征可以概括为：切面棕黄色，总是伴出血，中心有分隔，周围带骨壳。

几乎所有**脊索瘤**的病变都位于脊柱中线，切面具有黏液性肿瘤的特征，典型者呈灰白色，广泛出血者呈黑褐色，多数肿瘤切面表现介于两者之间。**去分化脊索瘤**切面灰白色，质地较硬。

骨的**继发性肿瘤**主要来自于乳腺、肺、前列腺、甲状腺及肾等部位；多数肿瘤累及中轴骨，长骨以干骺部最常见；肿瘤好发部位是红骨髓；转移性病灶通常多发。

关节弥漫型**腱鞘巨细胞瘤**通常体积较大，切面棕黄色，实性或海绵状。**滑膜软骨瘤病**以形成软骨结节为特征，多时可达数十个，有"大珠小珠落玉盘"之感。

骨成软骨性肿瘤

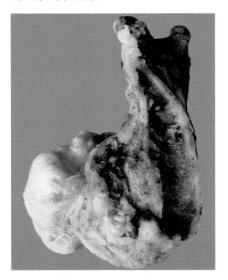

图 14-1　**骨软骨瘤（osteochondroma）**。男，34岁，右膝关节疼痛 4 年，发现股骨肿物 2 个月。骨表面可见结节样肿物，直径 5.0 cm，表面灰白色。该肿瘤多数发生在 20 岁之前

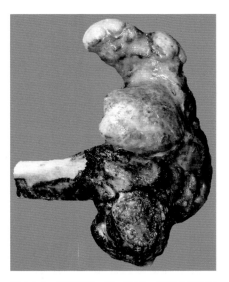

图 14-2　**骨软骨瘤**。男，22 岁，发现小腿肿物 3 年。左侧腓骨近端分叶状肿物，直径 7.5 cm，表面被覆纤维膜。该肿瘤常见部位是股骨下段、胫骨上段、肱骨上段和骨盆

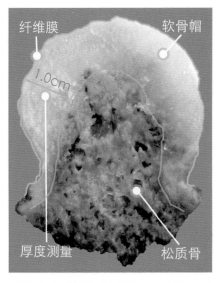

图 14-3　**骨软骨瘤**。男，28 岁，发现左胫骨近端病变 1 个月。本例可见 3 种典型结构：纤维膜、软骨帽及松质骨。软骨帽厚度对评价肿瘤良恶性具有重要价值

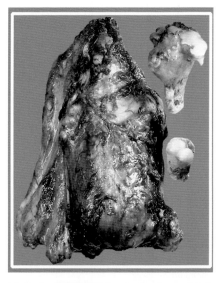

图 14-4　**骨软骨瘤病（osteochondromatosis）**。男，23 岁，诊断骨软骨瘤病 20 年。送检多个肿物，直径 1.0~6.0 cm，表面隆起，可见纤维膜。该肿瘤发病机制为 *EXT1* 和 *EXT2* 基因突变

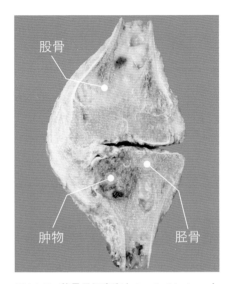

图 14-5　**软骨母细胞瘤（chondroblastoma）**。男，15 岁，左胫骨肿物术后 2 年复发。肿物直径 4.0 cm，切面棕黄色。该肿瘤常见于年轻男性，主要累及股骨远端、肱骨近端和胫骨近端

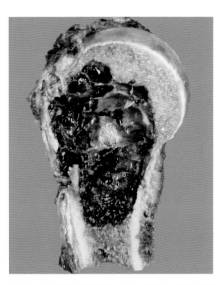

图 14-6　**软骨母细胞瘤**。男，47 岁，坐骨肿瘤术后半年复发。多房囊性肿物，直径 4.0 cm，切面棕褐色。影像学表现为溶骨性病变，边界清楚，边缘硬化，类似蛋壳

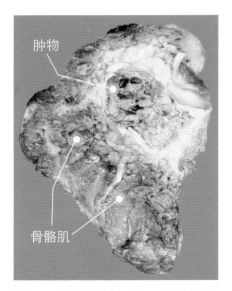

图 14-7　**软骨母细胞瘤**。男，30 岁，左肩外伤后疼痛伴活动受限 8 个多月。肩胛骨肿物，直径 7.0 cm，切面棕黄色，质地较软。大体表现上，肿瘤切面呈灰红色或灰白色，可伴囊性变

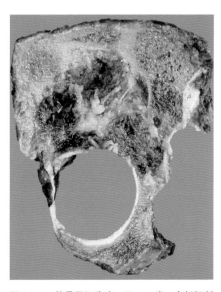

图 14-8　**软骨母细胞瘤**。男，31 岁，肩部间断性疼痛 8 个月。肱骨肿物，直径 5.5 cm，切面棕红色，伴囊性变。本例类似于动脉瘤样骨囊肿，是一种常见表现，尤其是复发病例

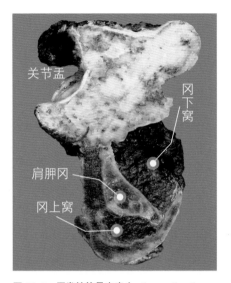

图 14-9 原发性软骨肉瘤（primary chondrosa-rcoma）。男，68 岁，肩部疼痛 4 年。肩胛骨中心型肿物，直径 12.0 cm，切面灰白色。该肿瘤是第三个常见的骨原发性肿瘤

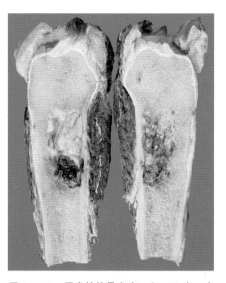

图 14-10 原发性软骨肉瘤。女，73 岁，大腿疼痛肿胀 2 个月。股骨中心型肿物，直径 9.5 cm，切面灰白色，伴出血表现，侵犯骨皮质。该肿瘤好发于成年人

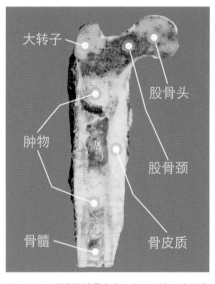

图 14-11 原发性软骨肉瘤。女，61 岁，大腿疼痛半年。股骨干中心型肿物，直径 16.0 cm，切面灰白色。该肿瘤最常见的部位是骨盆，其次是股骨近端、肱骨近端、股骨远端和肋骨

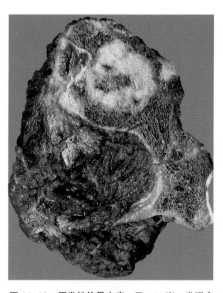

图 14-12 原发性软骨肉瘤。男，30 岁，发现肩胛部肿物 3 个月。中心型肿物，直径 5.3 cm，切面灰白色，质地较硬。该肿瘤三大 X 线特征：边界模糊、骨干纺锤形和穿透皮质

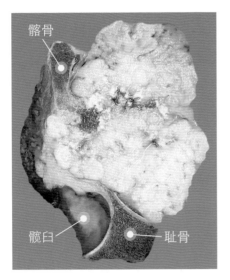

图 14-13　**原发性软骨肉瘤。**女，33 岁，间断性尿潴留 1 年。骨盆周围型肿物，直径 11.0 cm，分叶状，切面灰白色，半透明状，侵犯周围软组织。本例大体表现具有代表性

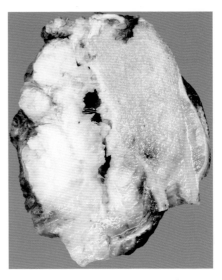

图 14-14　**原发性软骨肉瘤。**女，25 岁，股骨近端周围型肿物，直径 8.0 cm，呈外生性生长，分叶状，呈灰白色，质地中等，伴囊性变，侵犯骨周围组织

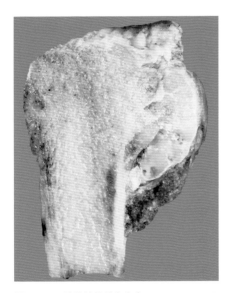

图 14-15　**继发性软骨肉瘤（secondary chondrosarcoma）。**女，31 岁，胫骨近端周围型肿物，直径 4.5 cm，切面灰白色，半透明，侵犯周围软组织

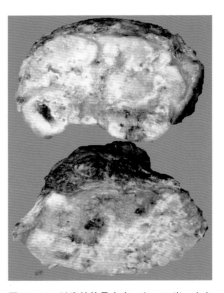

图 14-16　**继发性软骨肉瘤。**女，23 岁，全身多发肿物 20 年，右小腿巨大肿物伴麻木 2 年。巨大周围型肿物，直径 13.0 cm，切面白色，半透明状。本例发生的基础是多发性骨软骨瘤

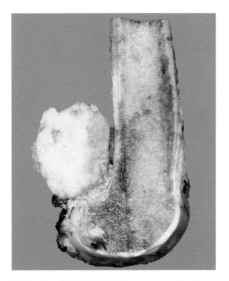

图 14-17　**骨膜软骨肉瘤（periosteal chondrosarcoma）**。男，62 岁，股骨远端结节状肿物，直径 5.5 cm，切面灰白色，质地较硬，边界清楚。该肿瘤又称皮质旁软骨肉瘤

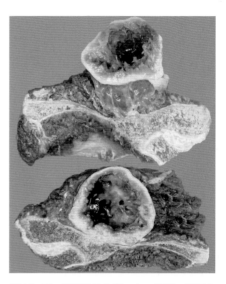

图 14-18　**骨膜软骨肉瘤**。女，57 岁，发现右臀部包块半年。骨盆表面肿物，直径 11.5 cm，切面灰白色，伴囊性变。该肿瘤好发于长骨干骺部，尤其是股骨远端

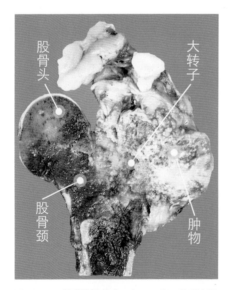

图 14-19　**骨膜软骨肉瘤**。女，25 岁，发现大腿肿物 2 周。股骨近端分叶状肿物，直径 8.0 cm，切面灰白色，半透明状，闪闪发光，质地中等，边界不清。本例为新鲜标本

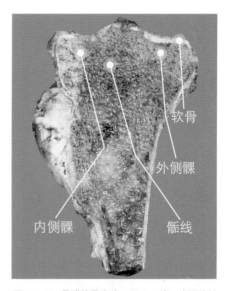

图 14-20　**骨膜软骨肉瘤**。男，16 岁，发现膝关节前内侧肿物 4 年。胫骨近端肿物，直径 3.5 cm，切面灰白色，质地中等。本例肿瘤累及骨皮质，导致边界不清

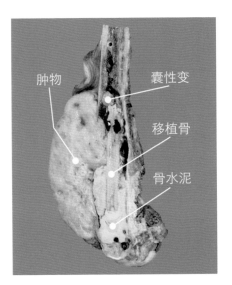

图 14-21 **去分化软骨肉瘤（dedifferentiated chondrosarcoma）**。女，68 岁，股骨肿物术后 1 年。肿物切面灰白色，可见移植骨及骨水泥。该肿瘤多见于女性，常见部位是骨盆、股骨和肱骨

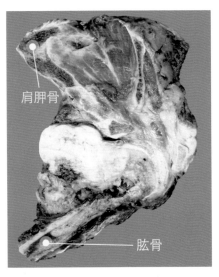

图 14-22 **去分化软骨肉瘤**。女，51 岁，肱骨近端肿物，直径 8.0 cm，切面灰白色；病变比较广泛，侵及周围软组织。大体表现上，多数肿瘤是中心型病变

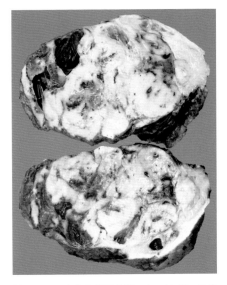

图 14-23 **去分化软骨肉瘤**。女，29 岁，骨盆软骨肉瘤术后 11 个月，发现腰部肿物 6 个月。巨大结节状肿物，直径 19.0 cm，切面灰白色，质地中等，伴坏死及囊性变

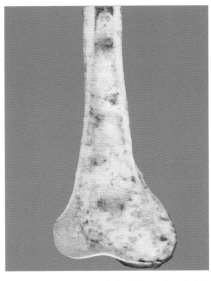

图 14-24 **去分化软骨肉瘤**。女，29 岁，右膝关节疼痛 1 年，加重 1 个月。肿物位于骨髓腔内，直径 20.0 cm，切面灰白色。本例切面上可见透明软骨样成分

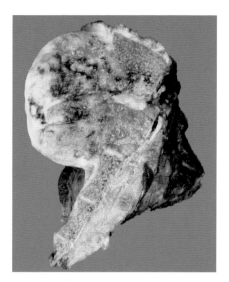

图 14-25 间叶性软骨肉瘤 (mesenchymal chondrosarcoma)。女，25 岁，左足外侧及左臀部麻木 2 个月。骶骨结节状肿物，直径 7.0 cm，切面灰白色，部分区域半透明表现，可见出血及坏死。该肿瘤多数为女性患者，发病年龄高峰为 10~30 岁

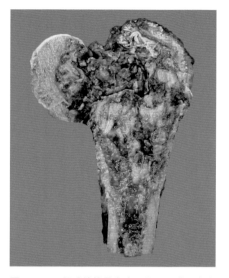

图 14-26 间叶性软骨肉瘤。女，34 岁，左大腿疼痛 3 个月。股骨近端不规则形肿物，直径 8.0 cm，切面灰黄至灰红色，肿瘤主体位于髓腔，侵犯周围骨皮质。颌骨、骨盆、股骨、肋骨和椎骨是本病常见部位

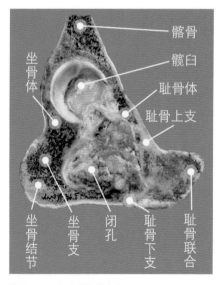

图 14-27 间叶性软骨肉瘤。女，34 岁，右下肢疼痛 4 个月。骨盆髓腔内肿物，直径 4.5 cm，切面灰粉色，质地较软。该肿瘤可见典型的软骨肉瘤表现

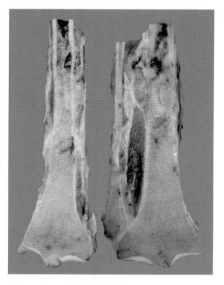

图 14-28 间叶性软骨肉瘤。女，24 岁，左小腿疼痛 3 个月。股骨近端不规则形肿物，直径 5.5 cm，切面灰红色，伴出血表现，肿瘤侵犯胫骨与腓骨之间的软组织。患者术后进行化疗。本例手术前活检标本曾诊断为滑膜肉瘤

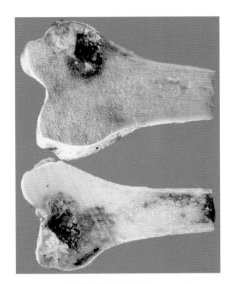

图 14-29 **透明细胞软骨肉瘤（clear cell chond-rosarcoma）**。男，44 岁，左大腿疼痛半年。左股骨干骺部肿物，直径 4.0 cm，侵及骨皮质。该肿瘤多见于 25~50 岁男性

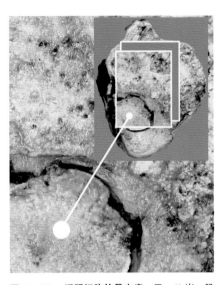

图 14-30 **透明细胞软骨肉瘤**。男，63 岁，股骨及骨盆肿物，直径 17.0 cm，切面灰黄色，沙砾感，破坏皮质。该肿瘤可见于多个部位，多发生在股骨头和肱骨头

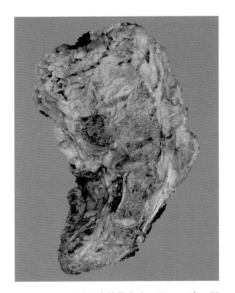

图 14-31 **透明细胞软骨肉瘤**。男，53 岁，骶骨肿物，直径 8.5 cm，切面灰黄色，质地中等，伴有砂砾感。本例肿瘤主体位于髓腔内，肿瘤突破骨皮质，侵犯周围软组织

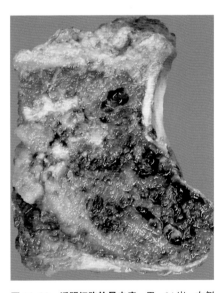

图 14-32 **透明细胞软骨肉瘤**。男，34 岁，右侧髋骨疼痛 6 年，加重 20 天。不规则形肿物，直径 6.5 cm，切面灰红色，部分灰白色，伴出血及囊性变。本例合并原发性软骨肉瘤

骨成骨性肿瘤

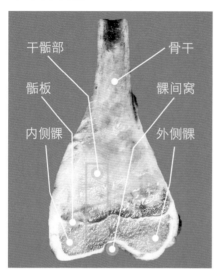

图 14-33 **普通型骨肉瘤（conventional osteosarcoma）**，成骨型。男，8 岁，股骨远端髓腔内肿物，直径 11.0 cm，切面灰白色，侵犯皮质。该肿瘤常见于儿童和青少年

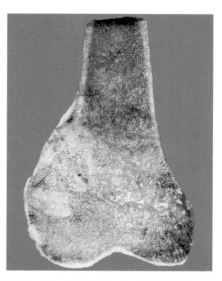

图 14-34 **普通型骨肉瘤**，成骨型。男，17 岁，股骨下端疼痛 3 个月。干骺部肿物，直径 4.0 cm，切面灰白色，侵犯骨皮质。术后化疗。骨肉瘤患者以男性为主，特别是年轻人

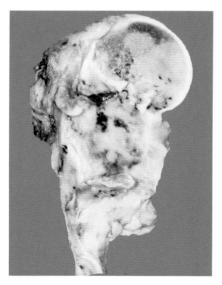

图 14-35 **普通型骨肉瘤**，成骨型。男，12 岁，肩部不适 20 天，发现右肱骨病变 10 天。肱骨上段肿物，直径 8.0 cm，切面灰白色，质地较硬。本例合并病理性骨折

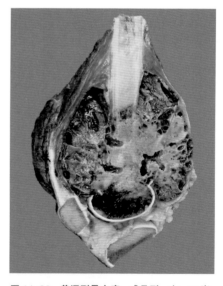

图 14-36 **普通型骨肉瘤**，成骨型。女，14 岁，右膝部疼痛 5 个月，确诊骨肉瘤后行化疗。右股骨远端肿物，直径 11.0 cm，切面灰红色，伴出血、坏死及囊性变等继发性表现

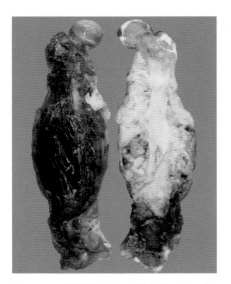

图 14-37　**普通型骨肉瘤**，成软骨型。男，7 岁，右大腿疼痛 20 天。股骨肿物，长度 24.5 cm，切面灰白色，质地较韧，侵犯周围软组织。该肿瘤大体表现与软骨肉瘤有相似之处

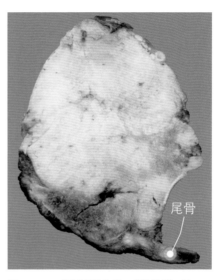

图 14-38　**普通型骨肉瘤**，成软骨型。男，15 岁，右肩疼痛半年，加重伴活动受限半个月。肩胛骨肿物，直径 16.0 cm，切面灰白色，质地较硬，侵犯周围软组织

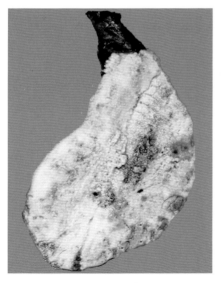

图 14-39　**普通型骨肉瘤**，成软骨型。女，11 岁，发现左侧背部包块 1 个月。肋骨肿物，直径 10.0 cm，切面灰白色，主体位于髓腔内，侵犯周围软组织。该肿瘤侵犯周围软组织是常见表现

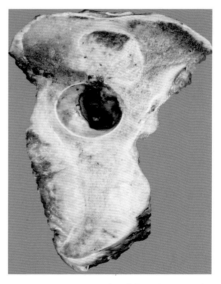

图 14-40　**普通型骨肉瘤**，成软骨型。男，33 岁，左髋部疼痛 3 个月。骨盆肿物，直径 12.0 cm，切面灰白色，质地较硬。本例切面鱼肉样，伴有黏液样表现

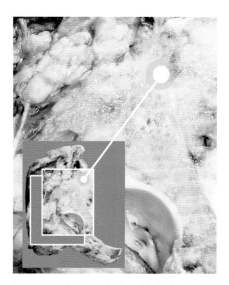

图 14-41 **普通型骨肉瘤**，成纤维型。女，51 岁，骨盆肿物，直径 16.0 cm，切面灰白色，质地较硬，侵犯周围软组织。骨肉瘤的大体表现因为组成成分不同而有差异

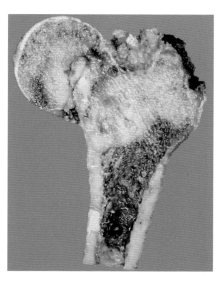

图 14-42 **普通型骨肉瘤**，成纤维型。女，65 岁，左髋部疼痛 5 个月，加重 1 个月。股骨髓腔内肿物，直径 5.5 cm，切面灰白色，边界不清，质地较硬。该亚型骨质较少，硬度低于成骨型骨肉瘤

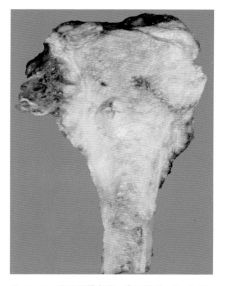

图 14-43 **普通型骨肉瘤**，成纤维型。女，42 岁，左胫骨骨折术后 2 年，局部不适肿胀 2 个月。胫骨近端肿物，直径 4.5 cm，切面灰白色。本例切面颜色与软骨母细胞型类似，但缺乏透明软骨样区域表现

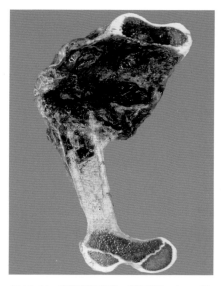

图 14-44 **普通型骨肉瘤**，成纤维型。女，7 岁，确诊骨肉瘤化疗 3 个月后手术切除。灰褐色肿物，直径 8.5 cm，多房囊性，伴广泛出血。囊性变是骨肉瘤治疗后的常见表现

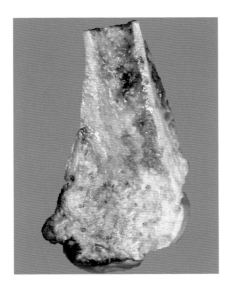

图 14-45　**普通型骨肉瘤**，骨母细胞瘤样型。男，34 岁，左膝关节疼痛不适伴症状加重 2 个月。肿物位于髓腔内，直径 2.5 cm，切面灰白色。该肿瘤大体表现类似骨母细胞瘤

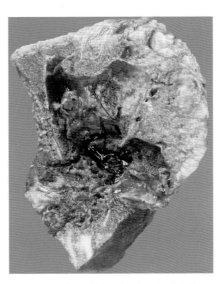

图 14-46　**普通型骨肉瘤**，骨母细胞瘤样型。女，30 岁，盆腔隐痛半年。骨盆不规则形肿物，直径 11.0 cm，切面灰红色，伴出血及囊性变，边界不清。本例为新鲜标本

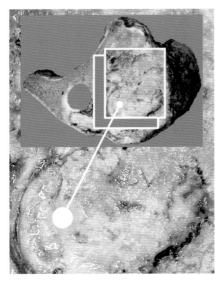

图 14-47　**普通型骨肉瘤**，富于巨细胞型。女，21 岁，发现骨盆肿物 1 个月。肿物直径 12.0 cm，切面灰黄色，侵犯周围软组织。显微镜下，破骨巨细胞样细胞散在分布于肿瘤细胞之间

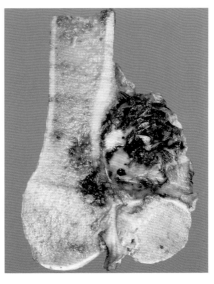

图 14-48　**普通型骨肉瘤**，富于巨细胞型。女，32 岁，右膝关节疼痛 2 个月，发现右股骨肿物 3 天。股骨远端肿物，直径 5.0 cm，切面灰红色，伴广泛出血表现

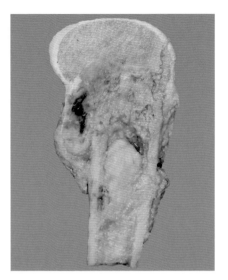

图 14-49　**普通型骨肉瘤，多形性未分化肉瘤样型。**男，16 岁，右大腿肿物疼痛不适 1 个月，加重 3 天。股骨干骺部肿物，直径 6.0 cm，切面灰白色，质地较硬

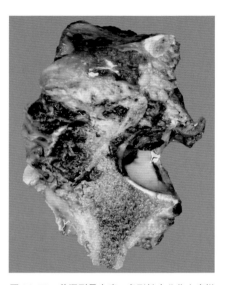

图 14-50　**普通型骨肉瘤，多形性未分化肉瘤样型。**女，21 岁，右髋部疼痛伴活动受限 1 个月。骨盆不规则形肿物，直径 10.5 cm，切面灰白至灰褐色，边界不清

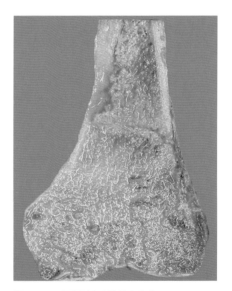

图 14-51　**低级别中心性骨肉瘤（low-grade central osteosarcoma）。**男，16 岁，股骨远端肿物，直径 6.0 cm，切面灰白色，穿透骺板，破坏皮质，边界不清。该肿瘤多累及长骨

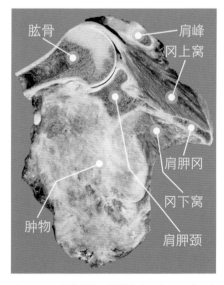

图 14-52　**低级别中心性骨肉瘤。**女，40 岁，肩胛骨肿物，直径 14.0 cm，主体位于髓腔内，切面灰白色，侵犯周围软组织。有时，肿瘤可以穿透皮质，形成软组织肿块

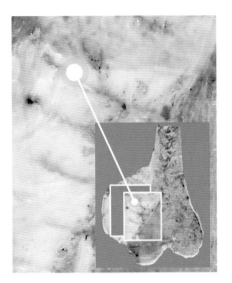

图 14-53 **骨旁骨肉瘤（parosteal osteosarcoma）**。女，41 岁，股骨远端肿物，直径 7.0 cm，突向表面，切面灰白色，侵犯周围软组织。该肿瘤是骨表面肿瘤中最常见的类型

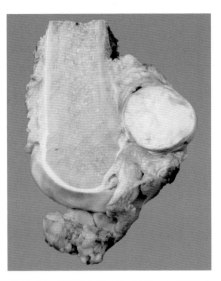

图 14-54 **骨旁骨肉瘤**。男，31 岁，皮质旁骨肉瘤术后 3 年复发。结节状肿物，直径 4.0 cm，切面灰白色，质地较硬，边界较清楚。多数病变发生在股骨远端，次为胫骨近端和肱骨近端

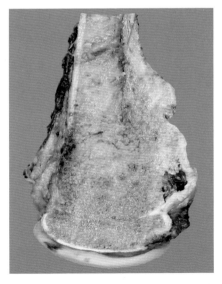

图 14-55 **骨旁骨肉瘤**。女，14 岁，发现左大腿外侧肿物伴疼痛 7 个月。股骨远端肿物，直径 8.5 cm，沿骨表面生长，切面灰白色，伴囊性变。该肿瘤附着于骨皮质，质地很硬，类似骨质

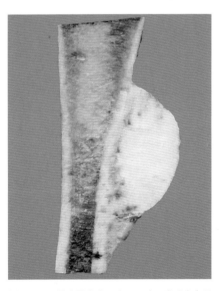

图 14-56 **骨旁骨肉瘤**。女，35 岁，发现右大腿包块 1 个月。股骨中段肿物，直径 8.0 cm，主体位于骨皮质表面，切面灰白色。少数肿瘤表面存在软骨成分，容易误诊为骨软骨瘤

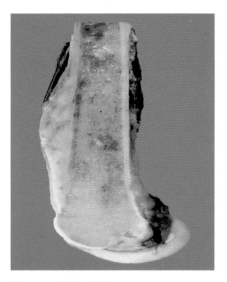

图 14-57　**骨膜骨肉瘤（periosteal osteosarcoma）。**女，15 岁，发现股骨远端肿物 1 个月。骨皮质外肿物，直径 8.0 cm，切面灰白色，伴出血，侵犯周围软组织。该肿瘤大体表现类似软骨肉瘤

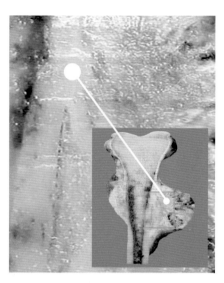

图 14-58　**骨膜骨肉瘤。**女，68 岁，发现股骨下段肿物 15 天。2 个肿瘤，直径分别为 8.0 cm 和 6.0 cm，位于皮质外，切面灰黄色，局灶出血。少数肿瘤环绕生长，形成纺锤形外观

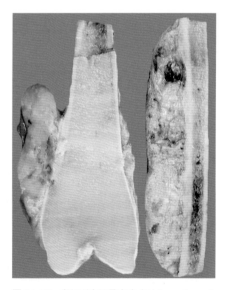

图 14-59　**高级别表面骨肉瘤（high-grade surface osteosarcoma）。**女，34 岁，股骨远端表面肿物，切面灰白色，质地较韧。右图为股骨干肿物。该肿瘤好发于股骨，其次是肱骨和胫骨

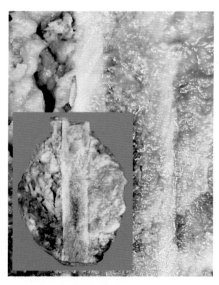

图 14-60　**高级别表面骨肉瘤。**男，41 岁，股骨干肿物，主体位于骨表面，侵犯皮质及髓腔，切面灰白色，伴出血。该肿瘤大体上质地柔软

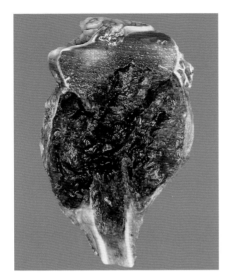

图 14-61　**毛细血管扩张型骨肉瘤（telangiectatic osteosarcoma）**。女，14 岁，发现胫骨近端肿物 3 个月。肿物直径 11.0 cm，切面灰红色，伴大量出血。本例大体表现类似血管肿瘤

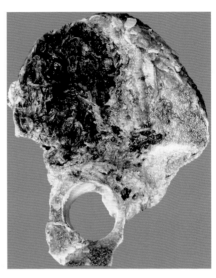

图 14-62　**毛细血管扩张型骨肉瘤**。男，22 岁，发现骨盆肿物 2 周。不规则形肿物，直径 12.0 cm，切面灰红色，伴出血及囊性变。本例大体表现类似动脉瘤样骨囊肿

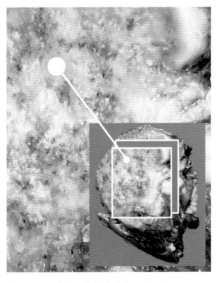

图 14-63　**小细胞性骨肉瘤（small cell osteosarcoma）**。男，19 岁，发现骨盆肿物 1 个月。分叶状肿物，直径 11.0 cm，切面灰白色，与周围组织边界不清。该肿瘤以累及长骨为主

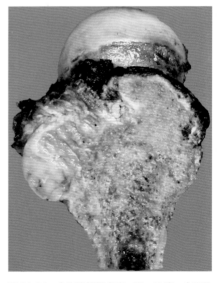

图 14-64　**小细胞性骨肉瘤**。男，42 岁，右下肢疼痛 3 年。股骨干骺部肿物，直径 7.0 cm，切面灰白色，质地较软。该肿瘤大体表现类似普通型骨肉瘤，但预后略差

骨纤维组织细胞瘤

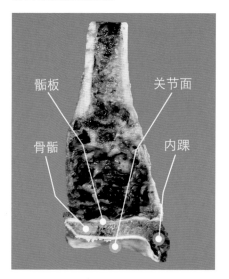

骺板   关节面

骨骺   内踝

图 14-65   **非骨化性纤维瘤**（non-ossifying fibr-oma）。女，10 岁，右踝不适伴无力 2 个月。灰褐色肿物，直径 6.0 cm，切面为多房囊性，伴广泛出血表现。该肿瘤累及长骨干骺部，局限于骨皮质的病变称为纤维性皮质缺损

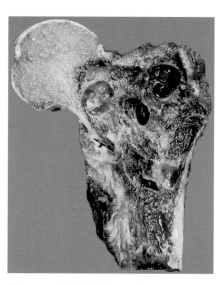

图 14-66   **骨良性纤维组织细胞瘤**（benign fibr-ous histiocytoma）。男，58 岁，股骨近端肿物，直径 5.5 cm，切面灰红色，可见大小不等囊腔。该肿瘤主要累及长骨非干骺部和骨盆，组织学表现类似非骨化性纤维瘤

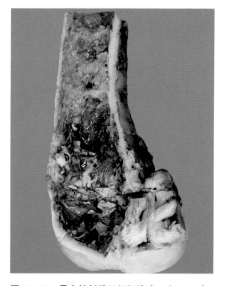

图 14-67   **骨良性纤维组织细胞瘤**。女，67 岁，右膝部疼痛 3 年，加重 3 个月。股骨髓腔内肿物，直径 6.0 cm，切面灰黄色，伴囊性变，边界清楚

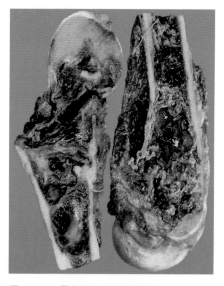

图 14-68   **骨良性纤维组织细胞瘤**。男，23 岁，右腿间断性疼痛 1 年，摔伤后骨折 3 天。股骨近端肿物，直径 10.5 cm，切面灰红色，伴出血及坏死。图右侧标本示股骨远端肿物

骨尤因肉瘤

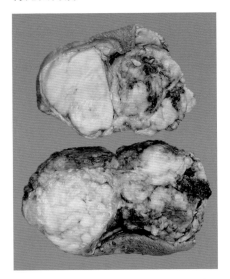

图 14-69　**骨尤因肉瘤（Ewing sarcoma）**。女，12 岁，左肩部尤因肉瘤术后 1 年复发。送检为锁骨结节状肿物，直径 14.0 cm，切面灰白色，质地较软，鱼肉样，部分区域出血表现。该肿瘤好发于年轻人

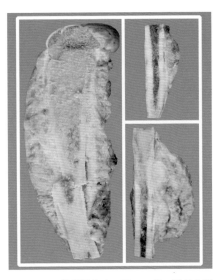

图 14-70　**骨尤因肉瘤**。男，18 岁，股骨中段肿物，直径 12.5 cm，切面灰黄色，边界不清。右图髓腔内病变不明显。该肿瘤起源于骨髓腔，可以穿透骨皮质，侵犯周围软组织

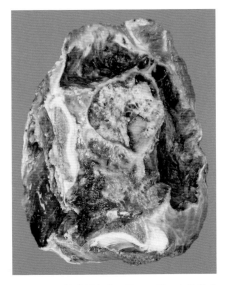

图 14-71　**骨尤因肉瘤**。男，28 岁，左骨盆尤因肉瘤化疗及放疗后行手术切除。巨大囊实性肿物，直径 12.0 cm，切面灰红色，质地较硬，伴出血及坏死表现。本例治疗效果不佳

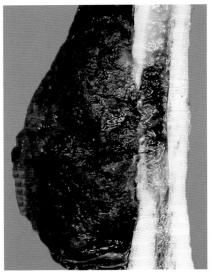

图 14-72　**骨尤因肉瘤**。男，15 岁，发现右股骨中段包块 5 个月。随后行新辅助化疗。送检股骨肿物，直径 15.0 cm，切面红褐色，伴有广泛出血及坏死表现，肿物累及髓腔、骨皮质及周围软组织

骨淋巴造血肿瘤

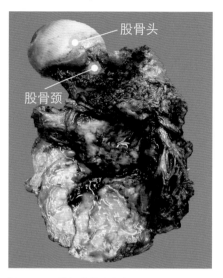

股骨头

股骨颈

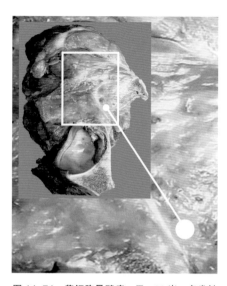

图 14-73 **浆细胞骨髓瘤（plasma cell myeloma）**。女，78 岁，右髋关节疼痛伴活动障碍 10 天。股骨上段肿瘤，直径 8.0 cm，切面灰红色，质地较软。伴病理性骨折。该肿瘤是最常见的骨原发性肿瘤，多见于老年人

图 14-74 **浆细胞骨髓瘤**。男，38 岁，多发性骨髓瘤骨髓移植术后 2 年，右盆腔复发 3 个月。骨盆肿物，直径 10.0 cm，切面灰红色，质地略硬，侵犯周围软组织。本病最常见的发病部位是含有红骨髓的骨

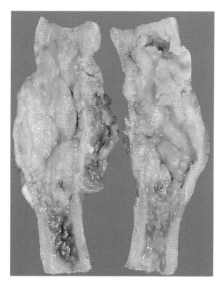

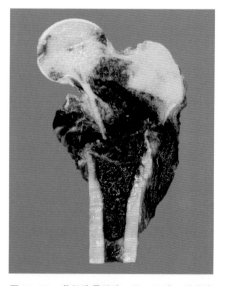

图 14-75 **浆细胞骨髓瘤**。女，73 岁，前臂近端疼痛 2 个月。桡骨肿物，直径 4.0 cm，髓腔内病变，切面灰白色，质地略韧，侵犯周围软组织。影像学检查见溶骨性破坏，部分病例是多发性

图 14-76 **浆细胞骨髓瘤**。男，69 岁，诊断多发性骨髓瘤 4 年，化疗 6 个周期后行手术切除。股骨肿瘤，直径 14.0 cm，切面红褐色，伴有广泛出血表现，部分区域胶冻样，病变范围较广泛，累及骨周围组织

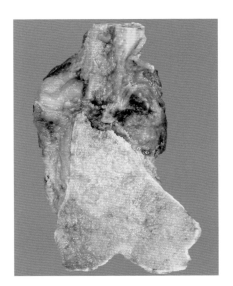

图 14-77　**骨弥漫大 B 细胞淋巴瘤（diffuse large B-cell lymphoma）**。女，38 岁，大腿疼痛 20 天。股骨下段肿物，直径 6.0 cm，切面灰白色，有骨折。术后行造血干细胞移植。骨的淋巴瘤主要见于成年人，男性多于女性

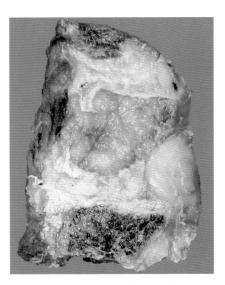

图 14-78　**骨弥漫大 B 细胞淋巴瘤**。男，55 岁，腰部疼痛 1 年。椎板间不规则形肿物，直径 3.3 cm，切面灰白至灰黄色，质地较软，具有溶骨性表现

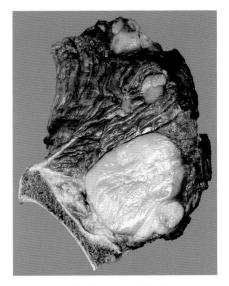

图 14-79　**骨弥漫大 B 细胞淋巴瘤**。女，75 岁，发现骨盆肿物 1 个月。结节状肿物，直径 8.0 cm，切面灰白色，鱼肉样，边界清楚。该肿瘤是最常见的骨淋巴瘤类型

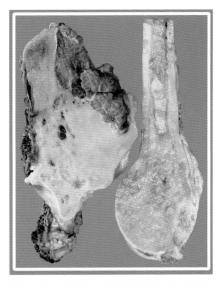

图 14-80　**骨弥漫大 B 细胞淋巴瘤**。男，44 岁，左肩部疼痛 1 年。肩胛骨肿物化疗后表现，切面灰白色，质地坚硬。图右侧标本为肱骨肿物。本组图片展示该肿瘤治疗后大体表现

骨巨细胞瘤

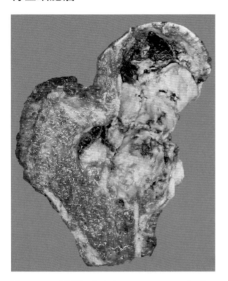

图 14-81 **骨巨细胞瘤（giant cell tumor）**。男，24 岁，左膝关节疼痛 1 年。股骨近端肿物，直径 7.5 cm，切面棕黄色。该肿瘤好发于股骨下端、胫骨上端和桡骨下端，典型部位是骺端

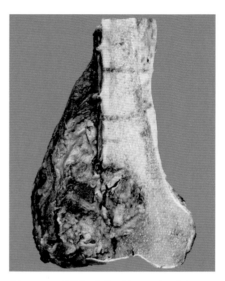

图 14-82 **骨巨细胞瘤**。男，22 岁，右股骨远端肿物，直径 7.0 cm，切面棕黄色，质地较软，伴出血表现。该肿瘤典型 X 线表现是偏心性溶骨性破坏，缺乏硬化和骨膜反应

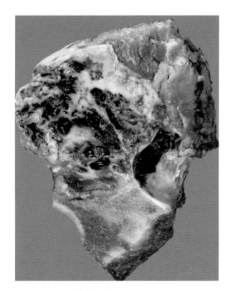

图 14-83 **骨巨细胞瘤**。男，24 岁，下肢疼痛 10 个月。骨盆肿物，直径 11.0 cm，切面灰黄色，伴出血及囊性变，部分区域边界清楚，可见薄层骨壳，部分区域侵犯周围软组织

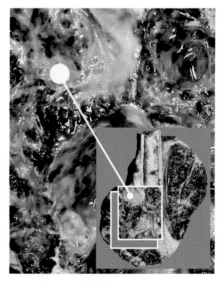

图 14-84 **骨巨细胞瘤**。男，38 岁，右股骨肿物术后 3 年复发。股骨远端结节状肿物，直径 16.0 cm，切面棕褐色，伴囊性变，可见明显的分隔，质地中等，侵犯周围软组织

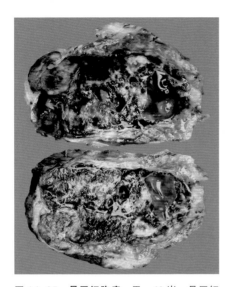

图 14-85　**骨巨细胞瘤**。男，68 岁，骨巨细胞瘤术后 6 年复发。臀部软组织肿物，直径 16.0 cm，切面棕褐色，伴囊性变。复发是该肿瘤的重要特征，广泛切除复发率明显低于刮除术

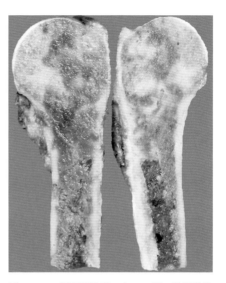

图 14-86　**骨巨细胞瘤**。女，18 岁，地诺单抗治疗后手术切除。肱骨近端肿物，直径 3.5 cm，切面灰白色，质地较硬，边界不清。这种治疗方法可以使肿瘤体积缩小，为手术切除创造机会

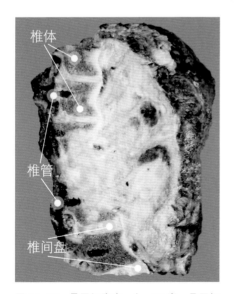

图 14-87　**骨巨细胞瘤**。女，34 岁，骨巨细胞瘤治疗后。腰椎及周围软组织肿物，直径 13.5 cm，切面灰白色，质地较硬，伴出血及囊性变。该肿瘤经过治疗后典型大体表现是纤维化和囊性变

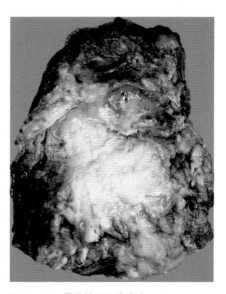

图 14-88　**骨恶性巨细胞瘤（malignancy in giant cell tumor）**。女，77 岁，左臀部疼痛 3 个月。骶骨肿物，直径 9.0 cm，切面灰白色，质地细腻，黏液样。本例是原发性肿瘤。与骨巨细胞瘤同时发生为原发性，治疗后发生为继发性

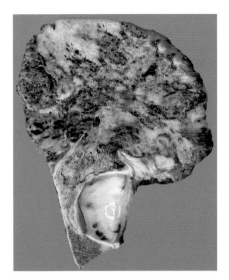

图 14-89　**骨恶性巨细胞瘤**。男，33 岁，骨巨细胞瘤术后 9 年。骨盆肿物，直径 13.0 cm，切面灰红至灰白色，侵犯软组织。伴双肺转移。本例是继发性肿瘤

图 14-90　**骨恶性巨细胞瘤**。男，42 岁，膝关节疼痛 2 年。股骨远端肿物，直径 5.0 cm，囊实性肿物，切面灰红色。本例为治疗后，肿瘤发生了广泛的囊性变

骨脊索肿瘤

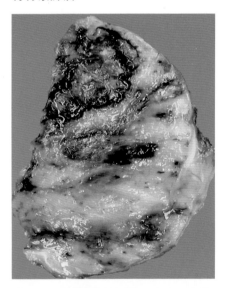

图 14-91　**骨脊索瘤（chordoma）**。男，57 岁，间断性骶尾部疼痛 10 年，疼痛加重伴二便功能障碍 1 年。骶骨肿物，直径 15.0 cm，切面灰白至灰黄色，伴出血，部分胶冻样。多数肿瘤见于 30 岁以后，男性多于女性

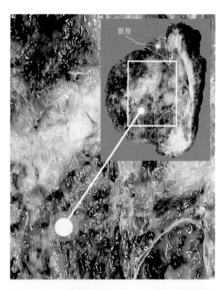

图 14-92　**骨脊索瘤**。男，66 岁，骶尾部疼痛 3 年，加重半个月。骨及软组织肿物，直径 9.5 cm，切面灰黄色，半透明状。该肿瘤沿着脊柱分布，其中以骶骨最常见；X 线表现为溶骨性破坏，边缘可见骨壳

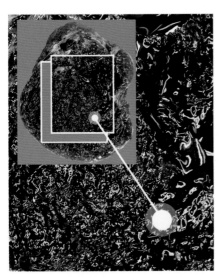

图 14-93　**骨脊索瘤**。女，36 岁，腰骶部疼痛 4 年。骶骨结节状肿物，直径 10.0 cm，切面灰红色，质地较软，边界清楚。本例伴有继发性出血表现，掩盖了灰白色切面

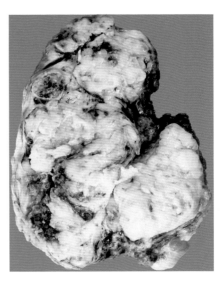

图 14-94　**骨脊索瘤**。男，76 岁，脊索瘤第 5 次术后复发。软组织结节状肿物，直径 17.0 cm，切面灰白色，质地中等。该肿瘤的显著特征是反复复发，晚期病例可以发生远处转移

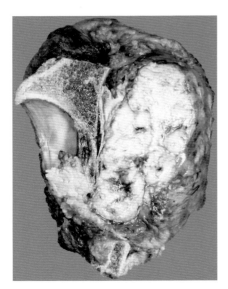

图 14-95　**骨去分化脊索瘤**（dedifferentiated chordoma）。女，60 岁，骶骨脊索瘤术后 3 年。骨盆肿物，直径 10.0 cm，切面灰白色，质地较软，边界清楚。该肿瘤大体表现为高级别肉瘤，类似复发的脊索瘤表现

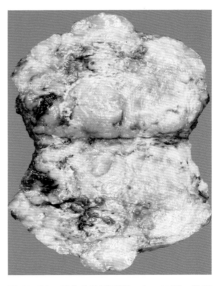

图 14-96　**骨去分化脊索瘤**。女，60 岁，肿瘤切除术后 6 年复发。结节状肿物，直径 12.0 cm，切面灰白色，伴出血及坏死，质地中等，边界清楚

骨间叶性肿瘤

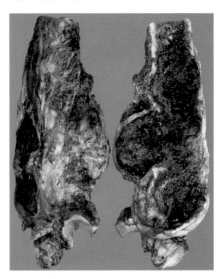

图 14-97　**骨血管瘤（haemangioma）**。男，49
岁，发现股骨占位性病变 4 年。髓腔内肿物，直
径 17.0 cm，切面灰红色，边界不清，质地较软。
该肿瘤以椎骨最常见，其次是颅骨和长骨

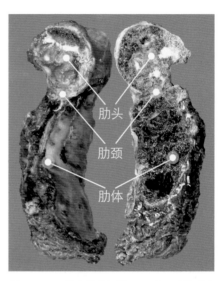

图 14-98　**骨血管瘤**。男，52 岁，外伤后发
现肋骨占位性病变 2 个月。髓腔内肿物，直径
2.8 cm，切面灰红色，伴囊性变。该肿瘤通常边
界清楚，切面灰红色，质地柔软，蜂窝状外观

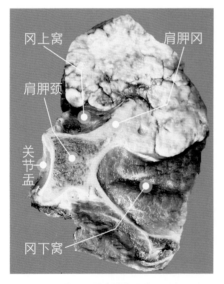

图 14-99　**骨上皮样血管内皮瘤（epithelioid
haemangioendothelioma）**。男，49 岁。肩胛区
疼痛半年。不规则形肿物，直径 9.5 cm，切面灰
黄色，质地较硬。术后化疗。该肿瘤大体表现呈
实性，出血及坏死等继发性表现相对少见

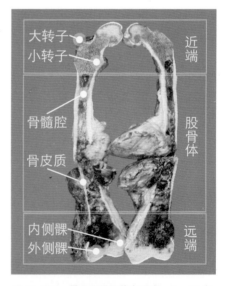

图 14-100　**骨上皮样血管内皮瘤**。女，51 岁，
发现右侧大腿肿物 10 年，增大伴疼痛 2 个月。
股骨中段肿物，直径 10.0 cm，切面灰黄色，骨
髓腔内可见多处侵犯

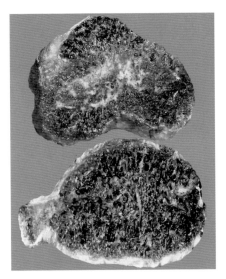

图 14-101　**骨血管肉瘤（angiosarcoma）**。男，27 岁，锁骨肿物术后 7 年复发。结节状肿物，直径 8.0 cm，切面灰红至灰褐色，侵犯周围软组织。该肿瘤男性多见；多数病因不明，少数与放射治疗和骨折有关

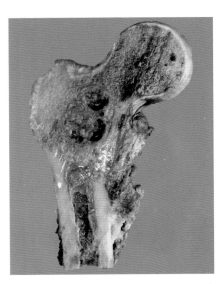

图 14-102　**骨血管肉瘤**。男，51 岁，右下肢疼痛进行性加重半年。股骨肿物，直径 6.2 cm，切面灰红色，质地糟碎。该肿瘤好发于长骨及脊柱，1/3 病变为多中心性

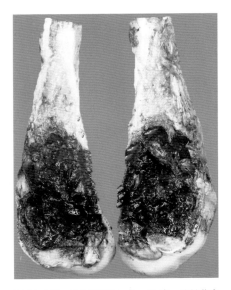

图 14-103　**骨血管肉瘤**。女，28 岁，膝关节疼痛 5 个月。股骨远端肿物，直径 7.5 cm，切面灰红至灰褐色，广泛出血表现，边界不清，偶尔边缘有硬化表现

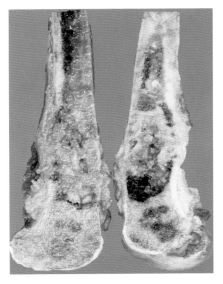

图 14-104　**骨血管肉瘤**。男，35 岁，确诊恶性肿瘤化疗 3 个月。股骨髓腔内肿物，直径 7.0 cm，切面灰白色，质地较硬，伴囊性变。该肿瘤切面的典型特征是灰红色，本例与治疗有关

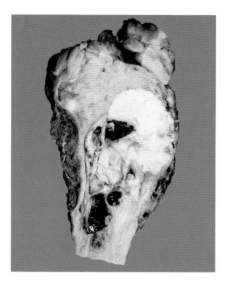

图 14-105　**骨纤维肉瘤**（**fibrosarcoma of bone**）。女，60 岁，右膝关节疼痛 20 年，发现胫骨占位性病变 4 个月。胫骨近端肿物，直径 9.0 cm，切面灰白色，伴有出血及囊性变。本例为骨促结缔组织增生性纤维瘤恶变所致

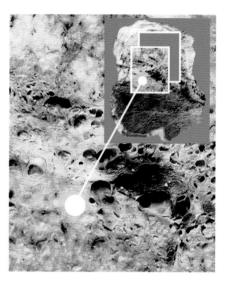

图 14-106　**骨成釉细胞瘤**（**adamantinoma**）。男，48 岁，左髋部肿瘤术后 19 个月复发。骨盆肿物，直径 5.0 cm，切面灰黄色，伴囊性变，边界清楚。该肿瘤好发于胫骨干

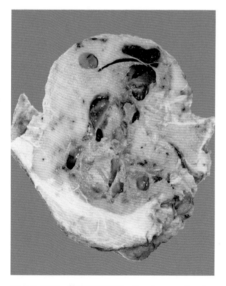

图 14-107　**骨神经鞘瘤**（**schwannoma**）。女，41 岁，骶骨肿物，直径 8.0 cm，切面灰黄色，伴有出血及囊性变。该肿瘤多数见于下颌骨，而发生在骶骨的肿瘤通常体积较大；本例显微镜下为上皮样神经鞘瘤

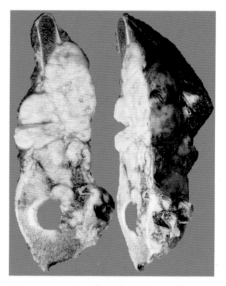

图 14-108　**骨恶性外周神经鞘瘤**（**malignant peripheral nerve sheath tumor**）。男，31 岁，左髋部疼痛 3 年。骨盆肿物，直径 11.0 cm，切面灰白色，质地较韧，边界清楚。本病原发于骨者罕见

骨未分化高级别多形性肉瘤

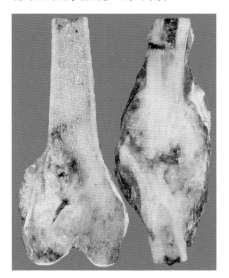

图 14-109　骨未分化高级别多形性肉瘤（undiff-erentiated high-grade pleomorphic sarcoma）。女，53 岁，左膝关节疼痛 3 个月。股骨远端肿物，直径 3.0 cm，切面灰白色。右图病变伴骨折

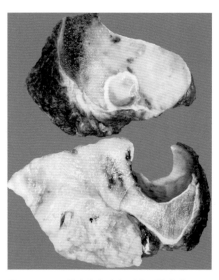

图 14-110　骨未分化高级别多形性肉瘤。男，16 岁，左髋部疼痛不适半年，加重 1 个月。骨盆不规则形肿物，直径 8.0 cm，切面灰白色，质地较硬。肿瘤切面灰白至红棕色不等

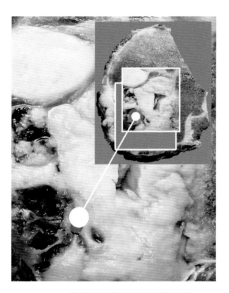

图 14-111　骨未分化高级别多形性肉瘤。女，50 岁，右小腿外侧疼痛 1 年。骨盆肿物，直径 9.0 cm，多结节状，切面灰白至灰黄色，伴囊性变。出血、坏死及囊性变等继发性改变常见

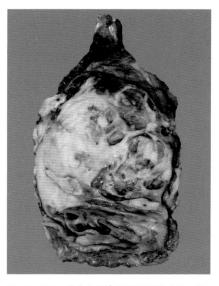

图 14-112　骨未分化高级别多形性肉瘤。男，60 岁，腰背部疼痛 3 个月。不整形肿物，直径 10.0 cm，切面灰黄色，伴有囊性变，局灶可见坏死表现，周围为残留的骨壳。该患者术后进行化疗

骨杂类肿瘤

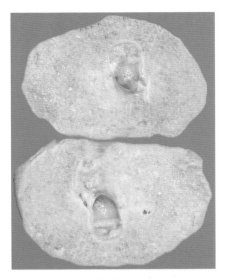

图 14-113　**单纯性骨囊肿（simple bone cyst）**。男，66 岁，右膝关节疼痛 20 年。胫骨髓腔内囊性肿物，直径 3.5 cm，内壁光滑。该病变好发于男性长骨；囊内可见不完整的分隔

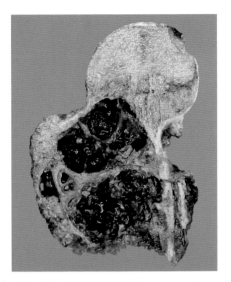

图 14-114　**动脉瘤样骨囊肿（aneurysmal bone cyst）**。男，24 岁，受伤后自觉右髋关节疼痛及活动受限 4 天。股骨近端病变，直径 7.0 cm，切面多房囊性，红褐色，伴有出血表现。该病变好发于 30 岁以下男性，长骨干骺端最常见

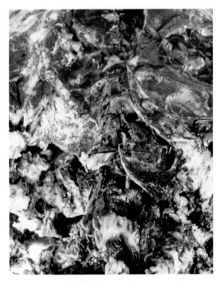

图 14-115　**动脉瘤样骨囊肿**。女，23 岁，大腿疼痛 1 年，股骨远端肿物，直径 10.0 cm。本图局部放大显示大小不等的囊腔，充满血液，部分囊壁质地较硬，提示含有骨样组织

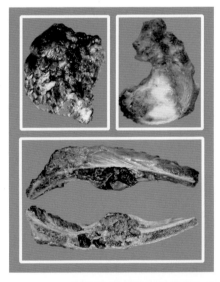

图 14-116　**骨朗格汉斯细胞组织细胞增生症（Langerhans cell histiocytosis）**。男，22 岁，灰红色肿物，直径 5.5 cm，质地较软，类似于肉芽组织。刮除是该病变的主要手术方式。右上图为 Rosai-Dorfman 病，切面灰白色。下图为 Erdheim-Chester 病，切面呈现典型金黄色

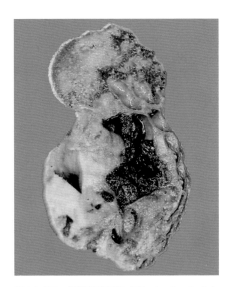

图 14-117 **纤维结构不良（fibrous dysplasia）**。男，31 岁，肱骨骨折后 2 年，再发外伤后肱骨疼痛及肿胀半个月。肱骨髓腔内肿物，直径 9.0 cm，切面灰白色，伴出血及囊性变。该病变在临床上分为单骨型和多骨型

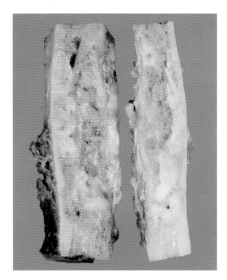

图 14-118 **纤维结构不良**。女，35 岁，纤维结构不良术后复发行左侧股骨中段切除手术。病变直径 6.0 cm，切面灰白色，累及周围软组织。性别与发病部位有关，女性以长骨多见，男性以颅骨和肋骨多见

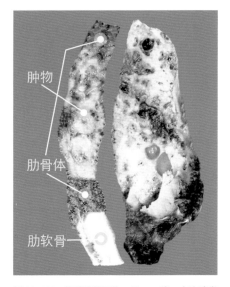

图 14-119 **纤维结构不良**。男，28 岁，右胸壁疼痛 1 周。肋骨髓腔内多发性病变，切面灰白至灰褐色，质地略硬。图右侧标本为耻骨肿物，继发囊肿表现。该病变多为膨胀性生长，周围可见残留的骨壳

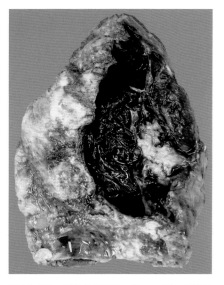

图 14-120 **纤维结构不良**。男，46 岁，纤维结构不良术后复发。囊实性肿物，直径 14.0 cm，切面灰黄至灰红色，囊内伴出血表现。该肿瘤常有继发性表现，以囊性变最多见

骨继发性肿瘤

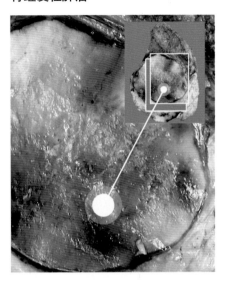

图 14-121　骨继发性肿瘤（secondary tumor）， 腮腺癌。男，34 岁，左髂腰部疼痛 2 个月。骨盆结节状肿物，直径 11.0 cm，切面灰红色，质地较软，边界清楚。破坏骨质时可伴骨折

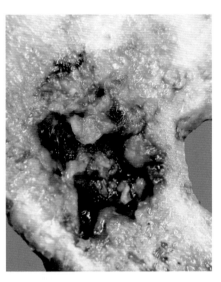

图 14-122　骨继发性肿瘤， 甲状腺癌。女，59 岁，骨盆肿物。直径 6.0 cm，切面灰黄色，质地较软，伴出血及囊性变。甲状腺癌常转移到肩胛骨、颅骨、肋骨和胸骨等部位

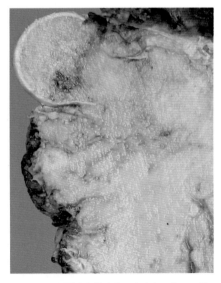

图 14-123　骨继发性肿瘤， 乳腺癌。女，67 岁，乳腺癌术后 5 年，右侧股骨近端病理性骨折半年。股骨肿物，直径 13.0 cm，切面灰白色，质地中等，肿瘤界限不清。晚期乳腺癌骨转移概率较高，以颅骨和肋骨多见

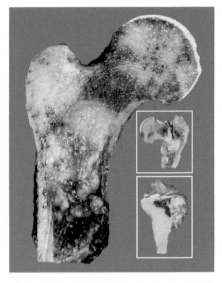

图 14-124　骨继发性肿瘤， 肺癌。女，68 岁，大腿活动后疼痛 3 天。右股骨上段肿物，直径 6.0 cm，切面灰白色。肺腺癌（右下图）骨转移率高于小细胞肺癌和鳞状细胞癌（右上图）

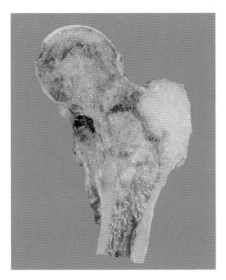

图 14-125　**骨继发性肿瘤**，直肠癌。男，63岁，确诊直肠癌 10 个月。股骨近端肿物，直径8.5 cm，切面灰黄色，质地较硬，肿瘤突破骨皮质，侵犯周围软组织。直肠癌常见转移部位是骶尾部

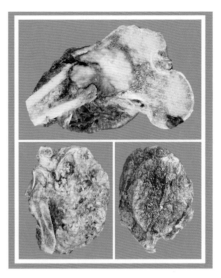

图 14-126　**骨继发性肿瘤**，肝癌。男，63 岁，右下肢疼痛 5 个月。股骨髓腔内肿物，直径 6.0 cm，切面灰黄色，本例为胆管癌。左下图及右下图为肝细胞癌。肝癌常转移到脊柱、髂骨（左下图）和肋骨

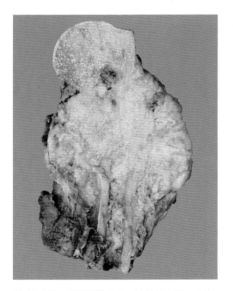

图 14-127　**骨继发性肿瘤**，结肠癌。男，65 岁，右半结肠癌术后 9 年，全身多发转移 2 年。送检肱骨肿物，直径 12.0 cm，切面灰黄色，质地较硬，肿瘤累及骨髓腔、骨皮质及周围软组织

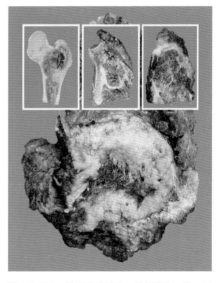

图 14-128　**骨继发性肿瘤**，肾细胞癌。男，55岁，左下肢疼痛 5 个月。骨盆结节状肿物，直径6.5 cm，切面灰黄色。该肿瘤常累及颅骨、胸骨、股骨（左上图）和肩胛骨（中上图）

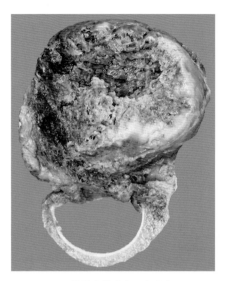

图 14-129 **骨继发性肿瘤**，膀胱癌。男，38岁，右侧会阴区疼痛 5 个月。骨盆肿物，直径 11.5 cm，切面灰白灰褐色，伴出血及囊性变。本病为成骨性病变，膀胱癌骨转移相对少见

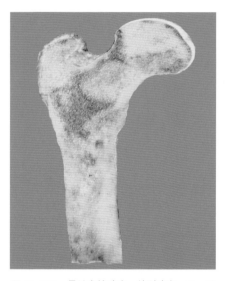

图 14-130 **骨继发性肿瘤**，前列腺癌。男，79岁，左大腿疼痛畸形伴活动受限 10 天。股骨上段成骨性肿物，直径 9.0 cm，切面灰白至灰褐色，质地较硬。该肿瘤多是溶骨性改变

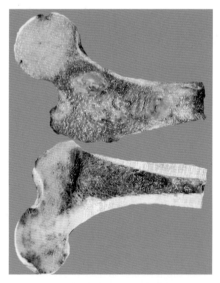

图 14-131 **骨继发性肿瘤**，子宫颈癌。女，32岁，子宫颈癌术后半年。溶骨性肿瘤，多灶状，切面淡黄色。图下方标本切面灰褐色，质地较软。该肿瘤以骨盆最多见，其他依次为脊柱、胸骨和四肢骨

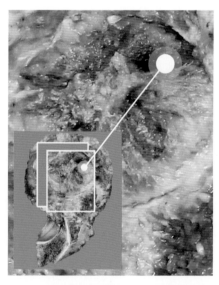

图 14-132 **骨继发性肿瘤**，子宫内膜癌。女，59岁，盆腔肿瘤术后 3 个月。骨盆结节状肿物，直径 11.0 cm，切面灰红色，伴出血及坏死。晚期肿瘤主要转移到肺和肝，骨转移少见

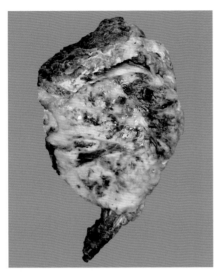

图 14-133　**骨继发性肿瘤，**平滑肌肉瘤。女，51
岁，既往平滑肌肉瘤手术病史。肋骨结节状肿物，
直径 9.5 cm，切面灰白至灰红色，质地中等，局
灶可见出血及囊性变，肿瘤侵犯周围软组织

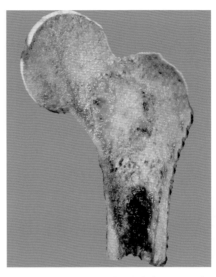

图 14-134　**骨继发性肿瘤，**脊索瘤。女，42 岁，
脊索瘤术后 31 个月，多发骨质异常信号 4 个月。
股骨肿物，直径 3.5 cm，切面灰白色。脊索瘤以
复发为主，转移性病例非常少见

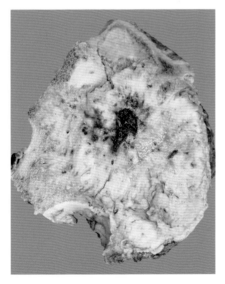

图 14-135　**骨继发性肿瘤，**腺泡状软组织肉瘤。
男，33 岁，髂骨肿物，直径 11.0 cm，切面灰白色，
中心出血及坏死。软组织肉瘤很少发生转移，胚
胎性横纹肌肉瘤是个明显的例外

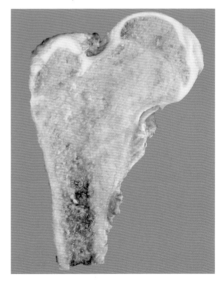

图 14-136　**骨继发性肿瘤，**髓母细胞瘤。男，11
岁，髓母细胞瘤术后 1 年发现股骨占位性病变。
股骨近端不规则形肿物，直径 6.0 cm，切面灰白
至灰黄色，质地坚硬，病变界限不清

关节非肿瘤性病变 / 肿瘤性病变

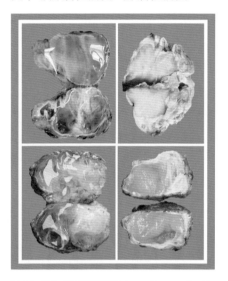

图 14-137　关节腱鞘囊肿（ganglion cyst）。男，46 岁，发现腹股沟肿物半年。囊性肿物，直径 8.0 cm，可见清亮液体（左上图）。该病变与滑囊囊肿（左下图）和 Barker 囊肿（右下图）有相似之处

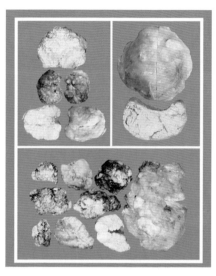

图 14-138　关节痛风（gout）。痛风性关节炎首先累及跖趾关节；尿酸盐沉积导致痛风石形成，可单发（上图），也可多发（下图）；体积可小如芝麻或大如鸡蛋；切面呈粉笔屑样

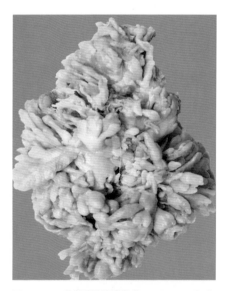

图 14-139　关节慢性滑膜炎（chronic synovitis）。男，61 岁。膝关节疼痛及变形 30 年。送检见乳头状组织，直径 9.0 cm，质地中等。该病变以膝关节常见；大体表现为滑膜充血和水肿

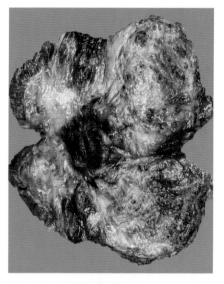

图 14-140　关节滑膜血管瘤（synovial haemangioma）。男，15 岁，左膝关节肿胀 10 年。肿物直径 13.0 cm，切面见灰红色囊腔。该病变以男性儿童和青少年为主；典型发病部位是膝关节

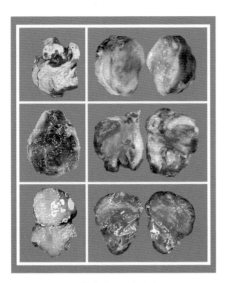

图 14-141 关节腱鞘巨细胞瘤（tenosynovial giant cell tumor of tendon sheath），局限型。该病变常见于手部关节，体积较小，边界清楚，结节状生长，切面灰白色、灰黄色或灰褐色，继发性改变少见

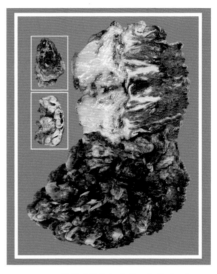

图 14-142 关节腱鞘巨细胞瘤，弥漫型。女，25岁，发现膝关节肿物 2 年。肿物直径 16.0 cm，切面棕黄色，部分呈海绵状。左图示切面不同表现

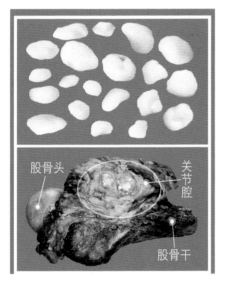

图 14-143 关节滑膜软骨瘤病（synovial osteochondromatosis）。男，56 岁，发现大腿根部肿物10 余年。结节状肿物一堆，直径 1.0~2.0 cm，切面灰白色。下图病例髋关节及部分股骨切除

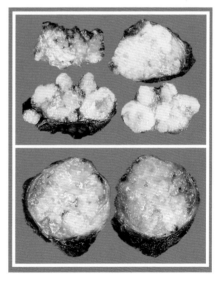

图 14-144 关节滑膜软骨肉瘤（synovial chondrosarcoma）。男，44 岁，肘部疼痛 20 年。多发分叶状肿物，直径 4.5~7.0 cm，切面灰白色，质地中等。下图为关节内原发性肿瘤

第 15 章　软组织病变

马英腾　王　波　隋晓英　王功伟

本章目录

概　述

　　脂肪瘤的特征是"黄、油、软"：切面淡黄色，油腻感，质地柔软。部分类型脂肪瘤切面灰白色，如纤维脂性脂肪瘤、硬化性脂肪瘤和梭形细胞脂肪瘤等。**脂肪母细胞瘤**类似脂肪瘤，切面可呈灰白色。**高分化脂肪肉瘤**大体特征类似脂肪瘤。**黏液样脂肪肉瘤**表现为果冻样。**去分化脂肪肉瘤**切面表现为"黄白分明""黄白相间"及"黄白之间"等。

　　纤维母细胞／肌纤维母细胞性肿瘤具有某些共同特征，如"白"和"硬"。**骨化型肌炎**病变中心软、外周硬，即"分带现象"。**弹力纤维瘤**切面呈典型的"黄白相间"，边界不清。**韧带样纤维瘤病**兼具"白"和"硬"的特点，部分病例呈浸润性生长。**孤立性纤维性肿瘤**呈多结节状，边界清楚。**炎性肌纤维母细胞瘤**呈分叶状或多结节状，质地较韧。**成人型纤维肉瘤**边界清楚，质地可软可硬。**硬化性上皮样纤维肉瘤**质地异常坚硬。

　　与皮肤病变略有不同，**深部良性纤维组织细胞瘤**的病变几乎都表现为边界清楚。

　　腺泡状横纹肌肉瘤"膨胀感"十足，常伴浸润性表现。**梭形细胞／硬化性横纹肌肉瘤**边界清楚，继发性表现少见。**多形性横纹肌肉瘤**出血及坏死等继发性表现更常见。

　　血管球瘤变化多样，位置可深可浅，体积可大可小，性质可良可恶。**肌周细胞瘤**的特征是"浅"和"小"，多位于皮下，直径多小于 2.0 cm。

　　切面红色是血管肿瘤的典型表现；某些类型的血管肿瘤边界清楚，如**毛细血管瘤**和**梭形细胞血管瘤**等；某些类型的血管肿瘤呈弥漫浸润性生长，如**肌内血管瘤**和**血管肉瘤**等。**海绵状血管瘤**名副其实，切面呈海绵状或蜂窝状。**上皮样血管内皮瘤**切面可表现为灰白色，容易被误诊和漏诊，被视为"白色恐怖"。**淋巴管瘤**呈单房性或多房性，其内充满清亮液体。

　　神经鞘瘤和**神经纤维瘤**共同的切面特征是"黄、亮、透"，总有"白里透黄"的表现，闪闪发光，半透明状。**恶性外周神经鞘瘤**呈椭圆形、纺锤形和不规则形，切面灰白色，常伴出血及坏死。

　　未分化高级别多形性肉瘤大体表现较复杂，缺乏特征性。

脂肪性病变

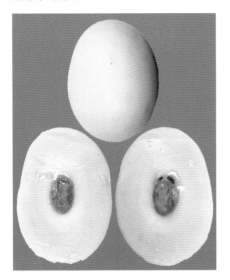

图 15-1   脂肪坏死结节（fatty necrosis nodule）。男，45 岁，体检发现盆腔肿物半个月，CT 提示"间质瘤"。椭圆形肿物，直径 3.2 cm，切面灰白色，中央金黄色油脂样，呈咸鸭蛋外观

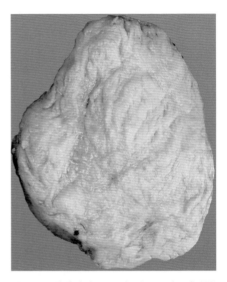

图 15-2   脂肪瘤（lipoma）。女，66 岁，发现臀部包块 3 年。结节状肿物，直径 19.0 cm，边界清楚，切面淡黄色，质地较软，油腻感。该肿瘤是成人最常见的软组织肿瘤；年龄分布广泛

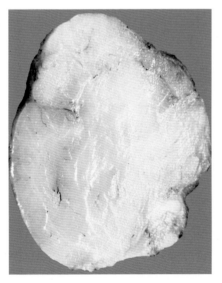

图 15-3   脂肪瘤。男，54 岁，发现上臂肿物 3 个月。结节状肿物，直径 12.0 cm，切面灰白色，质地较软，油腻感，边界清楚，包膜完整。尽管本例切面颜色较浅，但具备脂肪瘤其他大体特征

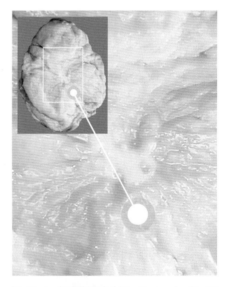

图 15-4   纤维脂肪瘤（fibrolipoma）。男，12岁，左大腿部肿胀半个月。结节状肿物，直径 12.0 cm，切面淡黄色，局灶灰白色。该肿瘤除了脂肪细胞之外，也可见其他成分，如骨、软骨、纤维和黏液等

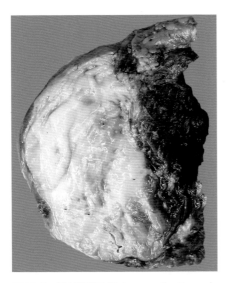

图 15-5　**肌内脂肪瘤（intramuscular lipoma）**。女，27 岁，发现左大腿部肿物 5 年。肿物直径 15.0 cm，切面淡黄色。有些脂肪瘤命名与部位有关，在深部肿瘤中，与骨骼肌有关的肿瘤称为肌内脂肪瘤或肌间脂肪瘤

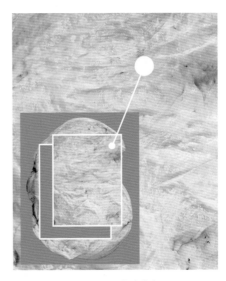

图 15-6　**软组织平滑肌脂肪瘤（myolipoma of soft tissue）**。女，68 岁，发现腹部肿物 8 个月。巨大肿物，直径 32.0 cm，切面上"黄白相间"。该肿瘤好发于腹腔、腹膜后和腹股沟区

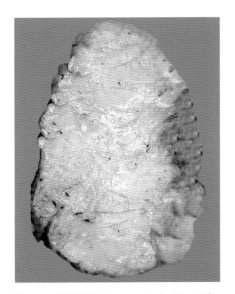

图 15-7　**脂肪瘤病（lipomatosis）**。男，44 岁，发现头皮肿物 5 年。不规则形肿物，切面淡黄色，边界不清，缺乏包膜。该病变大体上对称性分布，切面表现与脂肪组织相同

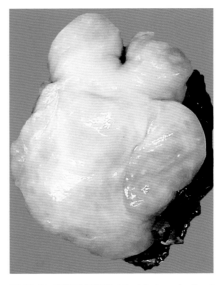

图 15-8　**脂肪母细胞瘤（lipoblastoma）**。女，9 岁，发现右大腿肿物 2 个月。结节状肿物，直径 8.0 cm，切面灰白色，质地较软，边界清楚。该肿瘤主要见于男童

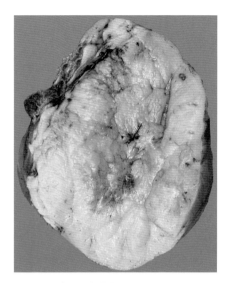

图 15-9 高分化脂肪肉瘤（well-differentiated liposarcoma）。女，63 岁，发现臀部肿瘤 3 年。巨大结节状肿物，直径 20.0 cm，切面金黄色。该肿瘤是最常见的脂肪肉瘤亚型

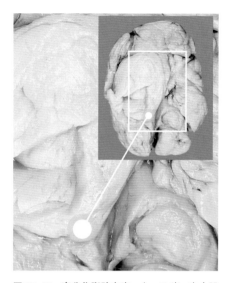

图 15-10 高分化脂肪肉瘤。女，43 岁，左大腿巨大肿物，直径 20.0 cm，切面呈典型的分叶状，淡黄色。该肿瘤最常见的部位是大腿深部，其次是腹膜后、睾丸旁和纵隔

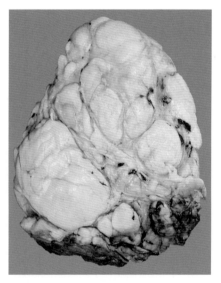

图 15-11 高分化脂肪肉瘤。男，43 岁，发现左大腿肿物 2 个月。巨大结节状肿物，直径 19.0 cm，切面多结节状，淡黄色，质地较软，油腻感，结节间可见多量灰白色纤维组织

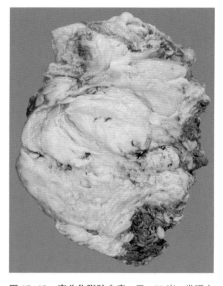

图 15-12 高分化脂肪肉瘤。男，72 岁，发现大腿肿物 20 天。不规则形肿物，直径 17.0 cm，切面金黄色，侵犯周围组织。该肿瘤多边界清楚，本例侵犯表现少见

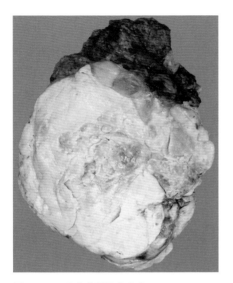

图 15-13　**去分化脂肪肉瘤**（**dedifferentiated liposarcoma**）。女，47 岁，发现左臀部肿物 2 年，肿物逐渐增大。结节状肿物，直径 17.0 cm，灰白色和灰红色为去分化区域。部分病例缺乏高分化脂肪肉瘤成分

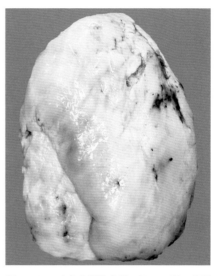

图 15-14　**去分化脂肪肉瘤**。男，65 岁，发现背部肿物 3 年。肿物直径 20.0 cm，鱼肉样，切面以灰白色为主，局灶淡黄色。本例由高分化和去分化成分混合而成

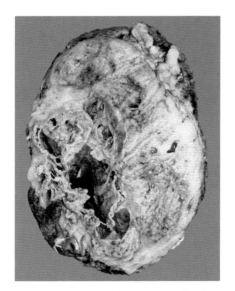

图 15-15　**去分化脂肪肉瘤**。男，30 岁，发现左腋窝肿物 5 个月。结节状肿物，直径 18.0 cm，切面灰黄色，伴坏死及囊性变。多数病例见于腹膜后，少数发生在四肢，精索更少

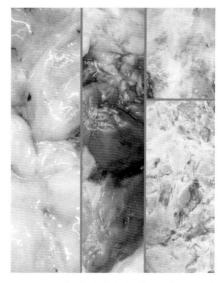

图 15-16　**去分化脂肪肉瘤**。左图肿瘤切面"黄白相间"，高分化成分与去分化成分混合；中图"红黄分明"，两种成分界线分明；右上图灰白色为去分化成分；右下图坏死表现

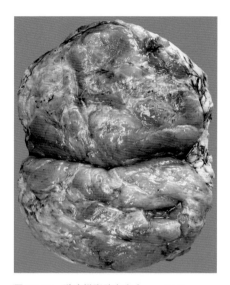

图 15-17 **黏液样脂肪肉瘤（myxoid liposarcoma）**。女，52 岁，发现右大腿内侧肿物 2 年。结节状肿物，直径 19.0 cm，切面灰红色，半透明状。该肿瘤以儿童和青少年常见

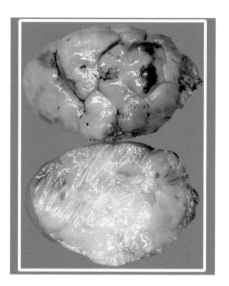

图 15-18 **黏液样脂肪肉瘤**。女，73 岁，脂肪肉瘤术后 18 个月。腹部肿物，直径 14.0 cm，分叶状，切面灰白色，胶冻样，缺乏出血及坏死等继发性表现，包膜完整

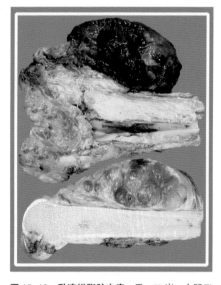

图 15-19 **黏液样脂肪肉瘤**。男，53 岁，大腿脂肪肉瘤术后 5 年复发。股骨远端旁可见灰褐色肿物，直径 8.0 cm，胶冻样。图下方标本切面灰黄色，半透明状。本组病例肿瘤与骨关系密切

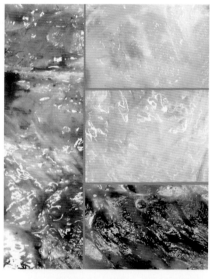

图 15-20 **黏液样脂肪肉瘤**。半透明或果冻样是该肿瘤最重要的大体特征，背景颜色为灰红色（左图）、淡黄色（右上图）及灰白色（右中图）等。右下图有出血表现

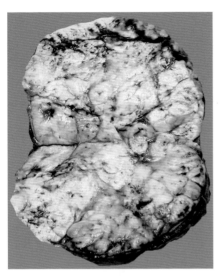

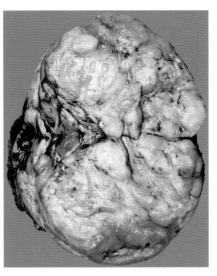

图 15-21　**多形性脂肪肉瘤（pleomorphic lipos-arcoma）**。女，41 岁，发现胸壁肿物 2 年。结节状肿物，直径 12.0 cm，切面灰黄色，质地中等，边界清楚。本病为罕见的脂肪肉瘤亚型，好发于四肢，下肢比上肢多见

图 15-22　**多形性脂肪肉瘤**。男，60 岁，发现右大腿中段后侧肿物 4 个月。结节状肿物，直径 12.0 cm，切面灰白色，质地中等，半透明状

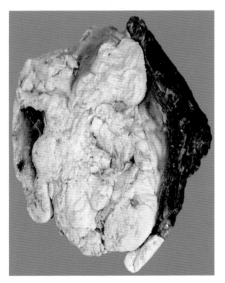

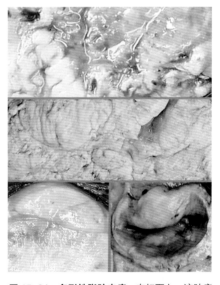

图 15-23　**多形性脂肪肉瘤**。女，41 岁，右臀部疼痛半年。结节状肿物，直径 18.0 cm，切面金黄色，质地较软，细腻，伴囊性变。该肿瘤具有高度侵袭性，患者预后较差

图 15-24　**多形性脂肪肉瘤**。在切面上，该肿瘤以灰白色为主（上图），部分灰黄色（中图），少数呈"黄白相间"（左下图），可伴出血、坏死及囊性变（右下图）等继发性表现

纤维性肿瘤

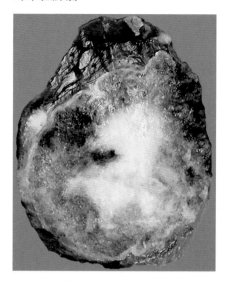

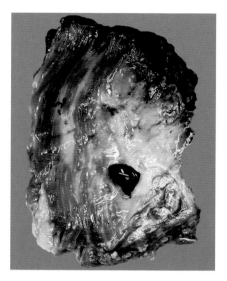

图 15-25　骨化性肌炎（myositis ossificans）。男，39 岁，发现大腿部肿块 10 天。结节状肿物，直径 5.0 cm，中心灰白灰褐色，质地略硬，切面有沙砾感，周围是骨外壳。该病变年轻人常见，男性多于女性

图 15-26　骨化性肌炎。女，22 岁，大腿部疼痛 1 个月。肿物直径 8.0 cm，切面灰白色，可见囊性变。该病变见于容易受创的部位，包括肘部、大腿、臀部和肩部等

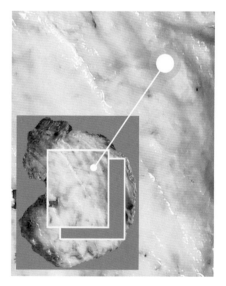

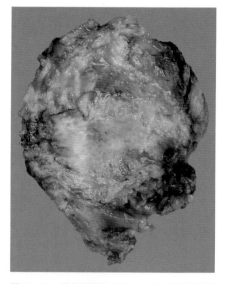

图 15-27　弹力纤维瘤（elastofibroma）。女，62 岁，背部不规则形肿物，直径 9.0 cm，切面灰白淡黄相间，质地较韧，边界不清。该病变主要见于老年人，好发于肩胛骨下部和胸壁之间结缔组织内

图 15-28　弹力纤维瘤。男，61 岁，发现胸壁肿物 2 个月。肿物直径 8.5 cm，切面灰白色，散在淡黄色，质地较韧。本例具有"黄白相间"和边界不清两大特征

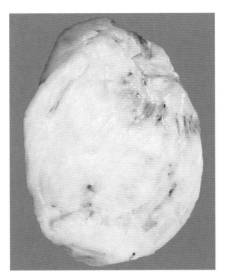

图 15-29　婴儿纤维性错构瘤（fibrous hamart-oma of infancy）。男，2 岁，发现右大腿前侧肿物 1 年。结节状肿物，直径 9.0 cm，切面灰白色，质地中等，局灶边界不清。该肿瘤多见于 2 岁以内婴儿，大体表现主要取决于脂肪含量

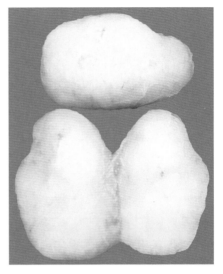

图 15-30　腱鞘纤维瘤（fibroma of tendon sheath）。男，36 岁。发现左手示指肿物 10 年，肿物呈渐进性增大。结节状肿物，直径 1.3 cm，切面灰白色，质地均匀，包膜完整。该肿瘤常见于手指、手掌和腕部

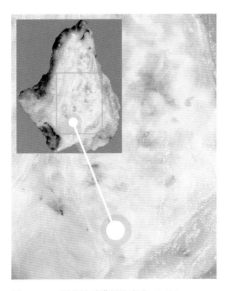

图 15-31　钙化性腱膜纤维瘤（calcifying apon-eurotic fibroma）。女，34 岁，发现右膝外侧肿物 1 年。不规则形肿物，直径 5.0 cm，切面苍白色，质地较韧，可见钙化的絮状物，有沙砾感，边界不清。该肿瘤通常浸润性生长

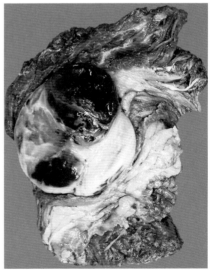

图 15-32　富于细胞性血管纤维瘤（cellular an-giofibroma）。女，53 岁，发现左大腿内侧肿物 10 年。肌肉组织内可见圆形结节状肿物，直径 6.0 cm，切面灰白色，部分区域有出血表现，边界清楚

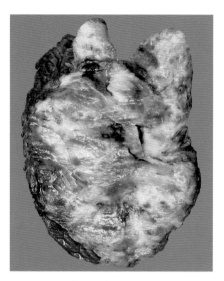

图15-33 韧带样型纤维瘤病（desmoid-type fibromatosis）。男，24岁，发现大腿后方肿物1周。分叶状肿物，直径14.0 cm，切面灰红至灰白色，质地中等，边界不清。常见部位是腹腔、肩部、背部、大腿及头颈部

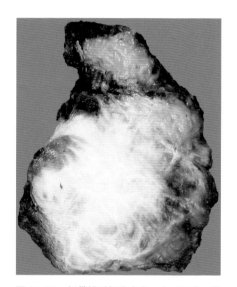

图15-34 韧带样型纤维瘤病。女，22岁，发现腹壁肿物8天。结节状肿物，直径7.0 cm，切面灰白色，质地较韧，边界不清。腹腔肿瘤边界较清

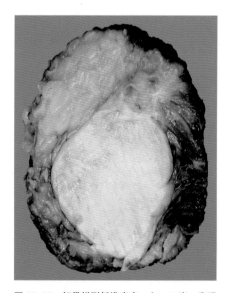

图15-35 韧带样型纤维瘤病。女，50岁，发现骶尾部肿物2年。结节状肿物，直径6.9 cm，切面灰白色，质地较韧。本例大部分区域肿瘤边界清楚，局灶呈浸润性生长

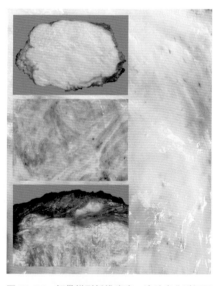

图15-36 韧带样型纤维瘤病。该肿瘤典型切面呈灰白色，带有条纹（如右图）；少部分呈瓷白色（左上图）；新鲜标本灰红色（左中图）。该肿瘤可以侵犯周围组织（左下图）

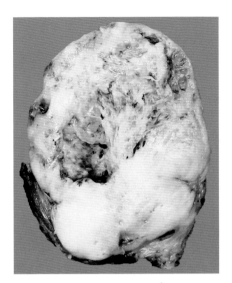

图 15-37　肺外孤立性纤维性肿瘤（**extrapulmonary solitary fibrous tumor**）。男，45 岁，发现大腿部肿物 5 个月。结节状肿物，直径 14.0 cm，切面灰白色，质地较硬，伴囊性变。该肿瘤平均发病年龄 50 岁，可以发生在任何部位

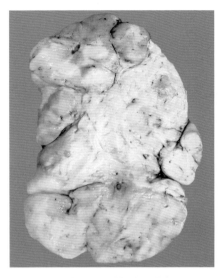

图 15-38　肺外孤立性纤维性肿瘤。女，59 岁，发现腹股沟包块 6 年。多结节状肿物，直径 10.0 cm，切面灰白色，质地中等

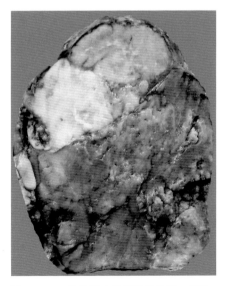

图 15-39　肺外孤立性纤维性肿瘤，恶性。女，62 岁，下腹坠胀感 3 年。盆腔肿物，直径 10.0 cm，切面灰红色，质地中等，伴出血及坏死。新鲜标本。恶性肿瘤常出现坏死和浸润性生长

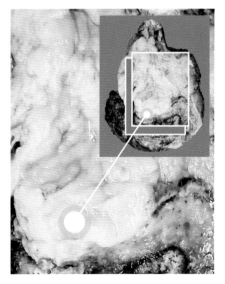

图 15-40　肺外孤立性纤维性肿瘤，恶性。女，62 岁，下腹坠胀感 3 年。盆腔肿物，直径 10.0 cm，切面灰白色，质地中等，侵犯骨组织。该肿瘤侵犯骨组织并不少见

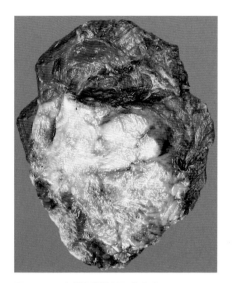

图 15-41　炎性肌纤维母细胞瘤（inflammatory myofibroblastic tumor）。 男，37 岁，肩部疼痛伴麻木 6 年，发现肿物半年。分叶状肿物，直径 10.3 cm，切面灰红色，质地较韧。该肿瘤主要见于儿童和年轻人

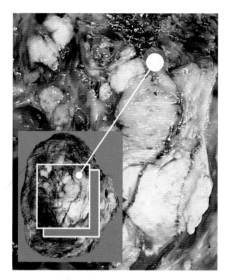

图 15-42　黏液炎性肌纤维母细胞肉瘤（myoinfla-mmatory myofibroblastic sarcoma）。 男，54 岁，左侧臀部疼痛 6 个月。多结节状肿物，直径 7.0 cm，伴黏液成分。该肿瘤好发于成人肢端

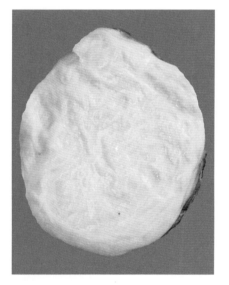

图 15-43　低级别肌纤维母细胞肉瘤（low-grade myofibroblastic sarcoma）。 女，34 岁，发现髋部肿物 1 个月。结节状肿物，直径 3.5 cm，切面灰白色，边界清楚。切面灰白色是该肿瘤典型大体特征

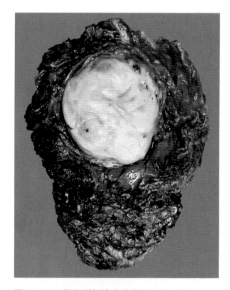

图 15-44　婴儿型纤维肉瘤（infantile fibrosarc-oma）。 男，12 岁，发现大腿部肿物 5 个月。结节状肿物，直径 7.0 cm，切面灰白色，质地较韧，边界较清。该肿瘤发生于婴儿和儿童

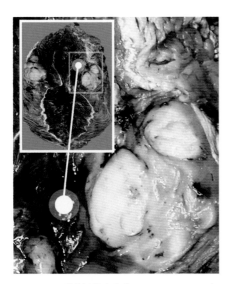

图 15-45　黏液纤维肉瘤（myxofibrosarcoma）。女，63 岁，自觉左大腿外侧肿物 1 个月。结节状肿物，直径 6.5 cm，切面灰白色。该肿瘤好发于老年人，以四肢最常见，下肢多于上肢

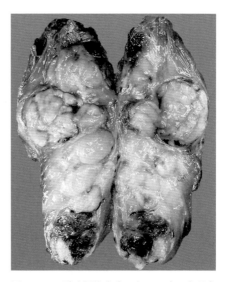

图 15-46　黏液纤维肉瘤。女，53 岁，发现大腿部肿物 3 个月。多结节状肿物，直径 11.0 cm，切面灰黄色，质地细腻，部分坏死，侵犯周围组织。本例果冻样特征明显

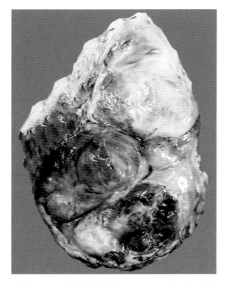

图 15-47　黏液纤维肉瘤。女，50 岁，右大腿肿物术后 2 年复发。肿物直径 16.5 cm，切面多结节状，灰红灰白色，质地较韧，伴囊性变。本例部分区域可见果冻样特征表现

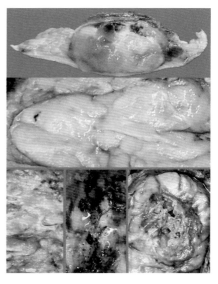

图 15-48　黏液纤维肉瘤。该肿瘤典型切面为果冻样（上图）；部分病变呈实性灰白色（中图）。该肿瘤具有多发趋势（左下图），可伴出血（中下图）及坏死（右下图）表现

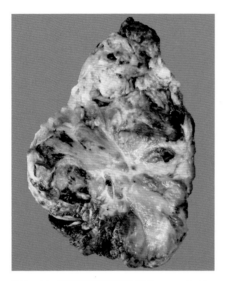

图 15-49　低级别纤维黏液肉瘤（low-grade fibromyxoid sarcoma）。女，20 岁，腰骶部疼痛 4 个月。结节状肿物，直径 15.0 cm，切面灰白灰红色，伴出血。该肿瘤主要见于成年人

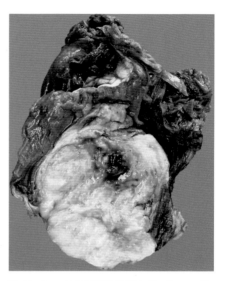

图 15-50　低级别纤维黏液肉瘤。男，69 岁，发现左大腿部肿物 4 个月。结节状肿物，直径 8.0 cm，切面灰白色，部分区域半透明。该肿瘤常见于四肢近端和躯干，头部和腹膜后少见

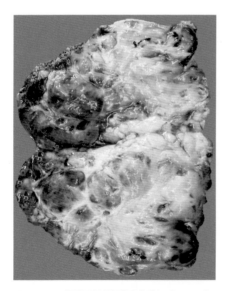

图 15-51　低级别纤维黏液肉瘤。女，20 岁，骶骨疼痛伴肿胀 4 个月。不规则形肿物，直径 15.0 cm，切面灰白至灰红色，部分呈多结节状，部分伴出血及囊性变

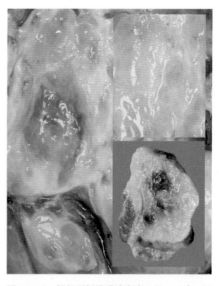

图 15-52　低级别纤维黏液肉瘤。男，22 岁，活动后下肢不适 1 年，发现大腿根部肿物 1 个月。本图为肿瘤局部放大，切面半透明状，伴囊性变。右上图病变切面呈灰白色，右下图病变呈淡黄色

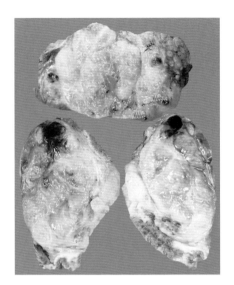

图 15-53 成人型纤维肉瘤（adult fibrosarcoma）。女，16 岁，发现大腿肿物半年。结节状肿物，直径 12.0 cm，切面灰白色，质地中等，部分区域有半透明表现，局灶出血及囊性变，边界相对清楚

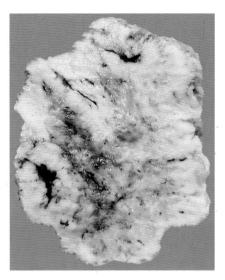

图 15-54 成人型纤维肉瘤。男，60 岁，胸壁肿物，直径 15.0 cm，切面灰白色，质地较硬。该肿瘤常见于中老年人，以四肢、躯干和头颈部为主，腹膜后次之

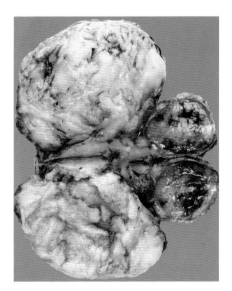

图 15-55 成人型纤维肉瘤。男，87 岁，肿瘤术后复发。肩部多发肿物，直径 2.5~7.0 cm，切面灰红至灰黄色，质地中等，伴出血表现，边界清楚。复发是该肿瘤常见表现

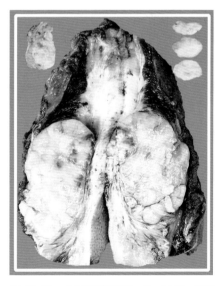

图 15-56 成人型纤维肉瘤。男，74 岁，背部肿物术后 1 年复发。结节状肿物，直径 7.0 cm，切面灰白色，质地较硬，边界清楚。图左上方肿瘤侵犯周围脂肪组织；图右上方标本为多发性肿物

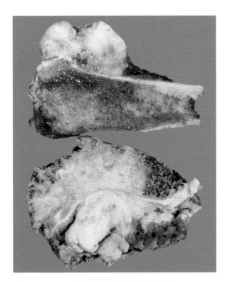

图 15-57　硬化性上皮样纤维肉瘤（sclerosing epithelioid fibrosarcoma）。男，24 岁，左胫骨上端疼痛 1 年。肿物位于骨表面，直径 6.5 cm，质地较硬，侵犯骨皮质。图下方肿物侵犯椎体。该肿瘤好发于中年人，常位于骨表面

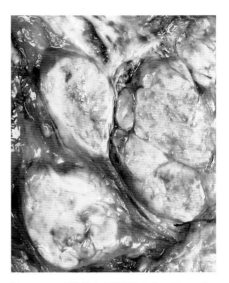

图 15-58　硬化性上皮样纤维肉瘤。男，38 岁，双大腿肿物术后 5 个月，左大腿肿瘤复发 1 个月。多结节肿物，直径 15.0 cm，切面灰红色，质地中等。质地较硬是该肿瘤的重要特征，坏死相对少见

纤维组织细胞性肿瘤

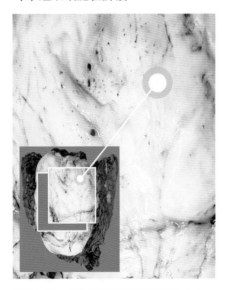

图 15-59　深部良性纤维组织细胞瘤（deep benign fibrous histiocytoma）。女，30 岁，发现大腿肿物 10 天。肿物直径 19.0 cm，切面灰白色，边界清楚。该肿瘤好发于下肢和头颈部

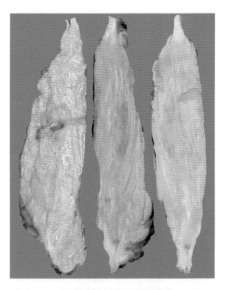

图 15-60　深部良性纤维组织细胞瘤。女，40 岁，自觉左踝跟部肿物 5 年。长梭形肿物，直径 11.0 cm，带部分包膜，切面淡黄色，质地略硬。本例也称为纤维黄色瘤

平滑肌肿瘤

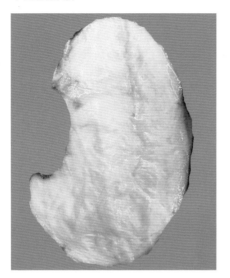

图 15-61　**深部平滑肌瘤（deep leiomyoma）**。女，48 岁，发现大腿部肿物 3 年。肿物直径 12.0 cm，切面灰白色，编织状，边界清楚。该肿瘤多见于中青年人，最常见的部位是四肢

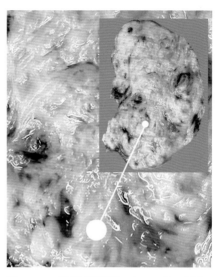

图 15-62　**深部平滑肌瘤**。女，37 岁，发现下肢肿物 1 年。结节状肿物，直径 8.0 cm，切面灰白色，编织状，质地较韧，部分区域半透明状，局灶可见出血表现，边界清楚

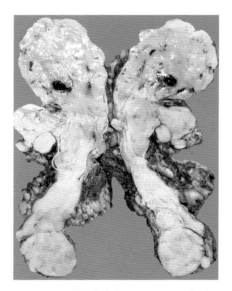

图 15-63　**平滑肌肉瘤（leiomyosarcoma）**。女，46 岁，发现腹股沟软组织肿物 2 年。分叶状肿物，直径 19.0 cm，切面灰白色，质地中等。该肿瘤好发于中老年人，以四肢和腹膜后常见

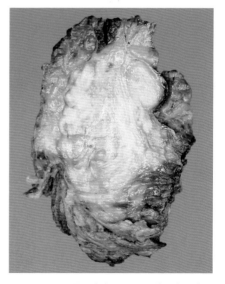

图 15-64　**平滑肌肉瘤**。男，83 岁，发现右腰部肿物半年。不整形肿物，直径 14.5 cm，切面灰白色，质地较韧，病变边界不清楚，侵犯周围软组织。本例同时侵犯周围骨组织

血管周肿瘤

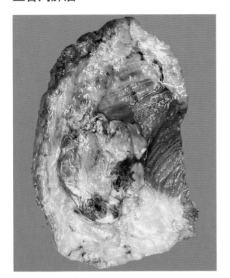

图 15-65 血管球瘤（glomus tumor）。女，51岁，发现左肩部肿物 1 周。结节状肿物，直径 4.8 cm，切面灰褐色，质地较软，部分糟碎，边界欠清。多数肿瘤发生在四肢末端，大部分是皮肤或表浅性肿物

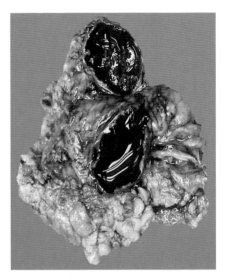

图 15-66 恶性血管球瘤（malignant glomus tumor）。男，27 岁，左大腿肿物术后复发。脂肪组织内多发性囊性肿物，直径 1.0~3.0 cm，可见大量褐色液体。该肿瘤通常位置较深

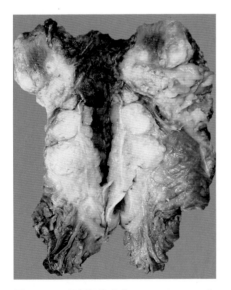

图 15-67 肌周细胞瘤（myopericytoma）。女，65 岁，发现腘窝包块 10 个月。肿瘤直径 9.0 cm，切面灰白色，边界不清，质地较脆。该肿瘤好发于肢体远端，肢体近端和颈部也有

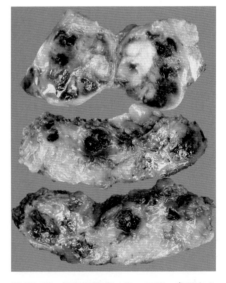

图 15-68 肌周细胞瘤。男，56 岁，发现左小腿肿物 20 年，术后复发 3 年。多发性肿物，直径 1.8~3.6 cm，切面褐色，伴囊性变，边界清楚。该肿瘤多为孤立性病变，多发者少见

横纹肌肿瘤

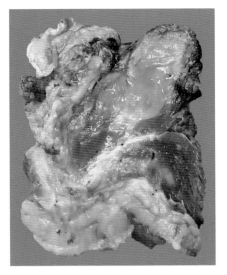

图 15-69　腺泡状横纹肌肉瘤（alveolar rhabd-omyosarcoma）。男,12 岁, 大腿部肿物术后复发。肿物直径 6.0 cm, 切面灰红色, 边界不清。该肿瘤常见于青少年和年轻人；好发于四肢

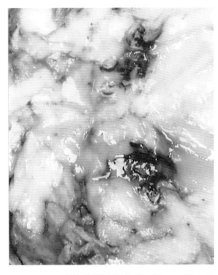

图 15-70　腺泡状横纹肌肉瘤。男, 38 岁, 大腿部肿物术后 1 年复发。肿物直径 12.0 cm, 切面灰白色, 质地细腻。化疗后 4 个月复发。该肿瘤呈膨胀性生长, 肉质感明显

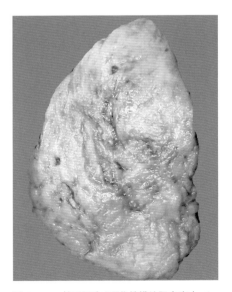

图 15-71　梭形细胞 / 硬化性横纹肌肉瘤（spin-dle cell/sclerosing rhabdomyosarcoma）。男, 37 岁, 发现小腿软肿物 3 个月。肿物直径 12.0 cm, 切面灰黄色。该肿瘤常见于附睾和头颈部

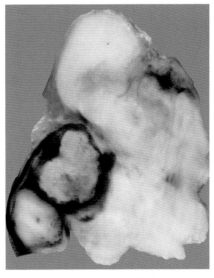

图 15-72　梭形细胞 / 硬化性横纹肌肉瘤。男, 60 岁, 发现右前壁肿物 3 个月。多结状肿物, 直径 6.0 cm, 切面灰白色, 质地细腻, 伴出血及坏死表现, 边界清楚

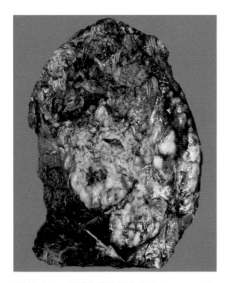

图 15-73　多形性横纹肌肉瘤（pleomorphic rhabdomyosarcoma）。男，44 岁，肩部疼痛 5 个月。结节状肿物，直径 15.0 cm，切面灰白色，伴大片坏死。该肿瘤好发于成年人下肢

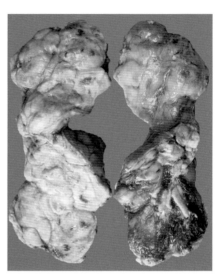

图 15-74　多形性横纹肌肉瘤。女，79 岁，左大腿肿物术后 1 年复发。不规则形肿物，直径 15.0 cm，切面灰白色，鱼肉样。该肿瘤多有假包膜，通常质地较硬

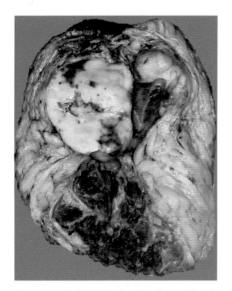

图 15-75　多形性横纹肌肉瘤。女，61 岁，右臀部及骨盆肿物术后 3 个月复发。多结节状肿物，直径 2.5~4.5 cm，表面光滑，切面灰白色，局灶出血表现，边界清楚

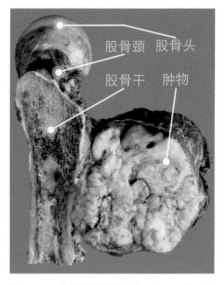

图 15-76　多形性横纹肌肉瘤。女，69 岁，发现左侧大腿肿物 3 个月。结节状肿物，直径 9.0 cm，切面灰白色，鱼肉样，质地中等。本例肿瘤紧邻但未侵犯骨组织

脉管肿瘤

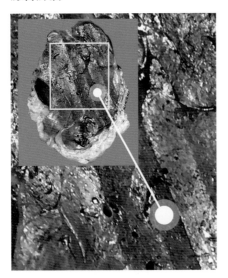

图 15-77　毛细血管瘤（capillary haemangioma）。女，1 岁，家长无意中发现患儿前左上腹壁隆起肿物 4 个月，肿物逐渐增大。分叶状肿物，直径 3.0 cm，切面多结节状，红褐色，边界清楚

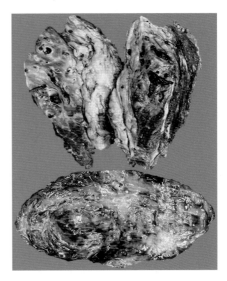

图 15-78　肌内血管瘤（intramuscular haemangioma）。男，41 岁，小腿疼痛半年。肿物直径 8.0 cm，切面灰红色，可见多个血性小囊腔。图下方标本可见点状红色区域。该肿瘤通常边界不清

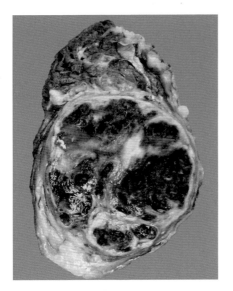

图 15-79　海绵状血管瘤（cavernous haemangioma）。女，60 岁，发现大腿部肿物 10 年。结节状肿物，直径 7.5 cm，切面灰褐色，部分呈海绵状或蜂窝状，可见纤维分隔，边界清楚

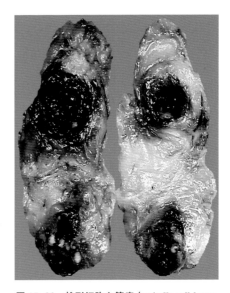

图 15-80　梭形细胞血管瘤（spindle cell haemangioma）。女，34 岁，发现左踝部肿物 20 年，增大半个月。脂肪组织内多发性结节状肿物，直径 2.0~3.0 cm，切面红褐色，伴囊性变，边界清楚

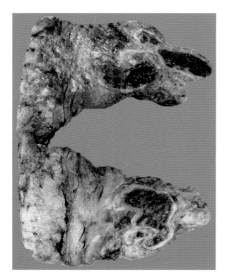

图 15-81 上皮样血管内皮瘤（epithelioid hae-mangioendothelioma）。男，29岁，上臂分叶状肿物，直径 5.0 cm，切面多结节状，灰红色，质地中等，边界清楚。本例大体表现类似于血栓形成

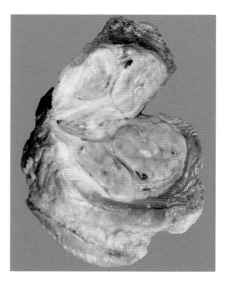

图 15-82 上皮样血管内皮瘤。男，30岁，左膝肿物术后 17 个月复发。多结节状肿物，直径 8.0 cm，切面灰白色，边界清楚。本例是另一种典型生长方式

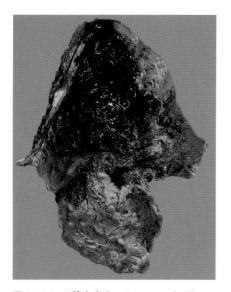

图 15-83 血管肉瘤（angiosarcoma）。男，45岁，发现盆腔肿物 10 天。直径 8.0 cm，切面灰红色，蜂窝状，大量出血。该肿瘤见于中老年人，下肢常见，其次是上肢、躯干和头颈部

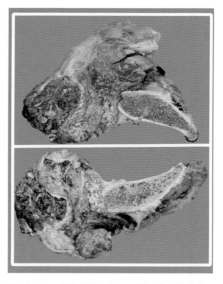

图 15-84 血管肉瘤。女，37岁，左下肢疼痛 2年，活动障碍半年。不整形肿物，直径 11.0 cm，切面灰红色，局灶坏死，侵犯骨组织。多数肿瘤表现为出血性结节；常侵犯周围组织

骨及软骨肿瘤

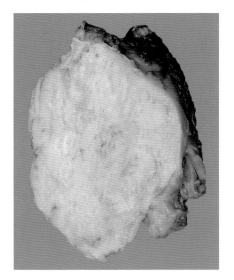

图 15-85　**骨外骨肉瘤（extraskeletal osteosarcoma）**。女，31 岁，右小腿远端间断性刺痛 1 个月。结节状肿物，直径 13.0 cm，切面灰白色，质地较硬，伴有砂砾感，侵犯周围软组织。该肿瘤好发于中老年男性患者，以大腿最常见

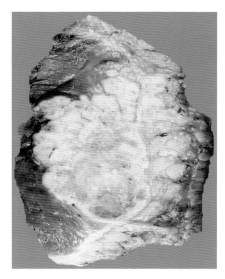

图 15-86　**骨外骨肉瘤**。男，32 岁，左大腿肿瘤术后 3 个月复发。多结节状肿物，直径 16.0 cm，切面灰红色，质地较硬，有沙砾感。肿瘤边界清楚，切面灰白色，肿瘤中心骨组织分布更多

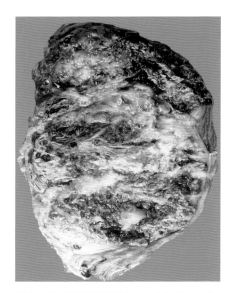

图 15-87　**骨外软骨肉瘤（extraskeletal chondrosarcoma）**。男，49 岁，大腿部肿物进行性增大 5 年。巨大肿物，直径 15.5 cm，切面灰白色，部分区域半透明状，质地较软，可见广泛出血及坏死表现

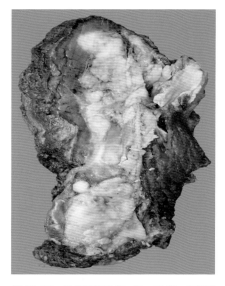

图 15-88　**骨外软骨肉瘤**。男，37 岁，左腘窝肿瘤术后 2 年复发。骨骼肌组织内巨大不规则形肿物，直径 16.0 cm，切面多结节状，灰白色，质地中等，边界相对较清

周围神经肿瘤

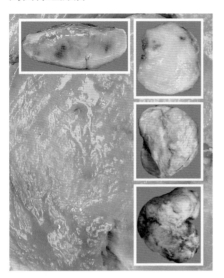

图 15-89　神经鞘瘤（schwannoma）。男，50 岁，发现左大腿部肿物 2 年。梭形肿物，直径 9.5 cm，切面金黄色，包膜完整。右上图切面灰白色，右中图切面黄白相间。该肿瘤通常与神经有关

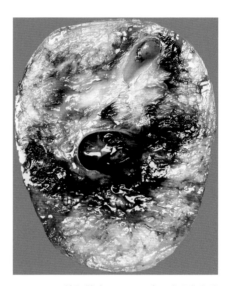

图 15-90　神经鞘瘤。男，52 岁，发现左上臂肿物 5 年。结节状肿物，直径 6.0 cm，切面淡黄色，胶冻样，伴出血及囊性变，包膜完整。该肿瘤具有囊性变倾向，但缺乏坏死表现

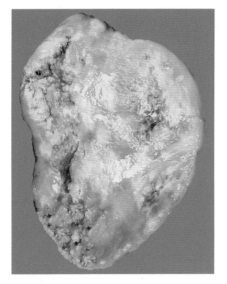

图 15-91　神经鞘瘤，富于细胞型。男，30 岁，骶尾部酸痛 2 个月。盆腔肿物，直径 10.0 cm，切面金黄色，实性，质地较软，半透明状。该肿瘤切面颜色可能比普通神经鞘瘤更深

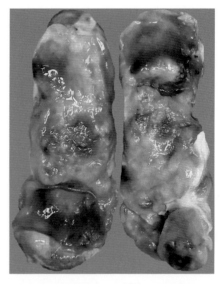

图 15-92　神经鞘瘤，色素型。男，65 岁，发现大腿肿物半年。长椭圆形肿物，直径 9.0 cm，切面灰褐色，可见小囊腔。该肿瘤切面颜色从浅棕色到黑色不等

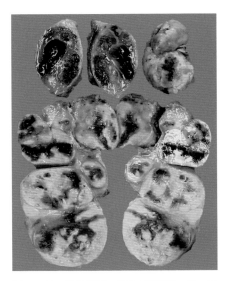

图 15-93　神经鞘瘤，微囊/网状型。男，31岁，右小腿疼痛半个月。多发结节状肿瘤，直径3.0~7.0 cm，切面淡黄色，部分区域有半透明表现，伴出血及囊性变

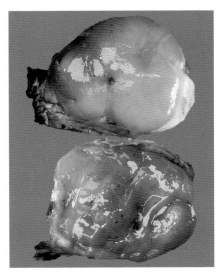

图 15-94　混杂性神经鞘瘤/神经束膜瘤（hybrid schwannoma and perineurioma）。女，52岁，大腿肿物术后33年复发。多发性肿物，直径5.5~6.0 cm，切面灰黄色，半透明状

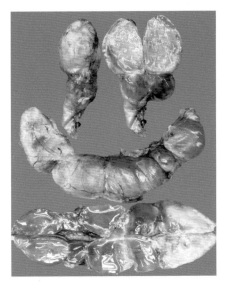

图 15-95　神经纤维瘤病（neurofibromatosis）。男，65岁，右腰部及右大腿上部针刺样疼痛10余年。多发性肿物，直径3.0~14.0 cm，图上方标本病变呈蝌蚪状，中图标本病变呈蚯蚓状，伴有神经外膜包绕，本例为局限性神经内神经纤维瘤病

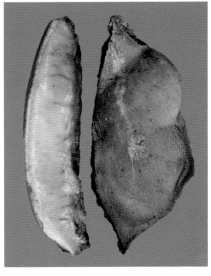

图 15-96　神经纤维瘤病。男，38岁，发现右前臂肿物8年。皮肤斑块样隆起型肿物，直径20.0 cm，切面灰白色，质地均匀，边界不清。本例为弥漫性神经纤维瘤。右图为咖啡斑，是I型神经纤维瘤病典型表现

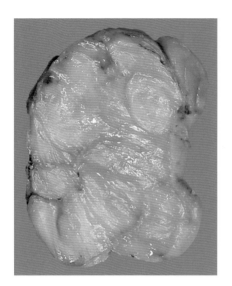

图 15-97　神经纤维瘤（neurofibroma）。女，51 岁，发现大腿部肿物 10 年。腹股沟结节状肿物，直径 10.0 cm，切面淡黄色，质地中等，包膜完整。表浅肿物体积较小，深部肿物体积较大

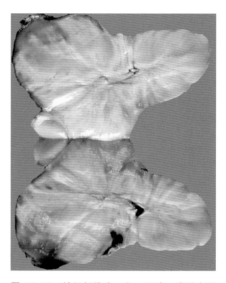

图 15-98　神经纤维瘤。女，52 岁，发现小腿肿物 1 年。分叶状肿物，直径 8.0 cm，切面淡黄色，实性，质地中等，可见半透明表现，局灶出血及囊性病变，边界清楚，包膜完整

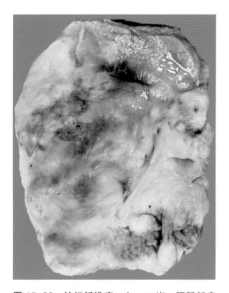

图 15-99　神经纤维瘤。女，42 岁，腰骶部疼痛 2 年。骶尾部结节状肿物，直径 17.0 cm，切面多彩状，伴出血表现，质地较韧，包膜完整。本例显示的多彩状是少见的切面表现

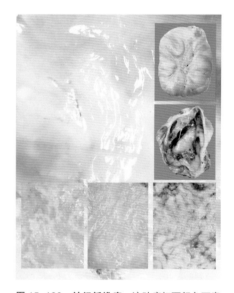

图 15-100　神经纤维瘤。该肿瘤切面颜色可表现为"白里透黄"、金黄色（左下图）或灰白色（中下图）。少数肿瘤脑回状（右下图）、瘢痕样（右上图）及囊性变（右中图）

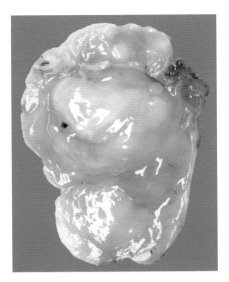

图 15-101 恶性外周神经鞘瘤（**malignant peripheral nerve sheath tumor**）。女，61 岁，大腿结节状肿物，直径 9.0 cm，切面半透明状。该肿瘤最常见于四肢，其次是躯干和头颈部

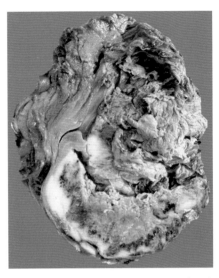

图 15-102 恶性外周神经鞘瘤。男，64 岁，发现颈部肿物 1 年。肿物直径 10.0 cm，切面灰白至灰黄色，质地中等，伴大片坏死。多数肿瘤呈纺锤形，与大神经有关

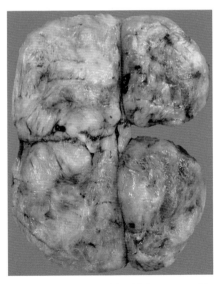

图 15-103 恶性外周神经鞘瘤。男，62 岁，腰部肿物术后 8 个月复发。结节状肿物，直径 15.0 cm，切面灰黄灰红色，质地中等，边界清楚。本例继发性表现较轻

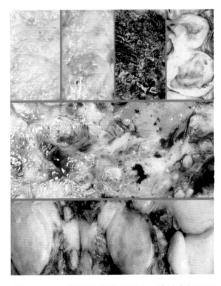

图 15-104 恶性外周神经鞘瘤。该肿瘤切面以灰白色为主，可表现为"白里透黄"（上图）；出血、坏死及囊性变（上图）常见；可以侵犯周围组织（中图）；少数呈多结节状（下图）

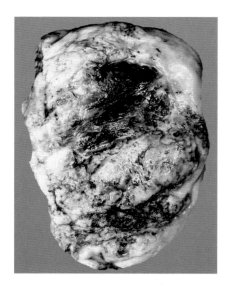

图 15-105　上皮样恶性外周神经鞘瘤（epithelioid malignant peripheral nerve sheath tumor ）。男，10 岁，发现大腿部肿物 5 个月。肿物直径 17.0 cm，切面灰白色，伴出血及坏死表现

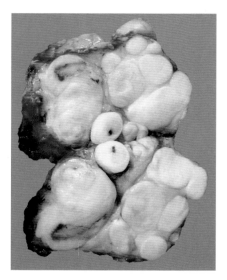

图 15-106　恶性神经束膜瘤（malignant perineurioma ）。男，26 岁，右下肢麻木疼痛不适 1 年。结节状肿物，直径 8.5 cm，切面灰黄色，局灶半透明状，伴囊性变，边界较清

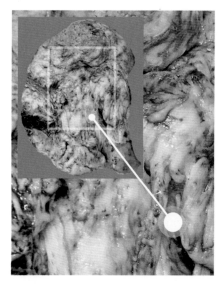

图 15-107　恶性蝾螈瘤（malignant triton tumour ）。男，45 岁。分叶状肿物，直径 12.0 cm，切面灰黄色，部分灰红色，伴出血及坏死表现。该肿瘤呈梭形或分叶状生长，通常边界清楚

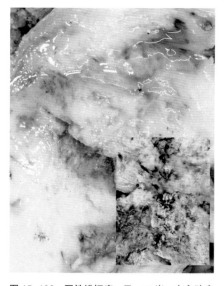

图 15-108　恶性蝾螈瘤。男，45 岁，右肩肿瘤术后 2 个月复发。肿物直径 12.0 cm，切面灰白淡黄色，半透明状，质地较韧。右下图病变伴广泛出血及坏死表现

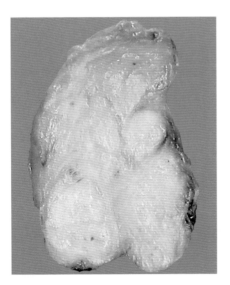

图 15-109 颗粒细胞瘤（granular cell tumor）。男，34 岁，腰部分叶状肿物，直径 4.0 cm，切面淡黄色，边界不清。该肿瘤好发于成年男性；头颈部最常见，乳腺和四肢次之

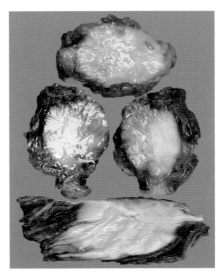

图 15-110 颗粒细胞瘤。女，53 岁，右上肢酸痛、麻木及活动受限 1 年，发现腋下肿物 3 周。结节状肿物，直径 3.8 cm，切面灰白色，质地中等。图下方标本切面淡黄色，边界不清

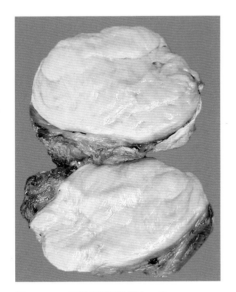

图 15-111 恶性颗粒细胞瘤（malignant granular cell tumor）。女，55 岁，大腿疼痛 5 个月。结节状肿物，直径 11.5 cm，切面灰白色，边界清楚。该肿瘤好发于女性，最常见于大腿部

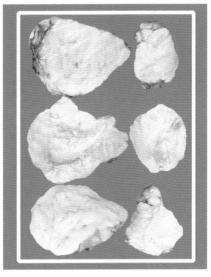

图 15-112 恶性颗粒细胞瘤。女，46 岁，发现右臀部肿物 10 个月。结节状肿物，直径为 12.0 cm，切面灰白色，质地中等，边界清楚。本例伴有局部淋巴结转移

未确定分化的肿瘤

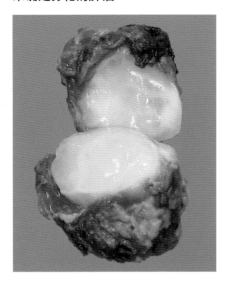

图 15-113　关节旁黏液瘤（juxta-articular myxoma）。女，48 岁，发现右大腿软组织肿物 4 个月。肿物位于股骨远端膝关节旁，直径 4.0 cm，切面灰白色，半透明状。该肿瘤多数发生在膝关节附近

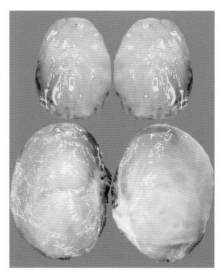

图 15-114　肌内黏液瘤（intramuscular myxoma）。女，73 岁，发现大腿肿物半年。结节状肿物，直径 6.0 cm，切面胶冻样。图下方标本为肩部肿物。该肿瘤以女性大腿、肩部、臀部及上肢多见

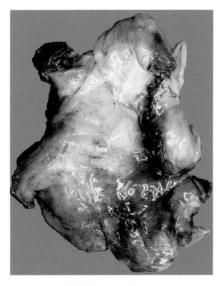

图 15-115　深部血管黏液瘤（deep angiomyxoma）。女，42 岁，臀部占位性病变 3 年。分叶状肿物，直径 8.5 cm，切面灰白色，半透明状。该肿瘤的常见部位是盆腔、腹股沟和腹膜后

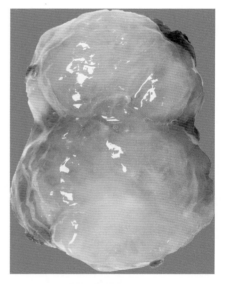

图 15-116　深部血管黏液瘤。女，57 岁，无意中发现右侧腹股沟区包块 2 周。分叶状肿瘤，直径 6.0 cm，切面灰白色，呈半透明的胶冻样。该肿瘤部分病例边界不清

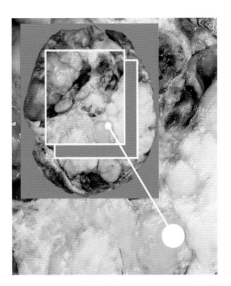

图 15-117　**滑膜肉瘤（synovial sarcoma）**，梭形细胞型。女，23 岁，左臀部肿胀 1 个月。结节状肿物，直径 13.0 cm，切面灰黄色，侵犯周围组织。滑膜肉瘤好发于年轻男性

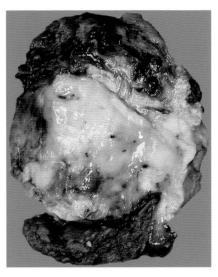

图 15-118　**滑膜肉瘤**，梭形细胞型。女，28 岁，大腿疼痛 1 年。不规则形肿物，直径 9.0 cm，切面灰白色，鱼肉样，边界不清。术后化疗。该肿瘤可以边界清楚，也可浸润性生长

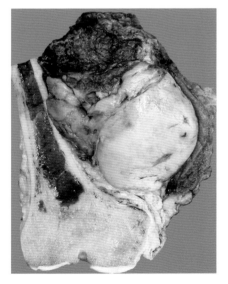

图 15-119　**滑膜肉瘤**，双相型。男，29 岁，左膝疼痛 3 个月。不规则形肿物，直径 10.0 cm，切面灰红色，侵犯周围骨组织。多数肿瘤起源于四肢深部软组织，尤其好发于膝关节周围

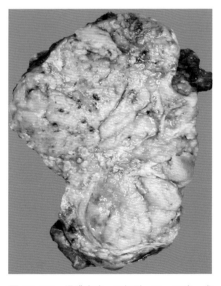

图 15-120　**滑膜肉瘤**，双相型。男，66 岁，发现腹股沟肿物 5 个月，化疗 5 个周期。结节状肿物，直径 13.5 cm，切面灰黄色，质地较硬。双相型是最常见的组织学类型

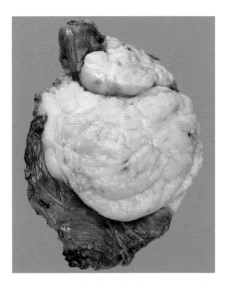

图 15-121　滑膜肉瘤，差分化型。男，30 岁，右臀部疼痛 4 个月，发现肿物 2 个月。分叶状肿物，直径 10.0 cm，切面淡黄色，质地较软。滑膜肉瘤预后较差，具有 *SS18/SSX2* 融合基因者预后较好

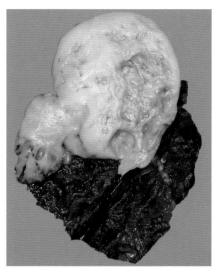

图 15-122　滑膜肉瘤，差分化型。女，45 岁，右大腿内侧麻木 3 个月，加重疼痛 1 个月。分叶状肿物，直径 7.5 cm，切面灰白色，伴有囊性变，质地较软，边界清楚

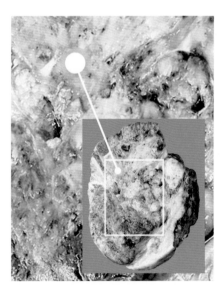

图 15-123　上皮样肉瘤（epithelioid sarcoma），近心型。男，17 岁，盆腔分叶状肿物，直径 14.0 cm，切面灰黄色至灰褐色，侵犯周围骨组织。该亚型主要见于盆腔、会阴部和生殖道

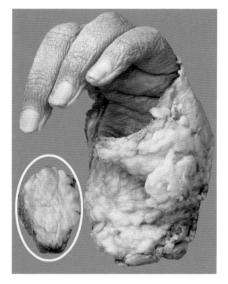

图 15-124　上皮样肉瘤，远端型。男，19 岁，腕部肿物切除术后半年复发。不规则形肿物，直径 8.0 cm，切面灰白色，肿瘤边界不清。本病最常见的部位是手指、手掌、腕部和前臂屈侧

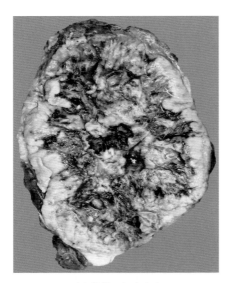

图 15-125　腺泡状软组织肉瘤（alveolar soft part sarcoma）。女，34 岁，右下肢肿物术后 23 年。结节状肿物，直径 15.0 cm，切面灰白至灰褐色，质地糟碎。该肿瘤主要见于年轻人，四肢多发；儿童见于头颈部

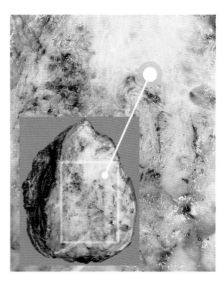

图 15-126　腺泡状软组织肉瘤。男，25 岁，发现左大腿肿物 5 年。巨大结节状肿物，直径 18.0 cm，切面灰黄色，边界不清，周围可见卫星病灶

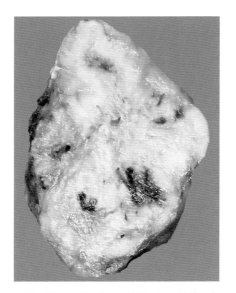

图 15-127　腺泡状软组织肉瘤。男，35 岁，发现腰部肿物 4 天。结节状肿物，直径 9.0 cm，切面灰白色，质地较软，伴出血及坏死。患者同时伴双肺多发性转移

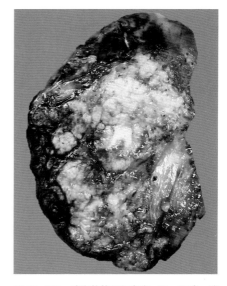

图 15-128　腺泡状软组织肉瘤。男，33 岁，确诊腺泡状软组织肉瘤靶向治疗后。结节状肿物，直径 12.5 cm，切面灰红色，质地细腻。该肿瘤生长缓慢，很少复发，但常发生转移

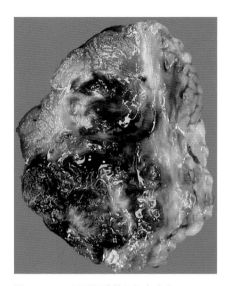

图 15-129 透明细胞软组织肉瘤（clear cell sarcoma of soft tissue）。男，36 岁，发现肘部肿物 3 年。不规则形肿物，直径 6.0 cm，切面灰红色，半透明状。该肿瘤好发于年轻人四肢

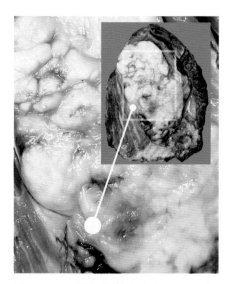

图 15-130 透明细胞软组织肉瘤。男，52 岁，髋部疼痛 3 个月。分叶状肿物，直径 11.0 cm，切面灰白色，边界清楚。该肿瘤通常呈分叶状生长，可伴坏死和囊性变

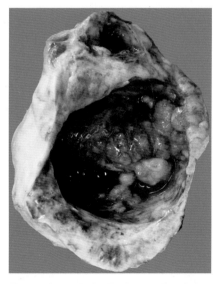

图 15-131 促结缔组织增生性小圆细胞肿瘤（desmoplastic small round cell tumor）。男，25 岁，盆腔囊实性肿物，直径 6.5 cm，切面灰白至灰黄色。该肿瘤累及儿童和年轻人，男性多见

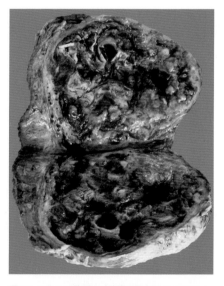

图 15-132 血管周上皮样细胞肿瘤（perivascular epithelioid cell tumor）。女，43 岁，腹部疼痛半个月。囊实性肿物，直径 8.0 cm，切面灰红色。新鲜标本，该肿瘤以女性为主，边界通常清楚

未分化高级别多形性肉瘤

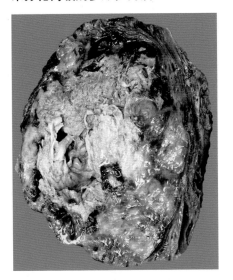

图 15-133　未分化高级别多形性肉瘤（undiffer-entiated high-grade pleomorphic sarcoma）。男，59 岁，大腿部疼痛 4 个月。肿物直径 14.0 cm，切面灰红色，质地较韧，伴出血、坏死及囊性变

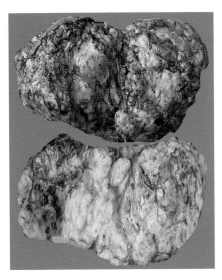

图 15-134　未分化高级别多形性肉瘤。男，56 岁，腹股沟肿物术后复发。巨大肿物，直径 20.0 cm，分叶状，切面灰白色，伴出血及囊性变。伴全身多发转移

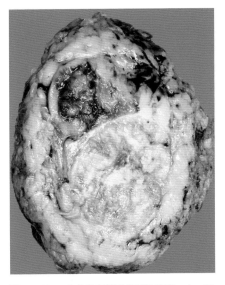

图 15-135　未分化高级别多形性肉瘤。女，50 岁，右下肢肿物术后 6 个月复发。结节状肿物，切面灰黄色，局灶伴有出血，质地较韧，边界清楚

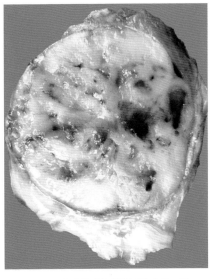

图 15-136　未分化高级别多形性肉瘤。男，42 岁，左肩部恶性肿瘤术后 3 个月复发。结节状肿物，直径 4.3 cm，切面灰白色，伴出血，边界清楚

继发性肿瘤

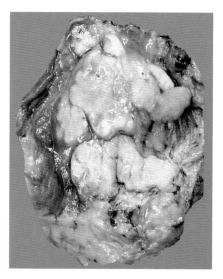

图 15-137 **继发性肿瘤（secondary tumor）**，尿路上皮癌。女，78 岁，腰部肿物，直径 6.5 cm，多结节状，切面灰白色，边界清楚

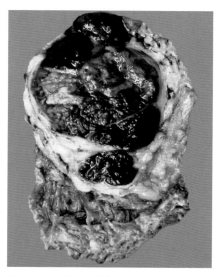

图 15-138 **继发性肿瘤**，恶性黑色素瘤。男，52 岁，腰部肿物，直径 7.0 cm，多结节肿物，切面灰黑色，质地中等，边界清楚。本例肿瘤有全身多发转移

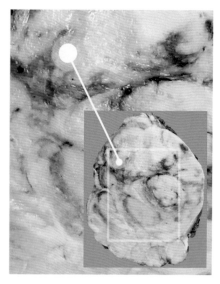

图 15-139 **继发性肿瘤**，副神经节瘤。男，56 岁，发现右大腿部肿物 4 个月。肌肉组织内结节状肿物，直径 12.5 cm，切面灰黄色，多结节状

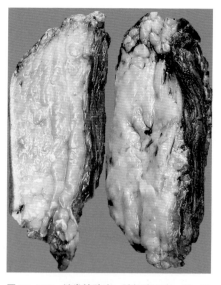

图 15-140 **继发性肿瘤**，髓细胞肉瘤。男，33 岁，发现急性髓细胞白血病 6 年。皮下软组织中可见带状分布的灰白色区域，质地较韧

第 16 章　中枢神经系统病变

王翠翠　史江波　石立华

本章目录

概　述

　　弥漫性星形细胞瘤可以发生在中枢神经系统的任何部位，其中以额叶和颞叶最常见。肿瘤切面灰红色，边界不清，内有微小或较大的囊肿，囊内含有浅黄色蛋白液。有时，切面呈海绵状。**间变性星形细胞瘤**切面灰红色，有出血，边界不清，可经胼胝体侵犯对侧大脑半球。**胶质母细胞瘤**多见于额叶、顶叶及颞叶，呈 S 形或蝶形生长。病变通常单侧发生，在脑干和胼胝体可呈对称性。肿瘤切面颜色不均匀，髓鞘崩解坏死呈黄色，出血区域呈红色，可有大片坏死。

　　室管膜瘤主要发生在儿童或年轻人。在脑室内或突入脑实质内，灰红色，有时可见出血、坏死或囊性变。肿瘤质软，黄褐色，边界较清。**黏液乳头型室管膜瘤**通常呈分叶状，质地柔软，有包膜，缺乏浸润性表现。

　　脑膜瘤多位于颅内，以大脑半球突面和大脑镰最常见；颅底肿瘤位于蝶骨嵴、嗅沟、鞍结节和鞍旁等部位；在椎管内，胸段最常见，颈段较少，腰段罕见。多数肿瘤呈分叶状或球形，附着于硬脑膜。该肿瘤通常边界清楚，包膜完整；少数侵犯骨组织和脑组织。大体表现上，该肿瘤切面灰白色或灰褐色，质地较韧，呈旋涡状或小梁状；有些病例切面具有沙砾感。

　　转移性肿瘤主要来自肺、乳腺、前列腺部位肿瘤及恶性黑色素瘤和淋巴瘤等；单发性病灶多来自前列腺、子宫、胃肠道及乳腺等部位；多发性病灶多来自恶性黑色素瘤、肺癌及来源不明的肿瘤等。脑内转移最常见的部位是大脑和硬脑膜；脊髓转移可见于硬膜外间隙、软脑膜及髓内。转移性肿瘤大体表现为灰白色或灰褐色病灶，边界清楚，圆形或融合成片；恶性黑色素瘤、绒毛膜癌、肺癌和肾细胞癌等出血显著。

正常脑 / 非肿瘤性病变 / 星形细胞肿瘤

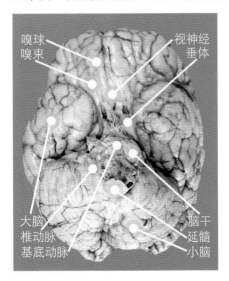

图 16-1 **正常脑（normal brain）**。女，27岁，死于失血性休克。脑质量 1344.0 g，大小为 14.0 cm×8.5 cm×8.0 cm。脑由大脑、间脑、小脑和脑干组成，后者包括中脑、脑桥和延髓

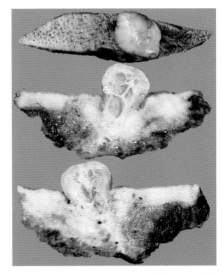

图 16-2 **脑膜膨出（meningocele）**。男，20岁，发现颈背部包块 20 年，右手活动受限 1 年。病变直径 1.7 cm，隆起于皮肤，表面光滑，切面多囊状。该病变男性多于女性；多见于枕部、顶部、前额、鼻部、眼眶和颅底区（本图片由山西医科大学第一医院李军医师惠赠）

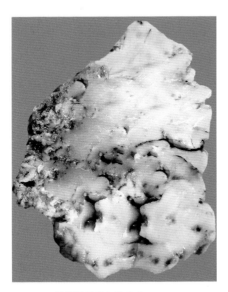

图 16-3 **弥漫性星形细胞瘤（diffuse astrocytoma）**。男，38岁，轻度语言障碍 3 周。额叶肿物，直径 7.0 cm，切面灰白色，质地较软，伴囊性变。囊性变是该肿瘤的重要特征

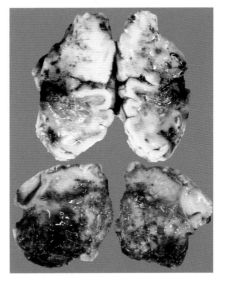

图 16-4 **间变性星形细胞瘤（anaplastic astrocytoma）**。女，33岁，间断头痛呕吐 10 天。额叶肿物，直径 8.5 cm，切面灰黄色，质地软、细腻，伴出血表现。图下方标本所示肿瘤边界较清

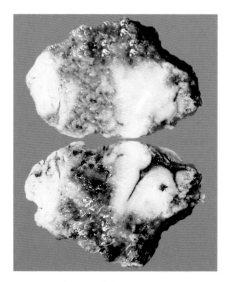

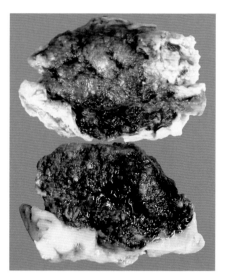

图 16-5　胶质母细胞瘤（glioblastoma）。女，58 岁，突发头痛伴左侧肢体无力 3 天。右额叶肿物，切面灰黄灰红色，质地较软。该肿瘤好发于大脑半球白质，最常见的部位是额顶叶

图 16-6　胶质母细胞瘤。男，29 岁，间断头痛 4 个月，伴视物障碍 3 个月。枕叶肿物，直径 6.5 cm，切面灰红色，质地较软，伴广泛出血表现。该肿瘤边界不清，切面颜色不一

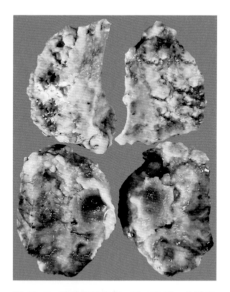

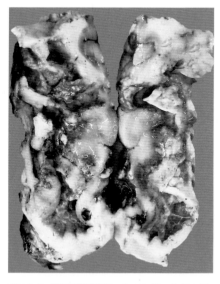

图 16-7　胶质母细胞瘤。男，59 岁，失读及失写 1 年，伴间断头痛 1 个月。颞叶肿物，直径 7.0 cm，切面灰白灰黄色，质地较软，局灶坏死。图下方标本切面灰黄色，伴出血表现

图 16-8　胶质母细胞瘤。女，23 岁，头痛 2 年，加重 1 个月。额叶肿物，直径 6.5 cm，切面灰白色，质地较软，伴出血、坏死及囊性变。该肿瘤通常浸润性生长，边界不清

室管膜肿瘤 / 脑膜肿瘤

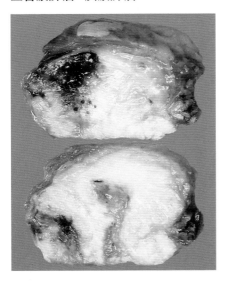

图 16-9　**室管膜瘤（ependymoma）**。男，18岁，双下肢疼痛 7 个月。脊髓结节状肿物，直径4.0 cm，切面灰白色，局灶出血，包膜完整。脊髓内肿瘤可累及多个节段

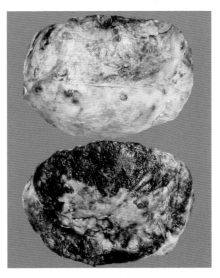

图 16-10　**黏液乳头型室管膜瘤（myxopapillary ependymoma）**。女，23 岁，发现骶骨肿物 2 年。巨大肿物，直径 12.0 cm，切面红褐色，包膜完整。该肿瘤常见于脊髓圆锥和终丝部位

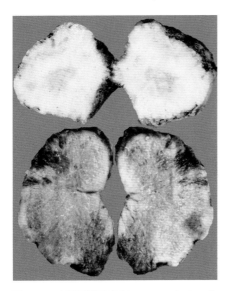

图 16-11　**纤维型脑膜瘤（fibrous meningioma）**。男，53 岁，顶叶肿物，直径 6.0 cm，切面灰白色，边界清楚。图下方标本所示为病变伴出血表现。该亚型很少表现为复发和侵袭性行为

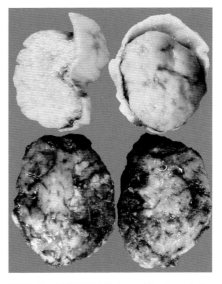

图 16-12　**过渡型脑膜瘤（transitional meningioma）**。男，37 岁，突发癫痫 3 个月。额叶肿物，直径 8.0 cm，切面灰白色，质地较韧；附着于硬脑膜，边界清楚。图下方标本为新鲜标本

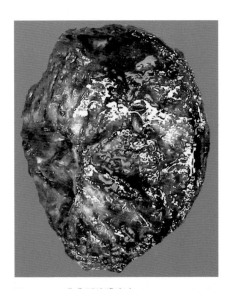

图 16-13 非典型脑膜瘤（atypical meningioma）。女，65 岁，头痛 1 个月。颅底肿物，直径 7.0 cm，切面灰褐色，质地较软，部分区域半透明。该肿瘤比普通型脑膜瘤体积更大

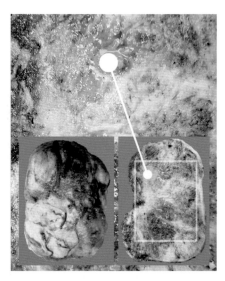

图 16-14 血管瘤型脑膜瘤（angiomatous meningioma）。男，60 岁，间断性抽搐 13 年，发现左顶叶占位性病变 10 天。结节状肿物，直径 6.0 cm，切面灰白灰红色，质地中等，边界清楚

继发性肿瘤

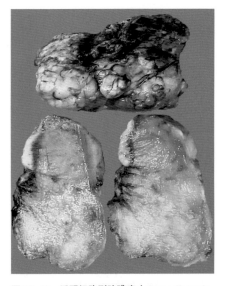

图 16-15 透明细胞型脑膜瘤（clear cell meningioma）。男，43 岁，面部麻木半个月。结节状肿物，直径 6.0 cm，切面灰白色。该肿瘤好发于年轻人，常见部位是小脑桥脑角和脊髓

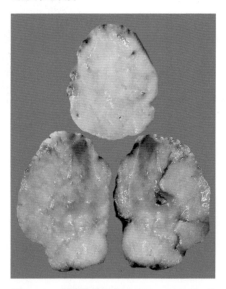

图 16-16 继发性肿瘤（secondary tumor），乳腺癌。女，63 岁，乳腺癌术后 3 个月。额叶肿物，直径 5.0 cm，切面灰黄色，边界清楚。乳腺癌脑转移可以表现为脑膜和脑实质病变

参考文献

1. Swerdlow SH, Campo E, Harris NL, et al. WHO classification of tumors of haematopoietic and lymphoid tissues[M]. 4th ed. Lyon: IARC Press, 2017.

2. Louis DN, Ohgaki H, Wiestler OD, et al. WHO classification of tumors of the central nervous system[M]. 4th ed. Lyon: IARC Press, 2016.

3. Travis WD, Brambilla E, Burke AP, et al. WHO classification of tumors of the lung, pleura, thymus and heart[M]. 4th ed. Lyon: IARC Press, 2015.

4. Moch H, Humphrey PA, Ulbright TM, et al. WHO classification of tumors of the urinary system and male genital organs[M]. 4th ed. Lyon: IARC Press, 2016.

5. Kurman RJ, Carcangiu ML, Herrington CS, et al. WHO classsification of tumors of female reproductive organs[M]. 4th ed. Lyon: IARC Press, 2014.

6. WHO Classification of Tumors Editorial Board. Soft Tissue and Bone Tumors. WHO Classsification of Tumors[M]. 5th ed. Lyon: IARC Press, 2020.

7. Lloyd RV, Osamura RY, Klöppel G, et al. WHO classsification of tumors of endocrine organs[M]. 4th ed. Lyon: IARC Press, 2017.

8. WHO Classification of Tumors Editorial Board. Breast Tumors. WHO Classsification of Tumors[M]. 5th ed. Lyon: IARC Press, 2019.

9. El-Naggar AK, Chan JK, Grandis JR, et al. WHO classification of head and neck tumors[M]. 4th ed. Lyon: IARC Press, 2017.

10. WHO Classification of Tumors Editorial Board. Digestive System Tumors. WHO Classification of Tumors[M]. 5th ed. Lyon: IARC Press, 2019.

11. Elder DE, Massi D, Scolyer RA, et al. WHO classification of skin tumors[M]. 4th ed. Lyon: IARC Press, 2018.

12. Goldblum JR, Lamps LW, McKenney JK, et al. Rosai and Ackerman's Surgical Pathology, 11th edn. Elsevier, Amsterdam, 2017.

▌索引 �რ